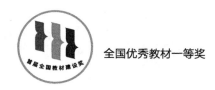

全国优秀教材一等奖

国家卫生健康委员会"十三五"规划教材

全国高等学历继续教育规划教材

供临床、预防、口腔、护理、检验、影像等专业用

# 医学文献检索

## 第 3 版

主　编　赵玉虹

副 主 编　韩玲革

人民卫生出版社

图书在版编目（CIP）数据

医学文献检索 / 赵玉虹主编 . —3 版 . —北京：
人民卫生出版社，2018
全国高等学历继续教育"十三五"（临床专本共用）
规划教材
ISBN 978-7-117-27051-9

Ⅰ . ①医… Ⅱ . ①赵… Ⅲ . ①医学文献 – 信息检索 –
成人高等教育 – 教材 Ⅳ . ①R-058

中国版本图书馆 CIP 数据核字（2018）第 182172 号

| 人卫智网 | www.ipmph.com | 医学教育、学术、考试、健康，购书智慧智能综合服务平台 |
| 人卫官网 | www.pmph.com | 人卫官方资讯发布平台 |

医学文献检索
第 3 版

主　　编：赵玉虹
出版发行：人民卫生出版社（中继线 010-59780011）
地　　址：北京市朝阳区潘家园南里 19 号
邮　　编：100021
E - mail：pmph @ pmph.com
购书热线：010-59787592　010-59787584　010-65264830
印　　刷：北京九州迅驰传媒文化有限公司
经　　销：新华书店
开　　本：850×1168　1/16　印张：16
字　　数：472 千字
版　　次：2007 年 8 月第 1 版　　2018 年 12 月第 3 版
　　　　　2025 年 2 月第 3 版第 3 次印刷（总第 11 次印刷）
标准书号：ISBN 978-7-117-27051-9
定　　价：42.00 元

打击盗版举报电话：010-59787491　E-mail：WQ @ pmph.com
（凡属印装质量问题请与本社市场营销中心联系退换）

# 纸质版编者名单

**数字负责人**

张　晗

**编　　者**（以姓氏笔画为序）

朱卫东 / 赣南医学院图书馆

任慧玲 / 中国医学科学院医学信息研究所

孙　艳 / 空军军医大学图书馆

张　晗 / 中国医科大学医学信息学院

张小曼 / 西安交通大学图书馆

卓仁杰 / 宁波大学医学院

赵云艳 / 大连医科大学图书馆

赵玉虹 / 中国医科大学附属盛京医院 / 医学信息学院

胡艳君 / 牡丹江医学院图书馆

郭　乐 / 湖南中医药大学图书馆

董欲超 / 长治医学院卫生信息与管理系

韩玲革 / 山西医科大学管理学院

**编写秘书**

张　晗 / 中国医科大学医学信息学院


# 在线课程编者名单

**在线课程负责人**

张　晗

**编　　者**（按姓氏笔画排序）

马晓宇 / 中国医科大学医学信息学院

王孝宁 / 中国医科大学医学信息学院

兰月华 / 赣南医学院图书馆

朱卫东 / 赣南医学院图书馆

任慧玲 / 中国医学科学院医学信息研究所

闫　雷 / 中国医科大学医学信息学院

孙　艳 / 空军军医大学图书馆

孙常丽 / 牡丹江医学院图书馆

杨晓君 / 山西医科大学管理学院

杨　筠 / 空军军医大学图书馆

宋　蕊 / 空军军医大学图书馆

张　晗 / 中国医科大学医学信息学院

卓仁杰 / 宁波大学医学院

赵云艳 / 大连医科大学图书馆

赵玉虹 / 中国医科大学附属盛京医院 / 医学信息学院

胡艳君 / 牡丹江医学院图书馆

侯跃芳 / 中国医科大学医学信息学院

郭　乐 / 湖南中医药大学图书馆

韩玲革 / 山西医科大学管理学院

蔡德清 / 赣南医学院图书馆

**在线课程秘书**

马晓宇 / 中国医科大学医学信息学院

# 第四轮修订说明

随着我国医疗卫生体制改革和医学教育改革的深入推进,我国高等学历继续教育迎来了前所未有的发展和机遇。为了全面贯彻党的十九大报告中提到的"健康中国战略""人才强国战略"和中共中央、国务院发布的《"健康中国 2030"规划纲要》,深入实施《国家中长期教育改革和发展规划纲要(2010-2020 年)》《中共中央国务院关于深化医药卫生体制改革的意见》,落实教育部等六部门联合印发《关于医教协同深化临床医学人才培养改革的意见》等相关文件精神,推进高等学历继续教育的专业课程体系及教材体系的改革和创新,探索高等学历继续教育教材建设新模式,经全国高等学历继续教育规划教材评审委员会、人民卫生出版社共同决定,于 2017 年 3 月正式启动本套教材临床医学专业第四轮修订工作,确定修订原则和要求。

为了深入解读《国家教育事业发展"十三五"规划》中"大力发展继续教育"的精神,创新教学课程、教材编写方法,并贯彻教育部印发《高等学历继续教育专业设置管理办法》文件,经评审委员会讨论决定,将"成人学历教育"的名称更替为"高等学历继续教育",并且就相关联盟的更新和定位、多渠道教学模式、融合教材的具体制作和实施等重要问题进行了探讨并达成共识。

本次修订和编写的特点如下:

1. 坚持国家级规划教材顶层设计、全程规划、全程质控和"三基、五性、三特定"的编写原则。

2. 教材体现了高等学历继续教育的专业培养目标和专业特点。坚持了高等学历继续教育的非零起点性、学历需求性、职业需求性、模式多样性的特点,教材的编写贴近了高等学历继续教育的教学实际,适应了高等学历继续教育的社会需要,满足了高等学历继续教育的岗位胜任力需求,达到了教师好教、学生好学、实践好用的"三好"教材目标。

3. 本轮教材从内容和形式上进行了创新。内容上增加案例及解析,突出临床思维及技能的培养。形式上采用纸数一体的融合编写模式,在传统纸质版教材的基础上配数字化内容,以一书一的形式展现,包括在线课程、PPT、同步练习、图片等。

4. 整体优化。注意不同教材内容的联系与衔接,避免遗漏、矛盾和不必要的重复。

本次修订全国高等学历继续教育"十三五"规划教材临床医学专业专科起点升本科教材29 种,于 2018 年出版。

# 第四轮教材目录

| 序号 | 教材品种 | 主编 | 副主编 |
|---|---|---|---|
| 1 | 人体解剖学（第4版） | 黄文华　徐　飞 | 孙　俊　潘爱华　高洪泉 |
| 2 | 生物化学（第4版） | 孔　英 | 王　杰　李存保　宋高臣 |
| 3 | 生理学（第4版） | 管茶香　武宇明 | 林默君　邹　原　薛明明 |
| 4 | 病原生物学（第4版） | 景　涛　吴移谋 | 肖纯凌　张玉妥　强　华 |
| 5 | 医学免疫学（第4版） | 沈关心　赵富玺 | 钱中清　宋文刚 |
| 6 | 病理学（第4版） | 陶仪声 | 申丽娟　张　忠　柳雅玲 |
| 7 | 病理生理学（第3版） | 姜志胜　王万铁 | 王　雯　商战平 |
| 8 | 药理学（第2版） | 刘克辛 | 魏敏杰　陈　霞　王垣芳 |
| 9 | 诊断学（第4版） | 周汉建　谷　秀 | 陈明伟　李　强　粟　军 |
| 10 | 医学影像学（第4版） | 郑可国　王绍武 | 张雪君　黄建强　邱士军 |
| 11 | 内科学（第4版） | 杨　涛　曲　鹏 | 沈　洁　焦军东　杨　萍　汤建平　李　岩 |
| 12 | 外科学（第4版） | 兰　平　吴德全 | 李军民　胡三元　赵国庆 |
| 13 | 妇产科学（第4版） | 王建六　漆洪波 | 刘彩霞　孙丽洲　王沂峰　薛凤霞 |
| 14 | 儿科学（第4版） | 薛辛东　赵晓东 | 周国平　黄东生　岳少杰 |
| 15 | 神经病学（第4版） | 肖　波 | 秦新月　李国忠 |
| 16 | 医学心理学与精神病学（第4版） | 马存根　朱金富 | 张丽芳　唐峥华 |
| 17 | 传染病学（第3版） | 李　刚 | 王　凯　周　智 |
| 18* | 医用化学（第3版） | 陈莲惠 | 徐　红　尚京川 |
| 19* | 组织学与胚胎学（第3版） | 郝立宏 | 龙双涟　王世鄂 |
| 20* | 皮肤性病学（第4版） | 邓丹琪 | 于春水 |
| 21* | 预防医学（第4版） | 肖　荣 | 龙鼎新　白亚娜　王建明　王学梅 |
| 22* | 医学计算机应用（第3版） | 胡志敏 | 时松和　肖　峰 |
| 23* | 医学遗传学（第4版） | 傅松滨 | 杨保胜　何永蜀 |
| 24* | 循证医学（第3版） | 杨克虎 | 许能锋　李晓枫 |
| 25* | 医学文献检索（第3版） | 赵玉虹 | 韩玲革 |
| 26* | 卫生法学概论（第4版） | 杨淑娟 | 卫学莉 |
| 27* | 临床医学概要（第2版） | 闻德亮 | 刘晓民　刘向玲 |
| 28* | 全科医学概论（第4版） | 王家骥 | 初　炜　何　颖 |
| 29* | 急诊医学（第4版） | 黄子通 | 刘　志　唐子人　李培武 |
| 30* | 医学伦理学 | 王丽宇 | 刘俊荣　曹永福　兰礼吉 |

注：1. ＊为临床医学专业专科、专科起点升本科共用教材

2. 本套书部分配有在线课程，激活教材增值服务，通过内附的人卫慕课平台课程链接或二维码免费观看学习

3.《医学伦理学》本轮未修订

# 评审委员会名单

# 前　言

本书为全国高等学历继续教育临床医学专业规划教材之一,供专科和专升本使用。本课程侧重培养学生信息意识与信息素质、信息检索的方法与技能,以及从各种信息源中获取、评价以及利用信息的能力,为学生及临床工作者在医疗及科研工作中快速、有效地获取信息打下坚实的基础。

《医学文献检索》(第2版)自2013年出版至今已近五年,在此期间我们征集了大量教师及同学的反馈意见,结合学科的新进展,对内容做了更新,确定了以医学文献检索工具的利用为主线,以电子与网络文献信息、数据库以及Internet上医学文献信息的检索为重点,系统介绍医学文献检索的相关知识及技巧。同时针对临床医学继续教育的特点,强调了临床信息系统以及循证医学等章节的介绍,加入了大量检索实例以及案例。与其他同类医学文献检索教材相比,本教材具有如下特点:

1. 针对读者主要是临床工作人员这一特点,本教材加入了医院信息系统(HIS)的相关内容。由于目前医院信息系统已覆盖病人医护的全过程,因此对于临床工作人员而言,掌握并熟练使用HIS,了解信息带给诊疗过程的重大改变是有必要的。本教材通过介绍HIS的概况以及应用范例,使读者初步具备对HIS系统的录入、检索、输出等能力。

2. 个别章节添加了同类医学文献检索教材所没有的新内容,例如"循证医学文献信息检索"一章中添加了临床研究证据的检索不同于一般文献检索的特点及检索方法;临床研究证据的分类、分级以及评价的相关内容,使学生不仅仅能够有效检索出证据,还能正确评价所检索的证据。

3. 本教材在注重内容全面系统的同时,兼顾重点突出。在医学文献检索工具(数据库)的介绍上,覆盖各类型信息、各学科信息检索及特种文献检索的介绍,同时针对读者为临床工作人员这一特点,重点、详细介绍综合医学以及临床医学信息检索,概述性介绍基础学科信息检索。

4. 为了启发读者阅读和提高临床分析思维能力,本教材提供配套的网络增值服务,特将案例解析放置于融合部分,扫描二维码即可查看。

在编写过程中,我们查阅了大量的文献,从中汲取了非常有意义的内容,这对提高本教材的质量起了重要作用。在此,我们谨向这些作者表示诚挚的谢意!

尽管我们在编写过程中努力做到认真严谨,尽力为读者提供最新信息,但由于本学科知识信息更新迅速,且编者的编写水平有限,可能还存在一些缺点和不足,恳请广大同行专家、教师和同学们批评指正,以利再版修订。

赵玉虹

2018年10月

# 目　录

# 第一章　医学信息检索概述

**1**

# 第一节　信息素质

## 一、信息素质与信息素质标准

### (一)信息素质

信息素质(information literacy)是指人们在工作中运用信息、学习信息技术、利用信息解决问题的能力,1974 年由美国信息产业协会主席 Paul Zurkowski 在给美国政府的报告中首次提出。1989 年,由美国图书馆协会(American Library Association,ALA)提出的信息素质的定义被普遍接受,包括以下几方面的内容:懂得何时需要信息;知道解决某一问题需要何种信息;能够找到所需要的信息;能对所需信息作出评价;善于组织所需信息;能够有效地使用信息解决问题。1990 年,美国信息素质国家论坛(National Forum on Information Literacy)建立,其中对信息素质的定义与 ALA 类似:信息素质是能够知道什么时候需要信息,能够鉴别、获取、评价和有效利用信息解决问题的能力。

### (二)信息素质标准

1. **美国图书馆协会(ALA)信息素质标准**　1998 年,美国图书馆协会(ALA)和教育传播与技术协会按信息素质、独立学习和社会责任三方面制定了包括基础教育和高等教育学生学习的九项标准:

(1)信息素质标准

标准 1:具有信息素质的学生能够有效地获取信息(含 5 项指标)。

标准 2:具有信息素质的学生能够批判地和全面地评价信息(含 4 项指标)。

标准 3:具有信息素质的学生能够准确地和创造性地使用信息(含 4 项指标)。

(2)独立学习标准

标准 4:具有独立学习能力的学生具有信息素质,并能根据个人兴趣寻找信息(含 2 项指标)。

标准 5:具有独立学习能力的学生具有信息素质,并能欣赏文学作品和其他创造性表达信息的形式(含 3 项指标)。

标准 6:具有独立学习能力的学生具有信息素质,并能在信息的探索上追求卓越和创造新知识(含 2 项指标)。

(3)社会责任标准

标准 7:能够向学习型集体和社会做出积极贡献的学生具有信息素质,而且能够认识到信息对于民主社会的重要性(含 2 项指标)。

标准 8:能够对学习型集体和社会做出积极贡献的学生具有信息素质,并在有关信息和信息技术的问题上表现出自己的道德修养(含 3 项指标)。

标准 9:能够对学习型集体和社会做出积极贡献的学生具有信息素质,并能有效地参加集体活动创造新的信息(含 4 项指标)。

2. **美国大学与研究图书馆协会(ACRL)标准**　2000 年,美国大学与研究图书馆协会(ACRL)专门针对高等教育制定了"高等教育信息素质教育标准"(Information Literacy Competency Standards for Higher Education),包括五项具体标准:

(1)具有信息素质的学生能确定所需信息的性质和范围。

(2)具有信息素质的学生能有效地获取所需信息。

(3)具有信息素质的学生能鉴别信息及其主要来源并能选择信息融入自己的知识基础和价值系统。

(4)作为个人或团体一员,具有信息素质的学生能有效地利用信息去完成一项特定的任务。

(5)具有信息素质的学生能了解利用信息所涉及的经济、法律和社会问题,并合理、合法地获取和利用信息。

## 二、医学教育国际标准对医学生信息素质的要求

医学教育国际标准是指国际上各类医学教育质量保障体系的评估指标和评估方法。目前,国际上比较权威的涉及医学生信息素质的医学教育国际标准主要有如下几种类型:

1. **国际医学教育联合会(WFME)《本科医学教育国际标准》** 国际医学教育联合会(WFME)《本科医学教育国际标准》根据医学教育结构和过程中明确的组成部分及具体方面,制定了与操作指标相对应的具体标准。其中,在教育资源领域专门开辟信息技术亚领域。使用信息和通信技术是循证医学教育、继续医学教育和职业发展、终身学习必备的能力,师生们应当能够利用信息和通信技术进行自学、获取信息、治疗管理病人及开展卫生保健工作。该医学教育国际标准的主要特点是:同时设置了基本标准和高质量标准两个层次的标准,这不仅规定了基本标准,而且指出了进一步努力的方向,具有较高的实用价值。

2. **国际医学教育研究所(IIME)《全球医学教育最低基本要求》** 国际医学教育研究所(IIME)在纽约中华医学基金会的资助下,于2001年制定了《全球医学教育最低基本要求》(GMER),规定了世界各地医学院校培养的医生必须达到的最基本要求。包括职业价值、态度、行为和伦理(professional values, attitudes, behavior and ethics),医学基础知识(scientific foundation of medicine),沟通技能(communication skills),临床技能(clinical skills),群体健康和卫生系统(population health and health system),信息管理(management of information),批判性思维和研究(critical thinking and research)7大领域、60种能力。其中在信息管理领域对医学毕业生的信息素质作了详尽的描述,对医学生必备的信息管理能力的基本要求主要是:

(1) 从不同的数据库和数据源中检索、收集、组织和分析有关卫生和生物医学信息。

(2) 从临床医学数据库中检索特定病人的信息。

(3) 运用信息和通信技术帮助诊断、治疗和预防,以及对健康状况的调查和监控。

(4) 懂得信息技术的运用及其局限性。

(5) 保存医疗工作的记录,以便进行分析和改进。

医学教育最低基本要求主要侧重于教育结果的评价,是对医学毕业生应该达到的目标和从事医疗工作所必需的能力进行评价。

3. **美国医学院联合会医学院校目标项目系列报告二:医学信息学和群体健康**

(1) 美国医学院联合会医学院校目标项目报告二:医学信息学与群体健康(AAMC Medical School Objectives Project Report Two: Medical Informatics and Population Health)明确了医学信息的定义和范畴、教育目标、目标的组织、范围与特性,要求医学院校必须确保学生毕业前具备用以支持其医疗、终身学习、教育、研究与管理方面的知识和能力,包括:

1) 为解决问题,从电子数据库和其他资源中检索、管理和使用生物医学信息的能力,为个人和群体保健相关的问题做决策的能力。

2) 特定人群中一般疾病的流行病学知识,降低疾病的发病率和患病率的系统方法。

3) 对其他卫生保健专业人员的理解和尊重,以开展个体化病人的医疗保健和促进群体健康而需要与他人协作。

(2) 该报告将医学生必备的信息素质细化为其作为终身学习者、医生、教育/交流者、研究者以及管理者的角色应具备的信息相关能力。

1) 终身学习者的角色:为了给终身学习打下基础,医学毕业生应具备下列知识与能力:

A. 具备信息资源和工具方面的知识以支持终身学习。知识包括信息资源意识、信息资源的内容、信息需求意识;相关的资源包括MEDLINE、其他相关书目数据库、教科书、参考书、专家诊断系统及医学网络资源。

B. 展示如下信息检索能力：

a. 使用逻辑(布尔)运算符进行数据库检索,理解医学语言、术语以及术语概念间的关系。

b. 优化检索策略以提高检索的查准率与查全率。

c. 使用标准书目软件下载检索文献并将其组织进入个人数据库。

d. 查找并获取万维网或虚拟图书馆的全文电子文献。

C. 过滤、评价、汇聚合成信息的知识和能力：

a. 关于影响信息准确性与正确性的常见因素的知识。

b. 区别不同类型信息资源,包括其时效性、格式(如综述与原始论文)、权威性、相关性和可获得性等知识。

c. 权衡从几种资源中检索出来的矛盾信息并汇聚合成新知识的能力。

d. 用批判思维去评价已发表研究报告的能力。

e. 关于版权和知识产权(特别是与电子版资料有关的)方面的知识。

D. 展示好的"信息习惯",这种习惯反映了支持信息技术有效利用的态度,包括：

a. 为解决问题使用多种信息资源。

b. 对于信息的质量及有效性持正确的审视态度。

c. 应根据获得的证据而不是意见来做决策。

d. 了解信息丢失或损坏的途径并采取适当的预防措施(如对个人和机构的数据要进行常规的备份)。

e. 有效地使用安全技术(如选择"好"的密码,密码不共享,并且经常加以修改)。

f. 保证从病人、同事和其他人群中获得的私人信息的保密性。

2) 临床医生的角色：临床医生应能够获得病人信息,并根据获得的信息进行临床决策。为利用信息技术来支持医疗实践,医学毕业生应能够：

A. 从临床信息系统中检索特定病人的信息,并显示获得的该病人的信息子集。

B. 解释实验室检查,展示如下知识与能力：

a. 关于标准实验室测量的局限性方面的知识。

b. 整合临床和实验室检查结果的能力。

C. 有效地将不确定性结合到临床决策中,展示下列能力：

a. 计算量化并交流关于科学信息和临床信息确定性的程度。

b. 尽可能确定并查找缺失的重要临床信息,确定何时可根据不完整信息采取措施。

c. 有效地将口头的和统计资源中的医学知识与特定的临床病例相整合。

D. 有判断地利用决策支持,了解可获得的决策支持资源,这些资源可以是教科书、诊断专家系统、源于电子病案的警示。

E. 形成治疗方案,展示下列能力：

a. 阐述鉴别诊断的相对确定性。

b. 阐述结果和治疗方法的相对危险与益处。

c. 综合衡量上述因素后采取措施。

F. 记载并共享特定病人的信息,能够在信息系统中记录病人的检查所见并记录医嘱以指导进一步治疗。

G. 尊重病人(和医师)的隐私,展示下列能力：

a. 具备与病人档案有关的立法、伦理和医学问题方面的知识,包括数据保密与安全。

b. 能够使用信息系统的安全指导功能。

3）教育者／交流者的角色

A. 为医疗保健相关专业人员和病人教育选择和利用信息资源,展示下列能力：

a. 具有关于可通过互联网、CD-ROM、电视电话会议和其他媒体获得的教育技术和资源方面的实用知识。

b. 有效使用各种计算机教育指导工具(包括电子指南和模拟病人)的能力。

c. 有效使用各种计算机化自我评估工具的能力。

B. 有效使用印刷版、电子版、口头信息交流方式,展示下列能力：

a. 使用软件生成提高演讲效果的可视化材料的能力。

b. 为教学或病人教育制作含有简单图表的教学材料的能力。

c. 使用电子邮件、讨论组、新闻组、电子会议及相关交流技术在多个网站上合作的能力。

d. 具备关于机构电子交流政策方面的知识。

4）研究者的角色

A. 判定哪些现有的数据与临床问题或学说有关,展示以下能力：

a. 利用信息技术查找现存数据资源的能力。

b. 了解其从业机构所具备的数据资源(包括病案、医疗保险理赔信息和在线数据)并知道如何利用这些资源解决临床问题及开展研究。

c. 确定并查找自己所在机构没有的数据集(如:全国登记数据)的能力,这些数据可用于解决研究中特定的临床问题。

B. 制订数据收集、整理方案以便分析,展示下列能力：

a. 为收集和组织数据选择适当的计算机数据库工具。

b. 适当地以有助于计算机统计分析的形式表述数据。

C. 分析、解释、报告结果,展示下列能力：

a. 选择适当的计算机数据分析软件。

b. 利用软件进行简单的统计分析、并用图形描述结果。

c. 解释统计软件分析报告。

D. 接受信息技术对于基础生物医学研究的支持作用,理解信息技术发挥作用的方式：

a. 基因测序和遗传数据库。

b. 实验室试验自动化。

c. 生物医学文献的书目检索和管理。

5）管理者角色

A. 认识信息技术控制医疗花费的作用及其对个人和社会的影响,展示下列知识能力：

a. 卫生保健融资在线资源。

b. 持续质量提高和过程管理。

c. 信息技术如何用于制定、实施、控制临床依从等协议和其他病人医疗协议。

d. 如何利用临床信息集成制订群体卫生保健服务计划。

B. 为个人和团体设计和做出决策,展示下列知识和能力：

a. 卫生保健的成本／效益知识。

b. 使用决策分析软件的能力。

c. 使用软件评估医疗机构的能力。

d. 进行经济成本预测的能力。

C. 作为多专业组织中或综合卫生保健系统中的一员有效地工作,展示下列知识和能力:

a. 使用个人及临床电子调度系统的能力。

b. 存档组织数字化的个人和临床信息能力。

c. 关于立法、政治主张和地方卫生保健政策在线资源的知识。

## 三、信息素质在医学生全面素质中的重要地位

国际教育界以知识、能力、素质(knowledge, ability, quality, KAQ)作为人才培养的三要素。与此对应,医学人才质量的高低取决于医务工作者的医学基础知识、实际工作能力、素质的综合水平。医学生素质的培养是多方面的,包括德、智、体、美诸方面,其全面素质教育是由多种要素构成的。对照上述医学教育国际标准,我国的医学信息素质教育还存在许多不容乐观的问题。医生是一个全球共同的职业,医生的核心能力必须相同,医学生的信息素质评价也需要有一个世界各国认可的最低标准,也就是国际公认的标准和全球医学教育最低基本要求。

1. **培养信息素质是医学信息量增多的客观要求** 现代社会医学科技发展突飞猛进,医学中新理论、新知识、新技术、新方法层出不穷,加上由于信息社会中的医学信息量激增,导致了医学知识的老化加快。作为一名未来医疗卫生技术人员的医学生,要想把握医学科技发展的脉搏,了解所从事专业的进展,就必须具备良好的信息素养,主动去寻找、了解本专业最前沿的知识,能够通过有效途径尽快地获得本专业的最新信息,不断了解新的医学知识并从中不断吸取新的营养。

2. **培养信息素质是医院建设信息化的必然要求** 随着信息技术的发展和广泛应用,现代化医院的日常医疗诊治也趋于网络化,病人的各种检查结果,医生可通过局域网方便、准确、快捷地得到,并可实现网络化会诊,通过互联网还可实现远程医疗、远程教育。医院建设正向信息化方向发展。提高医院信息能力,获取并保持信息优势,已经成为医院建设的重要问题。因此,培养与提高自己作为未来医生的信息素质是医院建设信息化的要求。

3. **培养信息素质是未来医生角色的要求** 信息素质是信息社会的知识和力量,是一种可持续发展的文化素质,是未来医生作为终身学习者、教育者、管理者、研究者以及临床医生必备的素质,是未来医生的角色与责任决定的。根据美国医学院联合会的医学生信息素质基本要求报告可以看出,当代医学生不仅要有本学科的专业知识和技能,还要具备较强的自我获取与更新信息和知识的技能,要求我们掌握并利用各种形式媒介的学习方法,知道什么时候需要信息、需要什么信息、怎样发现、组织和使用信息,增强自我学习和终身学习的能力。

## 四、培养自己作为未来医生的信息素质的路径

全球化力量在高等教育国际化进程中的作用日益明显,高等医学教育是国际上可比性和通用性较强的学科领域。培养自己的信息素质的路径也应顺应国际医学教育的发展趋势,按照国际标准的要求,选择信息素质培养的正确路径,全面提升自己的信息素质水平。

1. **充分利用学校开展信息素质教育的统筹规划,在学校教育计划中的信息素质教育课程中学习** 很多学校已经把信息素质教育列入医学生(本科生、研究生)人才培养目标,落实到教师的教学计划中,并制定相应的制度和规定,定期进行检查总结。美国医学院联合会建议将信息素质的培养贯穿在医学生学习生涯的全过程,并制订了初级策略及理想策略(表1-1)。

表 1-1　美国医学院联合会课程设计策略

| 问题方面 | 初级策略 | 理想状态 | 建议策略 |
|---|---|---|---|
| 教学时间 | 基础医学年一次完成 | 医学学习的全过程 | 将信息作为课程体系中的重要主题 |
| 课程结构 | 作为一门医学信息学课程 | 嵌入课程体系的全部课程中 | 了解并利用学校的优势 |
| 教育者 | 信息学专业人员 | 全体教师 | 使普通教师有机会学习并参加教学；信息专业人员应尝试将信息内容整合入课程体系 |
| 覆盖面 | 全体学生,实现部分学习目标 | 全体学生,实现全部学习目标 | 根据学校的具体情况使学习目标个性化、具体化 |
| 评价 | 针对信息管理目标的考试 | 将信息素质评价融入学生的综合测评中 | 在课程考试中设立医学信息学培养目标的问题；实行计算机开卷考试 |
| 顺序 | 全部内容一次完成 | 渐进积累性 | 利用信息技术使学生能够合作完成小项目或作业 |

　　此外,国际医学信息学会(IMIA)于 2010 年对其既有的卫生信息学／医学信息学(BMHI)教育进行修订,公布了其最新建议,分别就卫生保健专业人员、BMHI 专业人员以及高等教育不同程度(包括本科、硕士、博士)对 BMHI 教育需求进行了描述。IMIA 分别针对一般 IT 用户(如医学生、医生、护士等)以及 BMHI 专家(即攻读 BMHI 专业的本科生、硕士以及博士研究生)所应掌握的 BMHI 知识／技能的内容以及程度做了建议(表 1-2)。同时对不同学生所应开设的课程轨道及学时做了介绍。

表 1-2　IMIA 对不同类型学生所应掌握的 BMHI 知识／技能以及程度的建议

| 知识／技能领域 | 水平 | |
|---|---|---|
| | IT 用户 | BMHI 专家 |
| (1) 生物医学和卫生信息学核心知识和技能 | | |
| 1.1　从学科和专业的角度探讨信息学的学科演变 | + | + |
| 1.2　医疗保健行业对系统性信息处理的需求,医疗保健行业信息技术的优点和局限性 | ++ | ++ |
| 1.3　有效、负责地使用信息处理工具,支持医疗保健人员的实践和决策 | ++ | ++ |
| 1.4　使用个人应用软件处理文档,进行个人通信(包括互联网接入)、论文发表和基础统计 | ++ | ++ |
| 1.5　信息素质:图书分类和系统性的健康相关术语及其编码,文献检索方法,科研方法和科研典范 | ++ | ++ |
| 1.6　医疗信息系统(如临床信息系统、基层医疗信息系统等)的特性、功能和实例 | + | +++ |
| 1.7　医疗信息系统的架构:交流合作的方式和标准、组成部分的界面及整合的方式和标准、结构典范(如服务导向的结构) | | ++ |
| 1.8　医疗信息系统的管理(卫生信息管理、战略和战术信息管理、IT 管理、IT 服务管理、法律和法规事宜) | + | +++ |
| 1.9　支持患者和公众的信息系统(如患者导向的信息系统的架构和应用、个人健康档案、传感增强型信息系统)的特性、功能及实例 | + | ++ |
| 1.10　区域网络化和医疗共享(电子医疗、远程医疗的应用、组织机构间的信息交换)的途径与方法 | + | ++ |
| 1.11　适当的文件和健康数据管理原则,包括使用健康和医疗编码系统的能力,建设健康和医疗编码系统 | + | +++ |
| 1.12　病历的结构、设计和分析原则,包括数据质量的概念、最小数据集、电子病历的架构和一般应用 | + | +++ |
| 1.13　社会组织问题和社会科技问题,包括工作流程／过程模拟和重组 | + | ++ |
| 1.14　使用原始数据、二手数据、数据挖掘的原理、数据仓库和知识管理来进行数据表达和数据分析的原则 | + | ++ |
| 1.15　生物医学模式与模拟 | | + |
| 1.16　伦理和安全议题,包括医疗服务人员、管理者和 BMHI 专家的责任,患者数据的保密性、隐私和安全 | + | ++ |
| 1.17　BMHI 的术语、词表、本体论和分类学 | + | ++ |
| 1.18　支持教学(包括灵活学习和远程教育)的信息学方法和工具,相关教育技术的使用,包括互联网和全球资讯网 | | + |

| 知识／技能领域 | 水平 | |
|---|---|---|
| | IT 用户 | BMHI 专家 |
| 1.19　信息系统的评估和判定，包括研究设计、(定性和定量)方法的选择和三角测量、结果和影响评价、经济评价、非预期结果、系统综述和荟萃分析、循证医学信息学 | | ++ |
| (2) 医学、卫生和生物科学、卫生系统组织 | | |
| 2.1　人体功能和生物科学(解剖学、生理学、微生物学、基因组学以及临床医学，如内科学、外科学等)的基本原理 | + | + |
| 2.2　从生理学、社会学、心理学、营养、情绪、环境、文化、精神的角度来看构成健康的基本要素及其评价 | + | + |
| 2.3　临床／医学决策以及诊断和治疗的原则 | + | ++ |
| 2.4　医疗保健机构及整个医疗体系的组织、组织间层面，医疗共享 | + | +++ |
| 2.5　医疗保健信息处理的政策和规章制度 | | + |
| 2.6　循证实践(循证医学、循证护理等)原理 | + | + |
| 2.7　健康管理、卫生经济学、卫生质量管理和资源管理、患者安全倡议、公共卫生服务和结果指标 | + | ++ |
| (3) 信息学／计算机科学、数学、生物统计学 | | |
| 3.1　基本的信息学术语，如数据、信息、知识、硬件、软件、计算机、网络、信息系统、信息系统管理 | + | +++ |
| 3.2　使用个人电脑、文本处理和电子制表软件、易于使用的数据库管理系统的能力 | ++ | +++ |
| 3.3　电子通讯能力，包括与其他医疗保健人员进行电子数据交换，互联网／局域网的使用 | ++ | +++ |
| 3.4　使用信息学／计算机科学的方法，尤其是编程语言、软件工程、数据结构、数据库管理系统、信息和系统模拟工具、信息系统理论和实践、知识工程、(概念)表征和获得、软件架构 | | +++ |
| 3.5　理论信息学／计算机科学的方法，如复杂理论，加密术／安全性 | | ++ |
| 3.6　技术信息学／计算机科学的方法，如网络架构和拓扑学、远程通讯、无线技术、虚拟现实、多媒体 | | ++ |
| 3.7　医疗保健领域信息系统的界面及整合的方法、界面标准、处理多种患者标识符 | | ++ |
| 3.8　掌握信息系统生命周期：分析、需求规格、信息系统的实施和(或)选择、风险管理、用户培训 | + | +++ |
| 3.9　项目管理和变化管理(如项目规划、资源管理、团队管理、冲突管理、协作和激励、变化理论、变化策略)的方法 | + | +++ |
| 3.10　数学：代数、数学分析、逻辑学、数值数学、概率论与数理统计、密码学 | | ++ |
| 3.11　生物统计学、流行病学、健康研究方法，包括实验设计 | | ++ |
| 3.12　决策支持的方法及其在患者管理、医学知识的获得、代表性和工程学方面的应用；临床路径和指南的建构及应用 | + | +++ |
| 3.13　普适计算(如医疗保健中普遍的，基于传感器的和外界技术、健康促成科技、随处可见的卫生系统和周围辅助生活)的基本概念和应用 | | + |
| 3.14　可用性工程、人机界面、使用性评估、信息处理的认知方面 | | ++ |
| (4) BMHI 的选修模块和相关领域 | | |
| 4.1　生物医学图像和信号处理 | | +-+++ |
| 4.2　临床／医学生物信息学和计算机生物学 | | +-+++ |
| 4.3　健康促成技术，随处可见的卫生系统和周围辅助生活 | | +-+++ |
| 4.4　卫生信息科学 | | +-+++ |
| 4.5　医学化学信息学 | | +-+++ |
| 4.6　医学纳米信息学 | | +-+++ |
| 4.7　医学机器人学 | | +-+++ |
| 4.8　公共卫生信息学 | | +-+++ |

知识和技能水平：+：介绍性的；++：中级的；+++：高级的

**2. 充分利用学校教育教学方法的改革,综合立体培养信息素质** 按照医学教育的国际标准,国内很多医学院校正在改革现有的教学内容和教学方法,注重医学生信息处理能力的培养。以往的文献检索课程的内容大部分局限于检索工具方法的学习上,偏重于文献方面的知识,没有把计算机信息检索与数据库利用作为文献检索课程教学的重点,更没有把医院信息系统、病人信息系统纳入教育学习内容中来。随着计算机技术和信息技术的快速发展,医学生所处的信息环境已经有了很大的改变。当今社会电子信息资源的大量增多,互联网等网络信息资源的不断引入,资源共享观念的牢固树立,医院信息系统的应用与普及,使得信息素质课程在内容、方式和重点上都有了很大的改变。同样,美国医学院联合会给出了信息素质的培养初级策略及理想策略的建议(表 1-3)。

表 1-3 教学方法设计

| 问题方面 | 初始策略 | 理想策略 | 建议策略 |
|---|---|---|---|
| 教学地点 | 中心实验室 | 多个周边实验室,临床实践中 | 医学图书馆作为主要的资源 |
| 教学进度 | 锁定进度,所有学生在同一时间学习同样的内容 | 学生在适当的指导下根据个人需要自己掌握进度 | 临床医学年及 PBL 提供了学生自己掌握进度的学习环境 |
| 教学方法 | 被动接受学习,教师讲课及结课考试 | 发现式创造性学习,开卷作业 | 利用学生特别是计算机能力好的学生指导同学教师开发新的教学资料应得到足够的承认 |

如上,我们已经知道信息素质是指判断何时、何地需要信息,并有效地定位、获取、评价和利用信息的一系列能力的总和,包括计算机素质(computer literacy)、互联网素质(internet literacy)、媒体素质(media literacy)、图书馆素质(library literacy)、研究素质(research literacy)、批判性思考的能力(critical literacy)。这些内容在医学生的信息素质教育中居于不同层次(图 1-1)。

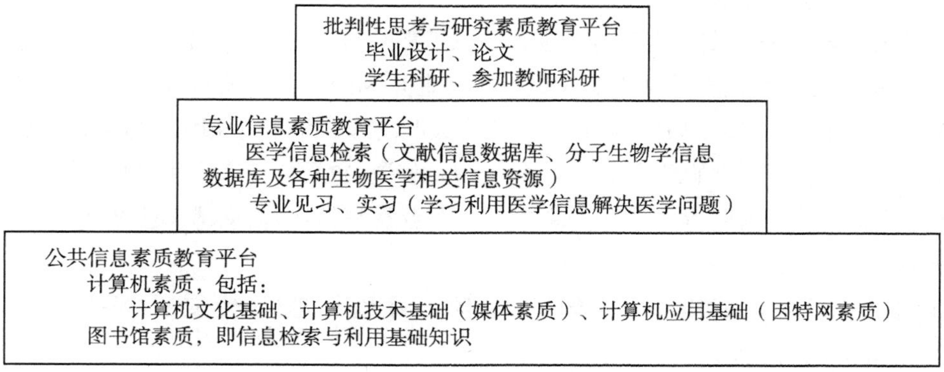

图 1-1 医学生信息素质培养的层次

**3. 将信息素质与终身学习相结合** 在 20 世纪 60 年代,法国著名成人教育家保罗·郎格朗在《论终身教育》一文中指出:"教育并非终止于儿童和青年期,它应当伴随人的一生而持续进行。教育应当借助于这种形式,满足个人和社会的永恒要求。"在这个信息爆炸、知识快速更新的现代社会中,仅仅依靠教师有限的教材所传递的知识、在学校所学的知识,是不能适应信息社会的发展需要的。终身学习的效果和信息意识的强弱存在着密切的关系。医学模式的转变和个人对健康要求的提高对医生提出了更高的要求;计算机网络技术的广泛应用,使病人有可能成为自己病情的"专家",人们生活方式的复杂性决定了医疗保健形式的复杂性。上述因素将影响未来医生面临的工作环境,医学生除了应掌握基础医学和临床医学的基本知识、基本理论和基本技能,具有初步临床能力之外,还必须具备熟练而有效地运用信息手段的基本能力。

只有这样,医学生才能在今后的职业生涯中运用科学的方法和手段获取知识信息、利用知识信息,坚持终身学习,接受继续医学教育,以适应日益变化的医疗实践需要。

(赵玉虹)

# 第二节　文献信息概述

## 一、信息、知识、情报、文献

1. **信息**　"信息"一词在英文、法文、德文和西班牙文中均是"information",我国古代用的是"消息"。作为科学术语最早出现在哈特莱(R. V. Hartley)于1928年撰写的《信息传输》一文中。20世纪40年代,信息的奠基人香农(C. E. Shannon)给出了信息的明确定义,此后许多研究者从各自的研究领域出发,给出了不同的定义。具有代表意义的表述如下:

信息奠基人香农(Shannon)认为"信息是用来消除随机不确定性的东西",这一定义被人们看作是经典性定义并加以引用。控制论创始人维纳(Norbert Wiener)认为"信息是人们在适应外部世界,并使这种适应反作用于外部世界的过程中,同外部世界进行互相交换的内容和名称",它也被作为经典性定义加以引用。美国信息管理专家霍顿(F. W. Horton)给信息下的定义是:"信息是为了满足用户决策的需要而经过加工处理的数据"。简单地说,信息是经过加工的数据,或者说,信息是数据处理的结果。我国著名的信息学专家钟义信教授认为"信息是事物存在方式或运动状态,以这种方式或状态直接或间接的表述"。

根据以上信息的研究成果,信息的概念可以概括如下:

信息是对客观世界中各种事物的运动状态和变化的反映,是客观事物之间相互联系和相互作用的表征,表现的是客观事物运动状态和变化的实质内容。

2. **知识**　知识(knowledge)是人类对客观事物的认识和经验的总结。从本质上说,知识属于认识的范畴。知识是一种特定的人类信息,人类在认识世界和改造世界的过程中,不断接受外界客观事物发生的信息,经过思维加工,获得了对事物本质及其运动规律的认识,信息就转化为知识。可见,知识是对信息进行提炼和深化的结果,是重新组合的理论化、系统化的信息积聚,它是信息有效利用的一部分。人们获取知识之后,再将这些知识用来创造新信息,获取新知识。如此反复循环,信息越来越纷繁,知识越来越丰富,知识不断提高和深化,形成较为完整的科学知识体系。

医学知识是人们通过实践对医学信息的获取、提炼和系统化、理论化的结果,是关于人体生命、健康、疾病的现象和本质及规律的认识。

3. **文献**　文献(document, literature)是记录知识的一切载体。它的基本内涵包括以下几个方面:①以一定的知识为内容;②以一定的载体(如纸张、光盘等)作为存储知识的依托;③以一定的信息符号(如文字、图形等)作为表达方式;④以一定的记录手段(如印刷、光刻等)进行制作。由此可见,凡属人类的知识,用文字、图形、符号、声频、视频等手段记录保存下来,并用以交流传播的一切物质形态的载体,都称为文献。记录有医学知识的一切载体称为医学文献。

医学文献是科技文献的重要组成部分,它是医学科学研究成果的记录和医学实践经验的总结。医学文献的交流和利用是进行医学科学技术研究的依据和基础,在继承和借鉴前人的研究成果的基础上不断创新,在增进人类健康的实践中具有非常重要的作用。

4. **信息、知识与文献的关系**　文献与信息、知识之间有着极为密切的关系。将客观事物产生的信息升华到理论化和系统化层面就形成了知识,再将知识记录在一定的物质载体上就形成了文献。文献是信息、知识的存储、传递和利用的主要方式。可见，文献因载有知识和信息才有其存在的价值和意义，而知识和信息因附着于文献这一载体之上，才得以超越时空地保存和传递。人类社会利用文献进行交流，实质上是利用和交流文献中记录的信息、知识。

## 二、文献的类型

文献按其外在的表现形式和内涵，可从不同角度和不同标准来划分。

### （一）按文献载体形式划分

**1. 手写型文献**（written document） 是指人工书写或抄写而成的文献。如书写在竹简、帛或纸张上的古代文献、书法作品、书信、手稿、原始记录等。

**2. 印刷型文献**（printed document） 是以纸张作为信息载体，以印刷为记录手段，将信息固化在纸张上形成的文献，如传统的图书、期刊等。它具有悠久的历史，是传统的记录知识信息的方式，目前仍然是占主导地位的知识信息载体。其特点是便于直接阅读，可广泛流传，但其信息存贮密度低，收藏占用空间大，受自然条件和纸张自身限制，不便长期保存，文献的识别与提取也难以实现信息自动化提取和高速度传递。

**3. 缩微型文献**（microform document） 是以感光材料作为存储信息载体，利用光学记录技术产生的文献，如缩微胶卷和缩微照片等。其特点是体积小、保存期长、传递方便，多用于存储过期报纸、期刊等，但使用时必须借助于专门的阅读设备。因此，它和声像型文献逐渐地被电子型文献所取代。

**4. 声像型文献**（audio-visual document） 是以磁性材料和感光材料作为信息载体，借助于特殊的机械装置直接记录声音信息或图像信息而产生的一种文献形式，如幻灯片、录音带、录像带等。其特点是给人以闻其音、观其形的直接感觉，比较直观，便于理解，但使用时必须借助于一定的播放设备。

**5. 电子型文献**（electronic document） 是以数字化形式将信息存储在磁盘、光盘或网络等载体上，借助于计算机及现代化通信手段传播利用的一种新的文献类型，如电子图书、电子期刊及数据库信息等。其特点是信息的容量大、存储密度高、存取速度快，并具有电子加工、出版、传递和复制等功能，出版周期短，内容能够及时更新；融文本、图像、声音等多媒体信息于一体，表现力丰富，为越来越多的人所接受和利用，电子型文献的产生与发展，加速了社会信息化的过程。

### （二）按文献出版类型划分

**1. 图书**（book） 是指以印刷方式单本刊行的出版物。联合国教科文组织（UNESCO）将篇幅（封面除外）不少于 49 页的非定期出版物称为图书，以示与期刊等连续出版物的区别。

图书有阅读用书（如教科书、专著等）和参考工具书两大类。教科书（textbook）一般只介绍基础知识和公认的见解，提供比较系统、成熟的知识，是系统介绍某学科或专题的总结性论著；专著（monograph）是就某一专题或研究对象而撰写的比较全面深入论述的学术著作，其内容比较专深。参考工具书（reference book）是专供查检各类知识的一种特定类型图书，包括字（词）典、辞典、百科全书、年鉴、手册、指南、名录、图谱等（详见第二章第三节）。

正式出版的图书在版权页或封底均有国际标准书号（international standard book number，ISBN），它代表某种特定图书的某一版本。ISBN 具有唯一性和专指性，可通过某些检索系统查询某种特定图书。

**2. 期刊**（periodical，journal，magazine） 是一种定期或不定期出版的连续出版物（series publication）。它通常有固定的名称、版式和编辑出版机构，其内容由多篇文章组成。期刊与图书相比，其出版周期短、内容专深新颖、学科广泛、连续性强，能及时地反映科技发展的水平和动态，因而在科技文献中占有非常重要的地位。期刊是科技人员获取最新科技信息而经常使用的一种重要的文献类型。

学术性期刊刊名中常有杂志（journal）、学报（acta，bulletin）、纪事（annals）、会刊（proceedings）、评论（reviews）、进展（progress，advances in…）或某学科或专题名称等字样。

期刊通常用卷（Volume，Vol.）和期（Number，No.或Issue）作连续出版的标识。对一定期限内（通常为一年）出版的期刊划分一卷或几卷，每卷再分为若干期。通常卷号自创刊开始累积，期号在一卷内连续计数。

正式出版的期刊通常在期刊的封面或版权页上均有国际标准连续出版物编号（international standard serial number，ISSN）。ISSN同样具有专指性和唯一性，可用于期刊的订购、索取、流通、馆际互借等，也可作某些检索系统的检索标识，指定查寻该种期刊中刊载的文献。

核心期刊（core journals）是指学术水平较高和实用性较强的、被引用率和利用率较高的部分学术期刊。核心期刊一般只占同类学科期刊的较少比例，但载有大量信息，而且利用率较高。因此，了解和利用本专业的核心期刊，可以在较短时间内获取较多的本专业信息，达到事半功倍的效果。用于评价核心期刊的常用工具有《中国核心期刊要目纵览》《中国科技期刊引证报告》《中国科学计量指标：论文与引文统计》和美国的《期刊引用报告》（Journal Citation Reports，JCR）。

电子期刊（electronic periodical）是指通过电子媒体出版发行的期刊。目前电子期刊的发行传播方式主要有光盘版电子期刊和网络版电子期刊两类。需要注意的是，有的网络版电子期刊不像传统印刷版期刊那样有由权威专家组成的编委会进行严格的审稿编辑程序，使可靠性难以保障，因此被学术界认可的程度要低一些。

3. **资料（materials）** 资料亦称特种文献，是指除书刊以外的其他各类型出版物。它通常在出版发行方面或获取途径方面比较特殊。资料的特点是数量庞大、种类繁多、内容广泛，有时在某种特殊需求下，只能利用资料才能获取所需要的信息。资料包括专利说明书、会议文献、学位论文、科技报告、标准文献、技术档案等。

### （三）按文献的加工深度划分

1. **零次文献（zero document）** 零次文献是指未经正式发表或未融入正式交流渠道的最原始的文献，如实验的原始记录、观察记录、工程草图以及内部档案等。这些未进入社会交流的信息，往往反映的是科研工作取得的最新发现。零次文献对一次文献的形成具有重要的作用，其主要特点是内容新颖，但不成熟，也难以查寻。

2. **一次文献（primary document）** 一次文献就是原始文献，是指以著者本人的工作和研究成果（如实验、观察、调查研究等结果）为依据而创作、撰写形成的文献，如期刊论文、专著、专利说明书、会议论文、学位论文、科技报告等。一次文献的特点是内容新颖、详尽，记录着前所未有的新发现、新发明、新理论、新见解，它直接提供参考、借鉴和使用，因而是文献信息的最主要来源和检索对象，但其量大、分散而无序，因此不便于管理和传播。

3. **二次文献（secondary document）** 二次文献是将大量分散、杂乱、无序的一次文献根据其内容特征和外表特征，进行收集、加工、整理、组织、有序化后而形成的文献，如题录、索引、文摘、搜索引擎等。二次文献具有报道性、检索性、系统性、简明性等特点，其主要作用是提供查找文献信息的线索，故又称为检索工具。正因为如此，二次文献及其利用也就成为了文献信息检索课的核心内容。

4. **三次文献（tertiary document）** 三次文献是将分散无序的某一范围的一次文献，经过综合整理后而重新组织成有条理有定评的文献，如综述、述评、进展、年鉴和百科全书等。三次文献的知识信息具有浓缩性和综合性的特点，如综述文献就是综合描述某一学科或专题在一定时空内研究进展的文献，这对了解某学科或专题的研究发展动态具有指导意义。此外，三次文献还常常附有大量参考文献，因而又兼有检索文献的作用。

通过对文献加工深度的划分，可知：零次文献是一次文献最基本的素材，一次文献是检索的对象，二次文献是检索的手段和工具，三次文献既是检索结果的体现，同时也具有检索文献的功能。虽然它们是对知识进行不同层次加工的产物，但其所含知识的量和质却不同。对文献的四次加工过程，是一个由分散到集中，由无组织到系统化，由不便利用到便于利用的过程。这对于深入发掘信息资源，充分了解和利用信息资源起了很大作用。同时,把文献分成四个结构层次,有利于加强信息机构的科学管理和合理分工,有利于指导文献加工工作,有利于提高工作效率和服务工作。

## 三、医学文献的发展特点

随着科学技术的迅速发展,作为科技文献重要组成部分的医学文献,在诸多方面都呈现出相应的变化,主要表现在如下几个方面:

1. **数量激增**　随着科学技术的不断发展,人类知识也迅速增长。各种信息量不断增加,已经呈几何级别的增长,信息量增长的速度远比人类理解的速度要快,并以海浪式四面八方涌入人类的生活。

2. **发表分散,内容重复**　现代科学的研究领域不断扩展,学科越分越细,新学科、边缘学科不断涌现。这必然使各学科之间相互交叉、相互渗透,从而导致了记录知识信息的文献发表分散。就医学文献发表而言,不仅刊载在医学专业期刊上,还有相当数量出现在与其相关学科领域或综合性的期刊上。近年来,由于诸多因素的影响,文献重复发表的现象也并非少见。文献发表分散且又重复,无疑增加了搜集文献的难度,同时也增加了不必要检索同一文献的重复劳动。

3. **时效缩短,质量参差不齐**　科技发展日新月异,促使知识信息更新加快,某些知识信息随时被更新的知识信息所取代。这种状况将直接影响到文献的使用效果。为此,一些经典著名的教科书和参考工具书必须频繁再版更新。同时,某些科研工作的相互重复而又无新的见解和参考价值,加之一些商业性出版物(其中大多数水平很低,重复、粗制滥造、抄袭等现象时有发生)不断增加,给使用者造成筛选上的困难。目前在互联网上发表的某些电子文献,由于诸多原因,难以像传统学术期刊那样有严格编辑审稿程序,因此文献质量难以保证。对于文献时效缩短和质量下降的问题,科研人员应该重视如何进行选择和利用文献,使科研水平建立在最新成就和高质量的基点上。

4. **载体向多元化发展,传播速度加快**　随着现代交通、通信、光学和印刷技术的发展,特别是现代通信技术和电子计算机结合应用技术的发展,使记载知识信息的文献载体形式多样化,性能更具有科学性。随着互联网网络技术的普及、不断完善及推广应用,从根本上改变了信息存取与传播的方式,这为信息的快速传播与交流提供了非常便利的条件。电子型文献越来越受到人们的关注,"数字化图书馆"(digital library)、"无纸社会"(paperless society)等新概念由此应运而生。

## 四、医学文献的作用

1. **医学文献是存储医学知识的重要工具**　医学文献是医学科学研究成果的记录和医学实践经验的总结。自从有了文字以来,关于人类在与疾病长期斗争和维护健康实践中积累的医学知识,主要是以文献的形式记载并长期保存下来,形成了取之不尽、用之不竭的巨大医学资源宝库。人们在研究和探讨新问题的过程中,则需要以充分挖掘、开发、利用已有的知识资源为前提。可见,医学文献是传播、记载和利用医学知识的最基本、最主要的工具。

2. **医学文献是进行医学研究的依据和基础**　医学文献是医学知识的真实记录,反映着医学活动的发展过程、研究水平与发展动态,记载了成功的经验和失败的教训。作为一个医学工作者,无论是进行基础医学研究或临床实践工作,都必须以丰富的文献资料作为基础,以便取得所需要的足够的科学依据,这样才能在前人研究工作的基础上不断地进行新的探索,取得新的成就。科学技术研究的继承、发展与创新,以查阅文献作为依据和基础是科学自身发展规律决定的。

3. **医学文献是衡量医学水平的重要标志**　医学文献是记录、揭示、传递最新医学科研成果和医学知识的重要手段和媒介。因此,医学文献产出的数量和质量往往成为衡量一个国家或地区、一个团体乃至某位学者的学识水平的标志,是体现其科学创造力和确认其科学地位的一个公认的指标。此外,还可通过文献计量学进行分析比较,研究其论文被其他著者引证和被检索工具收录的情况,据此作出质量的评价。

(董欲超)

## 第三节　信息检索概述

### 一、信息检索的基本原理

**1. 信息检索的概念**　信息检索(information retrieval)是把大量文献信息按照一定的方式编制起来,并根据检索课题的需求,从存储的大量信息中查找出有关信息的过程。信息检索包括信息存储(storage)和信息查找(search)两个过程。但是在实际检索工作中,通常所说的信息检索则仅指此过程的后半部分,即根据课题的要求,以科学方法把符合课题的文献信息查找出来的过程。

信息检索根据检索对象不同,包括文献检索(document retrieval)、事实检索(fact retrieval)和数据检索(data retrieval)。通常所说的信息检索主要是指文献检索。文献检索是一种相关性检索,而事实检索和数据检索则是一种确定性检索。但是,它们在原理、方法和实践方面没有本质的区别。可见文献检索这个用语随着社会信息化进程的加快,其内涵也更为丰富和广泛。

信息检索按其检索结果可分为题录检索、文摘检索和全文检索等;按其检索标识可分为分类检索、主题检索、著者检索等;按其检索手段又可分为手工检索和计算机检索。计算机检索以其检索速度快、检索途径多和检索手段灵活等诸多手工检索无可比拟的优越性,现已成为文献检索的主要方式。但是,了解信息检索的基本原理、检索语言、索引方法和信息资源方面的知识是掌握计算机检索的必要基础。

**2. 信息检索的基本原理**　信息检索包括信息的存储和查找这两个过程,它们的实现有赖于检索工具(系统)的存在。信息存储是编制检索工具(创建检索系统)的过程;信息查找是利用检索工具查找出与课题需要的有关文献资料的过程。所以任何检索工具都具有存储文献和查找文献两方面的职能。存储是检索的基础,而检索是存储的目的,两者相辅相成,互为依存。文献检索的核心就是要使检索词在文献的存储与查找这两个过程中所采用的特征标识达到一致。信息检索的基本原理如图 1-2 所示。

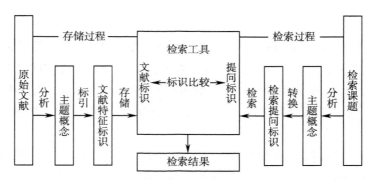

**图 1-2　信息检索基本原理示意图**

从图 1-2 可见,在信息存储过程中,首先要对纳入检索工具中的每一篇文献的各种特征进行主题分析,找出若干个能代表文献内容的主要概念,并用文献检索语言对其加以标引,形成文献特征标识(如分类号、著者姓名、主题词等);然后将有关的文献特征标识著录下来,形成一条文献条目(记录);最后将所有的文献条目再按一定的规则排序,从而形成了具有检索功能的检索工具。

在信息查找过程中,首先要对所检课题进行主题分析,使之形成若干个能代表课题需要的主题概念;然后把这些主题概念转换成文献存储过程中所使用的检索语言,形成检索提问标识;最后利用这些检索提问标识到检索工具中去查找相关的文献。

由此可知,信息的查找过程是与存储过程相对应的逆过程,而连接这两个过程的纽带就是文献检索语言。信息检索的基本原理就是将检索提问标识与存储在检索工具中的文献特征标识进行比较,结果凡是文献特征标识与检索提问标识相一致,或者前者包含了后者,或者符合某些检索规则,那么,具有这些文献特征标识的文献就从检索工具中显示出来,它与检索课题所需要的文献大致相符,最后通过一定的方式去获取原始文献。

## 二、信息检索的意义

**1. 提高信息素养,适应知识更新的速度**　在改革开放的今天,传统教育培养的知识型人才已满足不了改革环境下市场经济的需求,新形势要求培养的是能力型和创造型人才,具备这些能力的人才首先需要具备自学能力和独立的研究能力。大学生在校期间,已经掌握了一定的基础知识和专业知识,之后的知识更新、积累,都是通过自学完成的。所以掌握一定的检索方法和技能,是培养终身学习能力的前提和条件。

**2. 提高科研能力,避免重复研究或走弯路**　科学技术的发展具有连续性和继承性,任何一个课题从选题、试验直到出成果,每一个环节都离不开信息。研究人员在选题开始就必须进行信息检索,了解课题的研究现状,在短时间内获得与研究课题相关的研究,使科研人员提高工作效率,避免低水平重复研究他人的劳动成果。

**3. 能够全面地掌握有关的必要信息,增强决策的科学性**　掌握一定量的必要信息,是进行研究、搞好工作的首要条件,也是进行正确决策必不可少的前提条件。科学的决策源于对信息资料的充分了解与认识,信息检索是国家、部门、单位和个人等决策者获取信息的重要途径。信息检索能提高决策的科学性,减少决策的盲目性。

## 三、信息检索语言

检索语言(retrieval language)又称为标引语言或索引语言,是在文献检索领域内用来描述文献特征和表达检索提问的一种专用语言,即根据信息检索需要而创建的统一文献标引用语和检索用语的一种语言。

**1. 信息检索语言的作用**　检索语言是文献信息检索的重要组成部分,检索效率的高低,很大程度上取决于所采用的检索语言的质量以及对它的使用是否正确。因此,检索者有必要学习其中的主要规则、基本原理,减少漏检或误检,提高检索效率。检索语言是信息检索系统存储与检索共同遵循的一种专用语言,它既是汇集、组织、存储文献的标准,也是检索提问时所利用的手段及工具。它规范了信息标引人员和检索人员都要用相同的语言来表达同一主题概念内容,即排除了自然语言中不适合于检索的部分,从而使信息存储和查找两者之间所依据的规则保持一致性,这样才能使文献信息存得进,又取得出,实现了信息检索的全过程。否则,信息检索也就不可能顺利实现,甚至根本不能实现。可见,检索语言是信息标引人员和检索人员之间进行交流的媒介,也是人与检索系统之间交流的桥梁,在信息检索过程中起着语言保障的作用。其特点表现在:①对文献的各种特征加以标引;②对文献内容相同及相关的信息加以集中或揭示其相关性;③对大量文献信息加以系统化或组织化,形成各种标识系统或索引系统;④便于将标引用语和检索用语进行相符性比较。

为了将文献中和科技人员日常使用的自然语言转换成检索时使用的检索语言,并用一定的文字形式予以固定和表达,需要建立检索词典(retrieval thesaurus)。检索词典是文献标引用语和检索用语的语源和依据性文本。它是对各学科中的名词术语、概念、代码、分类号等进行规范化的记录,起着对检索语言规范控制的作用。最常见的检索词典是各种分类表和主题词表。

**2. 信息检索语言的类型** 全世界有数以千计的信息检索语言,但任何一种检索语言,都是表达一系列概括文献信息内容的概念及其相互关系的概念标识系统,可用于对文献信息的内容进行主题标引、逻辑分类或特定信息的揭示与描述。因此,构成各种检索语言的基本原理是一致的,只是在表达各种概念及其相互关系时所采用的方法不同,才形成了不同类型的检索语言,构成了不同的标识系统和索引系统,从而提供了不同的检索途径。

检索语言按照所描述的文献信息特征可分为文献外表特征检索语言和文献内部特征检索语言两种类型(图1-3)。

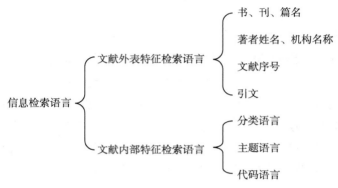

**图1-3 信息检索语言的主要类型**

(1) 文献外表特征检索语言:这种检索语言是依据文献外表特征作为文献存储的标识和文献检索提问的出发点而设计的索引语言(系统)。常见的有:①以文献上记载的书名、刊名、篇名等作为检索标识的文献名称索引系统,如书刊目录等;②以文献中署名的著者、译者、编者等姓名或团体机构名称作为检索标识的著者索引系统,如著者索引等;③以文献特有的序号作为检索标识的文献序号索引系统,如专利号索引、科技报告号索引等;④以文献末尾所附的参考文献或引用文献的外表特征作为检索标识的引文索引系统,如引文索引等。

(2) 文献内容特征检索语言:这种检索语言主要有以下3种:

1) 分类检索语言:它是把各种概念按学科性质进行分类和系统排列的一种语言体系。它能集中体现学科的系统性,反映事物的从属、派生关系,是一种等级分明的语言。这种语言一般是用分类号(数字或数字与字母组合)或类名作为检索标识来表达各种概念,使同一学科专业文献集中,提供从学科专业角度查找文献信息的途径(详见本节文献分类法)。

2) 主题检索语言:它是用语词作为检索标识来表达各种概念的一种标识系统。主题检索语言具有专指性和直接性的特点。根据其表达概念的不同形式又分为关键词语言、叙词语言、标题语言和单元词语言,其中应用较多的是关键词语言和叙词语言。

关键词(keyword)是指从文献题目、文摘或正文中提取出来的并具有实质意义的、能代表文献主题内容的、未经或略经规范化处理的词汇(属于自然语言的范畴)。它在检索工具中常以"关键词索引"(keyword index)作为索引标识系统。关键词语言具有灵活性强、易于掌握、查检方便,尤其在计算机检索中广泛应用,并方便查找最新出现的专业名词术语。但其未经规范化处理,用词不统一,因而有时会出现同一主题内容的文献由于使用不同的关键词而被分散,容易造成漏检,影响查全率。

叙词(descriptor)亦称主题词(subject headings),是指能代表文献内容实质的经过严格规范化的专业名词术语或词组。它在检索工具中常以"主题索引"(subject index)作为索引标识系统。主题词语言的主要特点有:①它对一个主题概念的同义词、近义词等适当归并,以保证语词与概念的唯一对应,避免多次检索;②采用参照系统揭示非主题词与主题词之间的等同关系以及某些主题词之间的相互关系,以便正确选用检索词;③根据主题词之间的隶属关系,可编制主题词分类索引,从而选择更专指的主题词;④同一篇文献的每个主题词都可以作为检索词,从而提供多个检索入口点,便于查找。基于主题词特点,则需要构建一部供标引和检索使用的主题词表,以保证对主题词语言的正确使用。最常用的医学主题词表是美国的《医学主题词表》(Medical Subject Headings,MeSH)。

3) 代码检索语言:它是对文献所论述事物的某一方面特征,用某种代码系统加以标引和排列的一种检索语言,如美国《化学文摘》的化学物质分子式索引系统。

**3. 文献分类法** 文献分类法是根据文献知识内容所属的学科性质,分门别类地、系统地揭示和组织文献的一种方法。文献分类法包括等级体系分类法(亦称体系分类法)和组配分类法两种,应用较多的是前者。它是一种直接体现知识分类的等级制概念标识系统,其主要目的是为了满足人们按学科知识体系检索文献的要求。图书馆通常都采用文献分类法来编制分类目录和组织馆藏文献的分类排架。

(1)《中国图书馆分类法》:《中国图书馆分类法》简称《中图法》,是我国使用最广泛的一种等级体系分类法。它不仅应用于各类型图书馆的藏书排架和组织目录体系,绝大多数的文献检索工具也都是按《中图法》的分类体系编制和提供服务的。

《中图法》中的每一级类目都由分类号(字母与数字相结合的混合制号码)和相对应的类目名称组成。该分类号是用字母代表基本大类(表1-4);在字母后用数字表示大类划分出的各级下位类目;号码的位数(用层累标记制)代表相应类目的分类等级。当一个分类号的数字超过三位时,则加上小圆点"."便于区分。此外,为了提高类目的专指性,在主分类号后面附加一个复分号作为文献共性区分的标识。以上基本构成了《中图法》的分类体系。

表 1-4 《中图法》基本大类(22 个)

| A | 马克思主义、列宁主义、毛泽东思想、邓小平理论 | N | 自然科学总论 |
|---|---|---|---|
| B | 哲学、宗教 | O | 数理科学和化学 |
| C | 社会科学总论 | P | 天文学、地球科学 |
| D | 政治、法律 | Q | 生物科学 |
| E | 军事 | R | 医药、卫生 |
| F | 经济 | S | 农业科学 |
| G | 文化、科学、教育、体育 | T | 工业技术 |
| H | 语言、文字 | U | 交通运输 |
| I | 文学 | V | 航空、航天 |
| J | 艺术 | X | 环境科学、安全科学 |
| K | 历史、地理 | Z | 综合性图书 |

在"R 医药、卫生"这个一级类目下又分出 17 个二级类目。类目根据概念之间的隶属关系,可以逐级展开,划分出更专指、更具体的类目(每往下分一级,均要标注上一级类目号)(图1-4)。

此外,为了能同时满足文献标引和文献检索的需要,我国在《中图法》和《汉语主题词表》的基础上又编制了《中国分类主题词表》,它是两者兼容的一体化信息检索语言,共收录分类法类目 5 万多个,主题词及主题词组配标题 21 万余条。

《中国分类主题词表》分 2 卷,第 1 卷为"分类号——主题词对应表",第 2 卷为"主题词——分类号对应表"。"分类号——主题词对应表"中的每条对应款目分为左、右栏两部分,左栏是分类号、类名和类目注

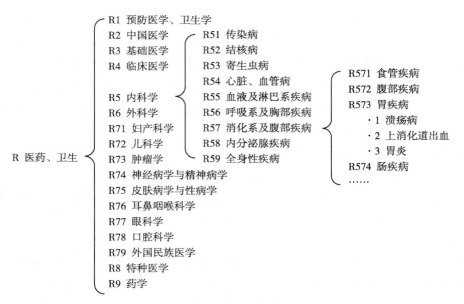

图1-4 "R 医药、卫生"的分类体系

释,其格式与《中图法》基本相同;右栏是对应的主题词和主题词组配标题以及注释。利用该表进行文献分类标引或检索时,主要是利用左栏,由大类到小类逐步缩小范围,从而找到与文献内容相符的类目。这等于使用《中图法》进行分类标引或检索。利用"主题词——分类号对应表"进行文献分类标引或检索,实际上是把它作为《中图法》类目索引使用。当难以确定某个主题概念属于分类体系中的哪个类目时,可从该表入手,先查出对应的分类号,再查"分类号——主题词对应表"进行核对,从而确定具体分类号。

(2) 国外著名的等级体系分类法:①《杜威十进分类法》(Deway Decimal Classification,DDC)。DDC 是全世界使用最广泛的分类法,始创于 1876 年,其最新版是 2003 年出版的第 22 版。它共分为 10 个基本大类,采用单纯阿拉伯数字做标记。有关 DDC 的详情可在网络上查阅(其网址是:http://www.oclc.org/dewey)。②美国《国会图书馆图书分类法》(Library of Congress Classification,LCC)。LCC 共设 21 个基本大类,采用字母数字混合号码标记类目。有关 LCC 的详情可在美国国会图书馆网络上的 LCC Web 页上查阅(其网址是:http://www.loc.gov/catdir/cpso/lcc.html)。

**4. 国际疾病分类法**

(1) 概述:疾病是指人体在一定条件下,由致病因素所引起的一种复杂而有一定的表现形式的病理过程。疾病的种类很多,且患病部位、致病因素、病理改变和表现的症状也极不一致。疾病分类就是根据疾病的特性,将疾病分门别类,把同类疾病分在一起,并使其成为一个有序的组合系统。对疾病进行分类是深入认识各种疾病的必然结果。因为它不仅对医药卫生单位开展医疗、科研、教学以及搞好病案管理、资料信息和卫生统计等工作是必不可缺的,而且还能为卫生行政部门和科研机构提供有关重要的数据,以期掌握各类疾病在一定时间、空间和人群中的分布特征及其发生、变化的规律性,制订预防保健措施,增进人类健康。

《国际疾病分类》(International Classification of Diseases,ICD)就是按照既定疾病分类标准将各种疾病名称归入相应类目的一种系统。它是对疾病现象进行数量研究和在国际进行医学科研学术交流的基础工具。其目的是为了对不同国家或地区以及在不同时间内收集到的死亡和疾病数据进行系统地记录、分析、解释和比较。同时它还把疾病诊断和其他健康问题的词句转换成字母数字编码,从而易于对数据进行储存、检索和分析。

ICD 是一部已有百年历史、经过多次讨论和修改的国际上统一使用的疾病分类法。国际疾病分类法源于 1853 年在布鲁塞尔召开的第一次国际统计学大会,会议提出了制定全世界范围使用的统一疾病名称。

1855 年在巴黎召开的第二次国际统计学大会上通过了威廉·法尔提出的 138 个项目的疾病分类表。这个分类表虽然未获得举世公认，但其疾病分类的一个重大原则——把全身性疾病和局限于某器官解剖部位的疾病区别开的原则，却一直保存下来。1893 年在芝加哥召开的国际统计学研究大会上，通过了《贝蒂荣死亡原因分类法》，它获得了普遍赞许，并被许多国家和地区所采用。1900 年法国政府在巴黎召开了对《贝蒂荣死亡原因分类法》修订的国际会议，会上通过了《国际死亡原因分类法》，即国际疾病分类法的第一个蓝本。其后每隔 10 年左右召开一次国际修订会议。1948 年，联合国世界卫生组织（WHO）接管了国际疾病分类工作，并主持召开了第 6 次以后的国际修订会议。自从世界卫生组织接管以后，国际疾病分类工作进入了一个新的发展时期。它从一个局限的死亡原因分类体系扩大成为全面的疾病分类体系。除疾病死亡统计外，开始应用于疾病管理等方面，并自三位数字编码系统向小数点下发展。

目前使用的国际疾病分类法是由世界卫生组织于 1993 年编撰的第 10 次修订版本（ICD-10)，改称为《疾病及有关健康问题国际统计分类》(The International Statistical Classification of Diseases and Related Health Problems)，为保持其连续性，简称仍沿用 "国际疾病分类"（ICD)，但其使用范围不仅局限于疾病和损伤分类的范畴，还扩展到对其他健康问题进行分类。

（2）学习国际疾病分类法的意义：在世界卫生组织的倡导和推动下，ICD 已为大多数成员国所接受，成为世界性的疾病、损伤和死亡原因分类的统一标准化工具。它对促进世界卫生保健事业、掌握医疗卫生工作动态以及卫生信息的国际交流，起着极其重要的作用。我国是世界卫生组织的成员国，有义务按照 ICD 系统进行疾病、死亡原因的编码和分类，并向世界卫生组织呈报我国的卫生统计信息。我国于 1987 年起正式使用 ICD-9 进行疾病和死亡原因的统计分类。1993 年 5 月国家技术监督局发布了等效采用 ICD-9 编制的 "疾病分类与代码" 国家标准。为此，我国原卫生部要求县级和县级以上医院采用 ICD 编制医院出院病人疾病分类统计报告，并颁发了全国统一使用的、注有 ICD 编码的《医院病案首页》，首页中很多项目内容（如各种诊断、手术名称、损伤、根本死因等）都需要临床医生参照 ICD 来正确书写。因此，各级临床医生了解国际疾病分类的使用规则是非常必要的。此外，国际疾病分类法中还记载了许多比较新的疾病、损伤、药物及化学物质、手术名称等信息，这对拓宽医学知识及科研课题的开展也有一定作用。

（3）ICD 的主体结构及使用：ICD-10 现有印刷版和电子版两种形式，在此仅对印刷版本做一简介。印刷版本由三卷（各独立成册）组成。第一卷是 ICD 编码的主要内容类目表，第二卷是使用指导手册，第三卷是分类的字顺索引。

第一卷包括三位数类目表、内容类目表和四位数亚目、肿瘤形态学分类、死亡和疾病的特殊类目表、定义和命名条例。其中三位数类目表为核心分类表，是向世界卫生组织死亡率数据库提交报告和一般国际比较用的强制性编码水平。但在国际水平提交报告时，并不强制使用四位数亚目。

三位数类目表（list of three-character categories）共有 21 章（大类）（表 1-5)。

表 1-5 ICD-10 的三位数类目表

| 章 | 类目名称 | 类目编号 |
|---|---|---|
| 一 | 某些传染病和寄生虫病 | A00-B99 |
| 二 | 肿瘤 | C00-D48 |
| 三 | 血液及造血器官疾病和某些涉及免疫机制的疾患 | D50-D89 |
| 四 | 内分泌、营养和代谢疾病 | E00-E90 |
| 五 | 精神和行为障碍 | F00-F99 |
| 六 | 神经系统疾病 | G00-G99 |
| 七 | 眼和附器疾病 | H00-H59 |
| 八 | 耳和乳突疾病 | H60-H95 |

| 章 | 类目名称 | 类目编号 |
|---|---|---|
| 九 | 循环系统疾病 | I00-I99 |
| 十 | 呼吸系统疾病 | J00-J99 |
| 十一 | 消化系统疾病 | K00-K93 |
| 十二 | 皮肤和皮下组织疾病 | L00-L99 |
| 十三 | 肌肉骨骼系统和结缔组织疾病 | M00-M99 |
| 十四 | 泌尿生殖系统疾病 | N00-N99 |
| 十五 | 妊娠、分娩和产褥期 | O00-O99 |
| 十六 | 起源于围生期的某些情况 | P00-P96 |
| 十七 | 先天性畸形、变形和染色体异常 | Q00-Q99 |
| 十八 | 症状、体征和临床与实验室异常所见,不可归类在他处者 | R00-R99 |
| 十九 | 损伤、中毒和外因的某些其他后果 | S00-T98 |
| 二十 | 疾病和死亡外因 | V01-Y98 |
| 二十一 | 影响健康状态和与保健机构接触的因素 | Z00-Z99 |

每章又列出了数目不等的各节标题,每节标题包括若干个类目,每一类目中都有疾病名称及相应的三位数编码(第一位为英文字母,第二、三位为数字;每一字母都与特定章节有关)。如"高血压病"是"循环系统疾病"(I00-I99)中的一节,其标题下面的类目及编码是:

Hypertensive diseases(I10-I15)

| I10 | Essential(primary)hypertension | 特发性(原发性)高血压 |
|---|---|---|
| I11 | Hypertensive heart disease | 高血压性心脏病 |
| I12 | Hypertensive renal disease | 高血压性肾脏病 |
| I13 | Hypertensive heart and renal disease | 高血压性心脏和肾脏病 |
| I15 | Secondary hypertension | 继发性高血压 |

内容类目表和四位数亚目(tabular list of inclusions and four character subcategories)列出了各章和节的标题及其四位数水平级别的全部类目,实际上它是三位数类目表的详细类目表。在表中所有的四位数字以上的均用"0~9"来表示,并用"·"和前面的三位数分开,表明亚目。其中用"0~7"来表示已列出的疾病,"8"表示"其他"未列出的疾病类目,"9"表示"未特指"疾病类目。如"继发性高血压"的四位数亚目是:

| I15 | Secondary hypertension | 继发性高血压 |
|---|---|---|
| | Excludes:involving vessels of: | 不包括:累及……的血管: |
| | ·brain(I60-I69) | ·脑(I60-I69) |
| | ·eye(H35.0) | ·眼(H35.0) |
| I15.0 | Renovascular hypertension | 肾血管高血压 |
| I15.1 | Hypertension secondary to other renal disorders | 继发于其他肾疾患的高血压 |
| I15.2 | Hypertension secondary to endocrine disorders | 继发于内分泌疾患的高血压 |
| I15.8 | Other secondary hypertension | 其他继发性高血压 |
| I15.9 | Secondary hypertension,unspecified | 继发性高血压,未特指 |

第二卷是指导手册,包括使用说明、编码的规则和指导、统计报告,以及ICD的发展史。

第三卷是第一卷分类的字母顺序索引,包括三部分:疾病和损伤性质的字顺索引、损伤的外部原因索引、药物和化学制剂表索引。整个索引有关术语和编码6.3万余条(其中相当一部分是在第一卷没有出现的术语)。各部分索引均按主导词的字顺排列,其下是不同水平的修饰词或限定词。一个完整的索引术语的构成是对主导词与修饰词或限定词采用错行缩格的形式,其后是该术语的编码。因此,通常一个完整的索引术语可能由几行构成。如"继发性高血压"在索引中的著录内容及格式是:

高血压　　I10

…　　…

–secondary I15.9　　　　　　　　　　继发性

––specified NEC I15.8　　　　　　　　特指的

––due to　　　　　　　　　　　　　　由于

–––endocrine disorders I15.2　　　　　内分泌疾患

–––renovascular disorders I15.0　　　　肾血管疾患

–––renal disorders NEC I15.1　　　　　肾脏疾患

––––arterial I15.0　　　　　　　　　　动脉

–––pheochromocytoma I15.2　　　　　　嗜铬细胞瘤

在使用 ICD-10 进行编码时,首先根据诊断对象来确定主导词,选择主导词正确与否关系到能否找到准确的疾病编码。其次根据主导词及修饰或限定部分的具体要求,在第三卷的有关索引中查找适当的编码,最后在第一卷的类目中核对编码。

**5. 医学主题词表**　医学主题词表是对医学主题检索语言进行标引和检索的语源和依据性文本。它把医学及其相关学科领域中的名词术语、主题概念等进行规范化的记录,起着对主题检索语言规范化控制作用。因此,了解医学主题词表的结构,掌握其使用方法,是进行医学文献检索的基础。最常用的医学主题词表是美国国家医学图书馆(NLM)编制的《医学主题词表》(Medical Subject Headings, MeSH),简称为 MeSH 表,是目前最权威、最常用的医学主题词表。PubMed、Medline、SinoMed 等中外文数据库都是采用该词表作为主题词检索的依据。自 2009 年起,纸本词表不再出版,而被电子版 MeSH Browsers(主题词表查询器,https://meshb.nlm.nih.gov/search)取代,检索更为方便,查询结果也更为直观。

MeSH 所包含的信息主要包括以下类型:

(1)主题词(subject headings):又称叙词(descriptors),用 MeSH 的主体,用以描述文献所论述的对象或中心主题。主题词所论述的内容可以是器官/组织/细胞,疾病,化学物质,有机体,操作,心理学及行为医学,生理过程,卫生保健及其服务等。

(2)树状结构号(tree structures):树状结构又称范畴表,是将字顺表中的全部主题词(包括类目词)按其词义范畴和学科属性编排的一个分类体系表。将所有主题词分为 16 个大类,各自类目下又层层划分,逐级展开,最多可达 11 级。有的主题词可能同属于两个或多个子类目,这种主题词后同时列出多个树状结构号,并分别排在其所归属的类目中(详见附表 2)。主题词在树状结构表中按树形结构号顺序编排,树形结构号越短,表示概念越泛指,号越长,表示概念越专指,例如:

Digestive System Disease(消化系统疾病)　　　　　　　　　　C6

　　Liver Disease(肝疾病)　　　　　　　　　　　　　　　　C6.552

　　　　Hepatitis(肝炎)　　　　　　　　　　　　　　　　　C6.552.380

　　　　　　Hepatitis, Alcoholic(酒精性肝炎)　　　　　　　C6.552.380.290

　　　　　　Hepatitis, Animal(动物性肝炎)　　　　　　　　C6.552.380.315

　　　　　　Hepatitis, Toxic(中毒性肝炎)　　　　　　　　　C6.552.380.615

　　　　　　Hepatitis, Viral, Human(人类病毒性肝炎)　　　C6.552.380.705

　　　　　　　　Hepatitis A(甲型肝炎)　　　　　　　　　　C6.552.380.705.422

　　　　　　　　Hepatitis B(乙型肝炎)　　　　　　　　　　C6.552.380.705.437

(3)副主题词(Subheadings):又称限定词(Qualifiers),是对主题词所探讨的某一方面内容加以限定的词,其作用是增强主题词的专指性。例如：hypertension（高血压）/etiology（病因学）。2017版副主题词表有80个副主题词，比上一版减少了"Diagnostic Use"（诊断应用）、"Radiography"（放射照相术）、"Radionuclide Imaging"（放射性核素显像）、"Ultrasonography"（超声检查），增加了"Diagnostic Imaging"（诊断显像）。MeSH中对每个副主题词的定义做了详细的规范，详见附表1。

（4）款目词（Entry Terms）：又称入口词，不用做正式主题词，是主题词的同义词或相关词，作用是将自由词引见到主题词，如当用户使用 cancer of the breast 检索乳腺癌的文献时，MeSH 表会通过 cancer of the breast see breast neoplasms 指引用户使用主题词 breast neoplasms，其中 cancer of the breast 为款目词，breast neoplasms 为主题词。

（5）相关参照（See Related）：相关参照用于揭示主题词之间的相互关系，检索时可以参考使用相关主题词，以扩大检索范围。

## 四、信息检索工具

信息检索工具是指将所收录的文献信息按一定著录规则编制而成的具有存储、检索和报道文献功能的工具。早期的检索工具主要是指目录、索引或文摘，即是附有检索标识的某一范围的二次文献条目的集合体。

作为任何一种检索工具，都应该有以下特点：①对所收录文献信息的各种特征给予必要的描述，以形成各种文献条目；②对每条文献信息条目进行标引，形成检索标识，以作为排序与检出的依据；③将全部文献信息条目有序化组织成为一个有机整体，使之易于存取；④编制与提供多种检索手段，以便从各个角度查检文献信息。

为了适应检索文献的多种需要，人们在实践中创建了各种类型的检索工具。由于分类标准或使用角度的不同，同一种检索工具可能被划分到不同的类型中。传统的分类标准和划分情况是：按检索文献手段分为手工检索工具和机械检索工具；按收录文献范围分为综合性、专业性、专题性和单一性检索工具；按文献载体或出版方式分为书刊式、卡片式和机读式检索工具。目前检索工具的类型是按其揭示文献的程度来划分，即题录型、文摘型和全文型检索工具。因为这种划分方法反映了文献加工的程度，直接影响到检索工具的质量和检索结果。

1. **题录型检索工具**　题录（bibliography）是记录或描述以文献外部特征为主的文献条目（包括文献名称、著者姓名、来源出处等简要信息）。题录型检索工具就是以目录的形式并按一定规则编排而成。它所揭示文献内容的程度较浅。

2. **文摘型检索工具**　文摘（abstract）是在"目录"的基础上再加文献的内容摘要构成的文献条目。文摘型检索工具就是以文摘的形式并按一定规则编排而成。从构成文摘条目的内容上看，文摘既有文献的外表特征，又有内容摘要。所以文摘揭示文献内容的程度远远大于目录，提供较详细的原文信息。

文献型检索工具在名称中通常有"文摘"、"Abstracts"、"Excerpta"等字样。如《中国医学文摘》、Biological Abstracts、Excerpta Medica 等。

3. **全文型检索工具**　这是近年来新出现的一种类型检索工具，主要是指计算机检索系统中的全文数据库，如中国知网、OVID 全文期刊库等。

全文型检索工具不仅能得到文献的原文内容，而且多数全文数据库还提供全文字段检索，这有利于文献的查全。随着计算机的处理能力和存储容量不断提高和扩大，这种检索工具越来越受到人们的青睐。

## 五、信息检索的方法与途径

### （一）信息检索的常用方法

1. **常用法**　又称为工具法或直接法，是直接利用文献检索工具来查找文献的方法。在检索工具的选择上,一般应根据课题内容首先利用综合性的检索工具,然后使用专业性的检索工具,两者结合,可提高查全率和查准率。常用法根据时间的范围可分为顺查法、倒查法和抽查法,通常使用倒查法居多,因为倒查法检出的近期文献在论述现代科学成就的同时,往往还引用、论证和概述早期的文献资料,从而可窥见有关课题早期的发展情况。

**2. 引文法**　是利用已有的文献后面的参考文献,由近及远进行追溯查找的方法。此法的优点是直观、方便、不断追溯可查到某一专题的大量参考文献,这是在没有检索工具或检索工具不全的情况下扩大信息源的一种好方法。缺点是检索效率低、查全率低、漏检率高。

**3. 综合法**　又称为循环法、分段法或交替法,是常用法和引文法两种方法的综合。既利用检索工具检索,又利用文献后边的参考文献进行追溯,两种方法交替使用,直到检出信息满意为止,它可得到较高的查全率和查准率。是采用较多的方法之一。

**(二) 信息检索的途径**

信息检索主要是根据文献信息的特征标识来查找文献。不同学科、不同类型的检索工具采用不同的文献特征来标引文献,形成不同的检索语言而提供不同检索途径。最常见的文献检索途径及其检索标识有如下几种:

**1. 文献名称途径**　文献名称途径是以篇名、刊名、书名作为检索标识来查找有关文献。现在它多用于计算机数据库文献检索来代替传统书、刊目录卡片的翻阅。

**2. 著者途径**　著者途径是利用已知著者姓名(包括团体机构名称)作为检索标识进行查检文献的一种途径。它适用于了解国内外某著者或团体机构所发表的文献内容及其所研究课题的最新进展情况。使用著者途径检索文献的关键在于熟悉著者姓名在索引中的编排规则。

**3. 分类途径**　分类途径是利用检索工具所采用的特定分类体系中的分类号或分类类目作为检索标识进行查检文献的一种途径。它能较好地满足按类检索文献的要求,适用于按学科概念检索文献,但其专指性不强。使用分类途径检索文献的关键在于熟悉检索工具所采用的特定分类法。

**4. 主题途径**　主题途径是根据能反映文献主要内容的主题(主要是主题词和关键词)作为检索标识进行查检文献的一种途径。它具有较强的专指性和直接性的特点,适用于查找内容比较具体、专一的文献。但作为检索语言来说,主题词和关键词的检索结果不尽相同。因此,使用主题途径检索文献的关键在于能够选准代表所需文献主题内容的检索词。

此外,某些检索工具根据不同学科、不同类型文献的性质和特点,还具有其独特的检索途径,适用于某些特定专业领域内的文献检索。

# 六、计算机信息检索

计算机信息检索系统一般由计算机硬件、检索软件、数据库、通信线路和检索终端组成。其中数据库是计算机信息检索系统中的重要组成部分,其质量直接影响检索系统的功能。因此,对数据库的了解是掌握计算机信息检索技术的基础。

数据库(database)是指"至少由一种文档组成,并能满足某一特定目的或某一特定数据处理系统需要的一种数据集合"。简而言之,数据库就是在计算机存储设备上按一定方式存储的相互关联的数据集合,是用来存储和查找文献信息的电子化检索工具。

**1. 信息数据库的类型**　数据库的内容和形式非常丰富,几乎包罗万象。用户必须了解数据库的类型,以便根据不同的检索要求选择合适的数据库。对于数据库类型的划分,国内外划分方法各异,现根据数据库所含的信息内容划分为如下几种:

(1) 文献型数据库(document database):文献型数据库的存储信息内容为各种文献资料。早期的文献型数据库主要存储二次文献（如文摘、题录等），故又称为书目型数据库（bibliographic database），如 CBMDisc 和 MEDLINE 等数据库。这些数据库提供一些简单而基本的信息以及原始文献的线索，指引用户根据文献线索去获取原始文献。近年来，文献型数据库又出现了一种能存储文献全文或节选其中主要部分的数据库，即全文型数据库（full text database）。如中国期刊全文数据库和 OVID 全文期刊库等。全文数据库有的有对应的印刷型文本，有的则是纯电子出版物。

（2）事实型数据库（fact database）：事实型数据库中存储的内容一般是用来描述人物、机构、事物等非文献信息源的情况、过程、现象、特性等方面的事实性信息。如医学术语、疾病的诊断方法、药物的用法和不良反应、化合物的结构与化学反应等。例如：美国 MEDLARS 中的 PDQ（Physician Data Query，医生咨询数据库），为医生提供有关癌症的预防、相关病因、诊断标准、治疗方案以及最近研究进展等信息；PDR（Physicians' Desk Reference，是反映药物处方信息的数据库）。电子版参考工具也属于事实型数据库。

（3）数值型数据库（numeric database）：数值型数据库主要提供一些能够直接使用的数值类信息，包括统计数据、实验数据、人体生理生化的各种数值、疾病发生和死亡数据、化学物质和药物的各种理化参考数等。例如：美国国家生物技术信息中心（NCBI）的 GenBANK、美国疾病控制与预防中心（CDC）的 Data and Statistics、世界卫生组织的 WHOSIS（世界卫生组织统计信息系统）等。

（4）多媒体数据库（multimedia database）：多媒体数据库是文本、图像、视频、音频、动画等多媒体信息的结合体。

**2. 信息数据库的结构**　数据库的结构主要由文档、记录、字段三个层次构成。

（1）文档（file）：文档的概念有两种含义，其一是指大型检索系统中的子数据库，它是根据数据库所属的学科范围和时间年限而定。其二是指构成数据库内容的基本形式。后者按其结构编排和功能的不同，可分为顺排文档（sequential file）和倒排文档（inverted file）。每个数据库都存有一个顺排文档和若干个倒排文档。

在书目型数据库中，顺排文档是若干个记录构成的信息集合。它以文献记录作为信息存储单元，按记录入藏的顺序号从小到大排列，相当于印刷型检索工具的正文部分。顺排文档是数据库的主体，亦称主文档，检索结果的信息都来自顺排文档。倒排文档是将顺排文档中所有记录的各种文献特征标识作为信息存储单元，按其字顺排列，并在每一个特征标识后注明相应的文献记录顺序号。不同的文献特征标识的组合就构成了不同类型的倒排文档，如著者倒排文档、主题词倒排文档等，它们相当于印刷型检索工具的辅助索引部分，亦称辅助文档。检索时，计算机将输入的检索提问词先在指定的倒排文档中找到相匹配的标识词，然后根据该标识词后的记录顺序号到顺排文档中调出相关的记录。可见，倒排文档的作用是供计算机直接检索使用。

（2）记录（record）：记录是构成数据库的一个完整的信息单元，由若干个字段构成。每条记录都描述了与原始文献信息有关的各种特征，这些特征（字段）为判定检索结果是否符合检索需要提供了依据。书目型数据库中的一条记录代表一篇完整的文献；其他类型数据库中的记录则是某种信息单元，如一组理化指数、一种治疗方案等。

（3）字段（field）：字段是构成记录的基本信息单元（数据项），是对原始信息的具体属性进行描述的结果。书目型数据库中的字段是描述文献内外特征的各项标识内容，如标题、著者、文摘、主题词、语种等等。每个字段都有各自的字段标识符（field tag），以供识别其所表达的文献特征，如标题字段的标识符为 TI、著者字段的标识符为 AU 等。另外在有些数据库中，某些字段是复合字段，如来源字段（LA）有期刊名、年、卷、期、页码等。

# 七、计算机检索技术

计算机检索技术通常是指把检索词用检索系统规定或允许使用的符号（运算符）连接起来构成的检索

提问式,并在数据库的特征标识系统中进行的匹配检索技术。检索系统中常用的检索技术有以下几种:

**1. 布尔逻辑组配检索** 布尔逻辑组配检索是在计算机检索系统中应用最为广泛的检索技术。它用来表达检索词之间或检索式之间的逻辑运算关系。布尔逻辑组配检索主要有"逻辑与"、"逻辑或"和"逻辑非"3种,其符号分别为"and"、"or"和"not"(有的数据库则分别用"*"、"+"和"−"或"and not"来表示)。它们的逻辑运算关系如图1-5所示(A和B分别代表两个检索词,阴影部分表示命中文献)。

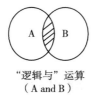 

"逻辑与"运算　　　　　　"逻辑或"运算　　　　　　"逻辑非"运算
（A and B）　　　　　　　（A or B）　　　　　　　（A not B）

**图 1-5　布尔逻辑运算示意图**

(1) 逻辑"与"(AND):它是具有概念交叉关系或限定关系的一种组配。它要求检索出的文献记录应同时含有检索词A和检索词B。"逻辑与"的作用是缩小检索范围,提高查准率。如:查找"胰岛素治疗糖尿病"的检索式为:胰岛素 AND 糖尿病。

(2) 逻辑"或"(OR):它是具有概念并列关系的一种组配。它要求检索出的文献记录中含有检索词A,或者检索词B,或者同时含有两者均为命中文献。"逻辑或"的作用是扩大检索范围,提高查全率。如:查找"肿瘤",英文检索为:cancer or tumor or carcinoma or neoplasm。

(3) 逻辑"非"(NOT):它是具有概念排除关系的一种组配。它要求检索出的文献记录是在检索词A的记录中去掉含有检索词B的记录,即排除了不希望出现的文献记录。"逻辑非"的作用是缩小检索范围,提高查准率。但使用"逻辑非"检索时要慎重,因为它会把那些同时含有检索词A和检索词B的记录也排除在外,容易造成漏检。

在一个复合检索提问式中,可以用( )来改变运算次序。各种布尔逻辑运算符是按照( )>not>and>or的次序运算。因此,要正确处理各种逻辑运算符的次序关系,否则检索结果是迥然不同的。

**2. 截词检索** 截词(truncation)检索是利用截词符附加在所截取检索词的局部进行文献检索的一种技术。它具有将同一词干的词全部查出的功能。按截断的位置来分,截词可有后截断、前截断、中截断三种类型。不同的系统所用的截词符也不同,常用的有? 、* 等。

前截断如:? computer 可以检索出 minicomputer,microcomputers 等。后截断如:comput ? 可以检索出 computer,computers,computing 等。中截断如 colo ? r,可检索出 color,colour 等。截词检索也是一种常用的检索技术,是防止漏检的有效工具,尤其在西文检索中,更是广泛应用。截断技术可以作为扩大检索范围的手段,具有方便用户、增强检索效果的特点,但一定要合理使用,否则会造成误检。

**3. 限定检索** 是通过限制检索范围,达到优化检索结果的方法。限制检索的方式有多种,最常用的是限定字段检索,即限制检索词出现在数据库记录中的特定字段。如查找作者 wang wei 写的文章,可以输入检索式:au=wang wei。限定字段检索是缩小检索范围、提高查准率的一种重要方式。

**4. 位置算符** 利用逻辑运算符只是对一个记录中的某些检索词进行逻辑组配,而未限定检索词之间的位置关系。然而,某些检索课题要求几个检索词应紧紧相邻,或者同时出现在一个字段或句子中。这样,若不限制检索词之间的位置关系,就可能会产生歧义而影响查准率。对此,用户就要用机检系统中提供的能表示检索词之间位置关系的位置算符来解决这些问题。

所谓的位置算符是要求所组配的检索词应在同一记录中的同一字段内或同一句子内,并规定词间的相互位置而使用的检索符号。不同的检索系统中使用的位置算符不尽相同。例如:检索式为 A with B,则表示检索词A和检索词B必须同时出现在同一记录中的同一字段内;检索式为 A near B,则表示检索词A和检索词 B 必须同时出现在同一记录中的同一句子内。可见,位置算符的作用是"逻辑与"的延伸,更加明确检索词之间的逻辑关系,在一定程度上弥补"逻辑与"造成误检的不足,提高检索结果的准确性和控制检出文献的数量。

**5. 词组检索** 就是将一个词组(通常用双引号 ""/ "" 括起)当作一个独立运算单元,进行严格匹配,以提高检索的精度和准确度,它也是一般数据库检索中常用的方法。几乎所有的搜索引擎都支持词组检索,并且都采用双引号来代表词组,如"信息教育"。

## 八、信息检索效果的影响因素

评价检索效果的最重要的两个标准是查全率和查准率。查全率是指检出的相关文献量与检索系统中相关文献总量的比率,是衡量信息检索系统检出相关文献能力的尺度。查准率是指在利用某个数据库检索时,检出的相关文献量与检出文献总量的比率,是衡量信息检索系统检出文献准确度的尺度。

当检索出的文献数量过少或命中文献不多,不能满足课题需要时,应扩大检索范围,提高查全率。扩大检索结果的主要方法有:①使用上位词或分类号进行扩展检索;②增加同义词或近义词,或用 OR 组配;③减少 AND 或 NOT 的组配;④采用截词检索技术;⑤减少或取消某些限制过严的限定检索。

当检索出的文献数量过多或查准率太低时,应缩小检索范围,提高查准率。缩小检索结果的主要方法有:①选择专指性较强的主题词或进行"二次检索";②增加 AND 连接,进一步限定主题概念;③用 NOT 排除与检索提问不相关的文献输出;④增加副主题词;⑤使用限定检索或同字段、同句检索;⑥采用词组精确检索。

(董欲超)

**学习小结**

本章首先介绍了国内外对医学生应具备的信息素质的界定,然后讲述了文献及其相关概念,文献的类型、作用及特点,文献检索语言,文献检索的途径、方法、步骤以及计算机检索的技术。

**复习参考题**

1. 作为一名当代医生,应该具备哪些信息素质?

2. 根据不同的划分标准可将文献划分为哪些类型?

3. 描述文献内容特征的检索语言有哪些?

4. 计算机检索技术有哪些?

5. 简述文献信息检索的基本步骤?

6. 如何调整检索策略?

# 第二章  图书馆文献的利用

2

## 学习目标

**掌握**　馆藏图书和期刊组织与排架以及馆藏目录的查询；参考工具书的检索方法。

**熟悉**　图书馆提供的读者服务。

**了解**　高校图书馆的部门组成；常用参考工具书的基本概念和特点及数字图书馆的概念与服务内容。

高校图书馆是学校的文献信息中心,是为教学和科研服务的学术性机构,根据各高校的专业设置、培养目标、教学计划、读者构成和科研项目,发挥教育职能和传递信息职能。

# 第一节  图书馆的服务

## 一、图书馆部门组成

高校图书馆实行校(院)长领导下的馆长负责制,并从实际出发,以方便读者和有利于科学管理为原则,确定图书馆部门的设置,明确各机构的相应职责。下面介绍高校图书馆的主要业务部门:

1. **采访部**  主要任务是根据学校的发展目标、教学和科研的需要、经费预算情况,制订文献信息资源建设方案,具体进行文献的选择、采购、征集、交换和验收等工作,逐步建立具有本校特色的馆藏体系。

2. **编目部**  主要任务是对采集的文献信息资源,按照一定的规范和标准,及时进行分类、编目等文献整序工作;组织本馆各种目录,建立馆藏目录体系,为读者提供多种检索途径;负责新书报道。它是文献组织和传递工作的基础。

3. **流通部**  负责读者借阅证的办理,提供文献外借、馆际互借、预约登记、文献催还、文献宣传、书库管理、读者借阅记录维护等服务,并根据图书馆规章制度对读者发生的文献过期、污损、丢失等行为进行处理。

4. **期刊部**  负责期刊的采购、编目、流通和阅览等工作。

5. **参考咨询部**  负责解答读者咨询,提供文献信息定题检索、科技查新、信息编译和分析研究等文献信息服务,开展读者教育与培训工作,培养读者信息素养。另外,该部门还提供非印刷型文献的使用,网络信息资源的指引、开发和利用。

6. **技术部**  负责现代化技术在图书馆的应用,维护图书馆自动化管理系统、数据库系统的正常运行,提供网络服务的技术保障,进行数字图书馆系统的开发和研究。

不同性质、不同规模的高等学校图书馆,它们的组织机构会有所不同,业务范围和名称也会有所不同。

## 二、图书馆提供的读者服务

1. **外借服务**  它是图书馆最基本、最主要的读者服务方式。文献外借服务是指图书馆允许读者通过办理借书手续后,将图书携出馆外,在规定的时间内享受自由使用权并承担文献保管义务的一种服务方式。外借服务包括个人外借、集体外借、预约借书、馆际互借等方式。但外借服务受文献范围、品种、外借期限等因素的限制,尚不能完全满足读者的阅读需要。

2. **阅览服务**  阅览服务是图书馆利用一定的空间、设施,组织相应的藏书,提供读者在馆内利用文献的一种方式。阅览室是图书馆为读者提供阅览服务的主要场所。一方面,阅览室有宽敞明亮的空间、整洁安静的环境和与阅读活动配套的各种辅助设备,并能得到工作人员的阅读辅导;另一方面,阅览室的文献种类齐全、品种丰富新颖,而且拥有一部分不适宜外借阅读的文献资料,能同时满足读者各方面的文献需要。阅览室根据读者对象、文献类型、文献学科性质、服务方式等可以划分为多种不同功能的服务单元,实现不同读者的阅读需要。

3. **阅读辅导**  阅读辅导服务的目的是向读者揭示馆藏,让他们更好地利用馆藏,提高文献利用率,降低拒借率,是图书馆开发利用馆藏文献,教育、影响、指引读者的有效方法。它包括文献宣传和阅读辅导两方面的内容。文献宣传是及时向读者推荐优秀文献,常用的方式有新书通报、专题书展、报告会、书评活动、真人图书馆等。阅读辅导包括阅读内容的推广和阅读方法的指导。前者是指导读者正确理解文献内容，评价和鉴别文献价值，帮助读者从文献中汲取有益的营养;后者是向读者传授学习方法，引导读者有目的地阅读，克服阅读活动的盲目性。

**4. 参考咨询**　参考咨询服务是咨询馆员借助工具书、数据库以及长期积累的经验，解答读者在利用图书馆和文献检索等方面的疑难问题。读者咨询的类型可分为:简单咨询、数据事实咨询、专题性咨询、方法性咨询。简单咨询是在利用图书馆过程中遇到的简单问题，如服务项目、办证手续、开馆时间、馆藏位置等。数据事实咨询涉及特定的科学数据、词汇、分类号、事件、人物与机构、网址等，通常借助参考工具书和搜索引擎来解答。专题性咨询通过文献检索，回答特定研究课题的背景资料、研究现状、研究成果及文献被引用情况等，其服务的形式有文献代检代查和定题服务(向用户定期提供特定研究课题的最新文献检索结果)。方法性咨询解决读者在文献检索过程中遇到的困难。如数据库的选择，检索式的编制，数据库的使用及在机检过程中存在的问题。

参考咨询服务的方式有咨询台现场咨询、电话咨询、E-mail 咨询、网上实时咨询(QQ 在线咨询、微信咨询等)、图书馆网页上的图书馆介绍和常见问题解答(frequently asked questions, FAQ)等。

**5. 医学科技查新**　指通过文献检索，运用综合分析、对比的方法为科研项目立题和成果鉴定等科研活动的新颖性提供信息依据。出具的查新报告与专家鉴定相结合，旨在防止科研项目的低水平重复，避免人力财力的浪费。

进行科技查新必须到授权的查新单位办理手续。以黑龙江省为例，医学查新申请者到黑龙江省医学文献信息中心(哈尔滨医科大学图书馆)填写"查新委托书"。立项查新，须提交科研项目申请书及相应资料;成果查新，须提交成果申请书、论文及有关技术资料。从申请查新到获得查新报告大约需要 5~10 个工作日。

**6. 读者教育与培训**　读者教育与培训是培养读者信息素养很重要的环节。图书馆通过开展新生入馆教育、开设文献检索与利用课程、举办不同层次培训班或讲座以及其他多种手段，宣传图书馆资源和服务，帮助读者了解文献信息知识、图书馆馆藏组织和服务内容，掌握文献检索的方法，增强读者的信息意识和获取、利用文献信息的能力。

**7. 文献传递服务**　文献传递服务是图书馆利用本馆和外馆文献资源帮助读者获取原始文献的服务。在电子文献普及之前，图书馆的原文服务归于"馆际互借"，即一个图书馆替读者向另一个图书馆申请借阅或复印本馆缺藏的文献，以此来弥补本馆馆藏不足的缺陷。随着信息时代的到来，原文获取的途径变得多样化。除传统的文献复印后邮寄或快递，还有文献复印后传真、全文数据库中检出全文或扫描印刷型文献用电子邮件发送，或用在线 QQ、微信直接传送。

申请原文传递时提供的信息要完整，填写申请表内容应当包括文章的标题、著者、文献来源(期刊名、出版年、卷期、起止页码)，申请人单位、通讯地址、电话、E-mail、QQ、微信号等。文献传递服务是有偿服务，可以在收到图书馆提供的原文后付费，也可以预先付费。

**8. 数据库检索**　大学校园网内读者可以到图书馆的电子阅览室进行文献数据库检索，教师可在自己的办公室计算机上进行检索。高校图书馆数据库检索大多不向本校读者收费，但检索打印例外。读者在数据库检索过程中遇到困难和障碍，可以阅读图书馆网页上的数据库使用说明，亦可求助于图书馆的参考咨询服务，或者参加图书馆的读者培训。自己检索确有困难，可求助于图书馆的文献代检代查服务。

**9. 电子阅览**　指利用图书馆的电子阅览室内的电子资源进行学习、检索、娱乐。读者进入电子阅览室需出示证件，或输入上机密码，上机结束按实际上网时间结算上机费用。上网的读者应当遵守国际惯例，规范自己的行为，讲究网络礼仪。

**10. 网络导航服务**　目前互联网是世界上最大、信息种类繁多、覆盖面广的信息资源库。同时，网络信息质量呈现良莠不齐、杂乱无章的状态。搜索引擎在网络信息搜索中虽然发挥了重要的作用，但检索结果冗杂,查准率不高。高校图书馆为适应信息资源的发展需求,利用自身信息组织方面的优势,以网络资源和信息技术为依托,开展网络导航服务。

大多数高校图书馆的主页都提供了网络资源信息导航服务,主要有搜索引擎性质的导航、图书馆资源导航、网上学科资源导航。

**11. 文献复印装订** 文献复印是图书馆文献流通的延长和补充。由于图书馆的期刊普遍不外借,期刊论文的复印成为期刊利用的重要环节。以往的图书馆都由工作人员操作复印机,现在不少图书馆开始添置磁卡复印机,读者持卡自己复印操作,节省了图书馆复印操作和经费结算的人力,减少了读者等候复印的时间。

近年来,我国高校硕士生、博士生毕业论文总量逐年增加,且装订规格要求规范,不少图书馆开展了论文装订服务。

图书馆各种服务方式有其相对独立的功能、效果和适用范围,而作为整个方法体系的组成部分又是相互联系、渗透、补充和结合的。传统的单一外借、阅览已转变为主动提供文献信息的咨询、检索、信息服务,以整体文献为单位的一次文献服务发展成以单篇文章、主题内容、知识单元为单位的多层次文献信息服务。


# 第二节　图书馆馆藏的利用

图书馆馆藏的文献资源主要有印刷型文献和电子文献两大类,其中印刷型文献资源包括图书、期刊和特种文献,电子文献资源包括光盘数据库和网络数据库。图书馆的文献资源按语种可分为中文和外文两种,外文文献通常以英文为主,另外还有少量日文、德文和俄文文献。

## 一、馆藏书刊排架

急剧增长的网络信息资源在相当长的一段时间内不会取代传统的印刷型文献。在大学图书馆中,图书与期刊仍然是文献利用的两大主体。在图书馆阅览室和书库的书架上,图书按图书馆分类法排架,期刊按期刊名称排架。

### (一) 图书馆分类法

图书馆分类法是以科学分类为基础,结合图书资料的内容和特点,分门别类组成的分类体系。图书馆分类法用数字或数字字母组合的分类号表示图书的属性,以便把内容、类型相同的图书集中存放在一起,把内容相近的图书排于相邻位置,为建立科学合理的藏书体系提供依据,方便读者按类索书。分类法还为数据库中的分类检索提供标引依据。

国际上比较著名的图书馆分类法有《杜威十进分类法》(Dewey Decimal Classification, DDC)、《国际十进分类法》(Universal Decimal Classification, UDC)、《美国国会图书馆分类法》(Library of Congress Classification, LCC)等。国内大学图书馆和公共图书馆使用最普遍的是《中国图书馆图书分类法》,简称《中图法》。

《中国图书馆图书分类法》于 1990 年出第 3 版,1999 年出第 4 版(改名为《中国图书馆分类法》),2010年出版第 5 版。按从总到分,从一般到具体的原则,《中国图书馆分类法》包括 5 个基本部类,22 个基本大类(详见第一章第三节)。

类目按概念之间的逻辑隶属关系,逐级展开,划分出更专指、更具体的类目。例如"R446.14 脑脊液检验",它的上级类目自上至下依次是:

| | |
|---|---|
| R | 医药、卫生 |
| R4 | 临床医学 |
| R44 | 诊断学 |
| R446 | 实验室诊断 |
| R446.1 | 生物化学检验、临床检验 |
| R446.11 | 血液学检验 |
| R446.12 | 尿液检验 |
| R446.13 | 粪便检验 |
| R446.14 | 脑脊液检验 |

为了易于辨认,《中图法》分类号三位数字后加"."。

同一类图书,有时为了进一步细分而不增加分类表的篇幅,《中图法》采用复分处理。复分是将带有连字符的复分号加于基本分类号之后,形成新的更专指的分类号。例如,一本《中国卫生年鉴》的分类号应该是"R1—54",其中"R1"表示"预防医学、卫生学","—54",是复分号,表示"年鉴、年刊"。大学图书馆中常用的总论复分号有:—4 教育与普及,—41 教学计划、教学大纲、课程,—42 教学法、教学参考书,—43 教材、课本,—44 习题、试题及题解,—45 教学实验、实习、实践,—54 年鉴、年刊,—61 名词术语、词典、百科全书(类书),—62 手册、名录、指南、一览表、年表,—63 产品目录、产品样本、产品说明书,—64 表解、图谱等。凡含有复分号的图书排在分类号"0"之前,以下几个分类号先后排序是:R73(肿瘤学),R73—43(肿瘤学教材),R730.4(肿瘤诊断学)。

**(二)图书排架**

图书馆的图书按图书的索书号(call number)排架。索书号由分类号、书次号和辅助区分号组成。分类号使内容相同的图书集中在一起,后两者分别是在前者相同时标引的区分号,目的是使每一种不同的图书有一个唯一的索书号。例如:

医学文献信息检索 / 方平主编 索书号 G252.7/FP

医学文献信息检索 第 2 版 / 罗爱静主编 索书号 G252.7/LAJ=2

医学文献信息检索 第 3 版 / 罗爱静 于双成主编 索书号 G252.7/LAJ=3

书次号的选取在我国图书馆界尚无统一、公认的标准,有的图书馆取图书的出版年月,有的按照图书编目先后的"种次号"来确定,有的取自图书的财产登记号的全部或部分,也有的直接取自著者姓名汉语拼音首字母。例如上例著者"方平"为FP。

辅助区分号用于区分同一种图书的不同文种的译本、同一种图书的不同分册、不同版本等。辅助区分号比较简单,其形式为(1),(2),(3)……或 =1,=2,=3……。例如"医学信息检索与利用 第 2 版 / 陈界主编 索书号 G252.7/CJ=2"。

索书号标于每本书的书脊位置。图书的排架先按分类号的字母数字排;分类号相同,按书次号排;分类号、书次号相同,再按辅助区分号排。

**(三)期刊排架**

图书馆的期刊分为"现刊"和"过刊",现刊是当年到馆的期刊,以单期形式存放在期刊阅览室,以往的期刊即过刊以合订本形式存放在期刊库中。

无论是现刊还是过刊,都是先按期刊的语种排架。同语种期刊一般按刊名字顺排架。中文期刊按刊名汉语拼音字母顺序排列;英文期刊按刊名的字母顺序排,刊名中的介词、冠词不参加排序。在过刊库中,同种期刊再按期刊的卷、期排架。

## 二、馆藏目录的查询

图书馆馆藏目录是查询图书馆文献收藏情况的检索工具。20世纪90年代，随着互联网应用的普及，图书馆的"联机公共检索目录"（Online Public Access Catalogue，OPAC）逐步取代了卡片式目录，基于Web的联机公共查询目录使读者可以通过互联网查询图书馆馆藏信息。了解图书馆所收藏的图书、期刊目录以及所收藏的地点、当前使用状态等。充分体现以用户为中心，使用简单、方便，延伸了图书馆的信息服务。

1. OPAC功能

（1）查询馆藏信息：通过系统提供的检索途径查找图书馆图书和期刊的目录及馆藏信息，包括馆藏的流通状态（如某本书在馆、借出或被预约等状态）、已借出图书的应还日期、馆藏复本数、馆藏处理的状态信息（如订购中、在编处理中等）、期刊馆藏信息（如某期刊的订购情况、最近到馆及装订成册情况）等。

（2）查询读者辅助信息：注册读者可以查看自己借阅、续借、预约图书的记录信息，向图书馆推荐采购图书的记录等。

（3）流通功能：包括网上续借、预约和取消预约等。

（4）个性化信息服务：包括超期图书提醒、预约提醒、委托提醒等，使用RSS（really simple syndication，是在线共享内容的一种简易方式，也叫聚合内容）定制或定期通过邮件或通过手机短信的形式将信息发布给已注册的读者。

（5）其他功能：有的OPAC系统还提供图书流通、书评、评价情况的统计查询，方便读者了解阅读热点，读者也可以参与对图书进行评论。

2. OPAC检索方法　不同的OPAC系统提供的检索功能不完全相同，一般提供简单检索、多字段组合检索、高级检索、分类检索等功能。简单检索可以选择不同检索字段对单个字段进行检索，如对责任者字段检索，可以输入责任者姓名进行检索。多字段组合检索提供多个字段，如书名、责任者、主题词、ISBN/ISSN出版时间等的组合查询，字段之间是逻辑"与"的组配关系，一般用于精确查找某一书刊。高级检索支持布尔逻辑组配，提供任一字段、词汇的组合查询，可以进行逻辑"与、或、非"等组配方式筛选结果，使目录查询更精确、灵活。有的OPAC系统还提供了分类浏览的功能，按照分类号逐级浏览，查找所属类目的馆藏资源，方便读者集中查找某一学科或者专题的文献。例如点击"R　医药、卫生"的子类目"R2　中国医学"就可以查看到图书馆收藏的所有中医方面的图书。

## 三、信息资源共享

信息资源共享是文献信息机构按照互利互惠、互补余缺的原则，在一定范围内进行信息资源建设的协调与分享，主要通过信息资源协调采购、编制联合目录、集团采购数据库、馆际互借、文献传递等形式实现。读者通过信息资源共享可以获取和利用更广泛的信息资源。目前我国比较著名的文献信息共享服务体系有中国高等教育文献保障系统（CALIS）、国家科技图书文献中心（NSTL）等。

### （一）中国高等教育文献保障系统

中国高等教育文献保障系统（China Academic Library & Information System，CALIS），是经国务院批准的我国高等教育"211工程"，"九五"、"十五"总体规划中三个公共服务体系之一。CALIS的宗旨是把国家的投资、现代图书馆的理念、先进的技术手段、高校丰富的文献资源和人力资源整合起来，建设以中国高等教育数字图书馆为核心的教育文献联合保障体系，实现信息资源共建、共知、共享，以发挥最大的社会效益和经济效益，为中国的高等教育服务。CALIS管理中心设在北京大学，下设文理、工程、农学、医学四个全国文献信息服务中心，华东北、华东南、华中、华南、西北、西南和东北七个地区文献信息服务中心和一个东北地区国防文献信息服务中心。从 1998 年开始建设以来,CALIS 管理中心引进和共建了一系列国内外文献数据库,包括大量的二次文献库和全文数据库;主持开发了联机合作编目系统、文献传递与馆际互借系统、统一建设平台、资源注册与调度系统,形成了较为完善的 CALIS 文献信息服务网络。

1. **CALIS 公共目录检索**　提供书刊联合目录数据库检索,可查阅中文、西文、日文和俄文书刊的书目信息和馆藏信息。

2. **CALIS 馆际互借与文献传递网**　CALIS 馆际互借和文献传递网是 CALIS 公共服务软件系统的重要组成部分。目前该系统已经实现了与联合目录检索系统、西文期刊篇名目次数据库(CCC)综合服务系统、CALIS 统一检索系统、CALIS 文科外刊检索系统、CALIS 资源的调度系统的集成,读者可直接通过网络提交馆际互借申请,并且可以实时查询申请处理情况。为了更好地在高校开展馆际互借与文献传递工作,更好地为读者提供文献传递服务,CALIS 管理中心建立了 "CALIS 馆际互借 / 文献传递服务网",该文献传递网由众多成员馆组成,读者以馆际互借或文献传递的方式通过所在成员馆获取 CALIS 文献传递网成员馆丰富的文献。

3. **虚拟参考咨询服务**　CALIS 建立的中国高等教育分布式联合虚拟参考咨询平台,是由多个图书馆参加的、具有实际服务能力的、可持续发展的分布式联合虚拟参考咨询服务体系,以本地化运作为主,结合分布式、合作式的运作,实现知识库、学习中心共享共建的目的。中国高等教育分布式联合虚拟参考咨询平台是沟通咨询馆员与读者的桥梁,通过此平台的建立,能实时地解答读者在使用数字图书馆中第一时间所遇到的问题。咨询馆员不受时间、地点的限制,可在网上解答读者的疑问。

此外,CALIS 还提供特色专题数据库、重点学科资源导航、引进数据库集团采购等资源与服务。

**(二)国家科技图书文献中心**

国家科技文献中心(National Science and Technology Library,NSTL,http://www.nstl.gov.cn),是一个虚拟的科技文献信息服务机构,成员单位有中国科学院文献情报中心、工程技术图书馆、中国农业科学院图书馆、中国医学科学院图书馆等。该中心根据国家科技发展需要,按照 "统一采购、规范加工、联合上网、资源共享" 的原则,采集、收藏和开发利用理、工、农、医各学科领域的科技文献资源,面向全国开展科技文献信息服务。

1. **文献服务**　文献服务是 NSTL 的一个主要服务项目。具体内容包括:文献检索、全文提供、网络版全文服务、目次浏览、目录查询等。非注册用户可以免费获得除全文提供以外的各项服务,注册用户同时可以获得全文提供服务。

2. **网络导航**　网络导航为用户提供国内外主要科技机构和科技信息机构的网站介绍及导航。广泛搜集、整理了有代表性的研究机构、大学、学会、协会以及公司的网站资源,并对这些网站进行了有组织的揭示,目的在于帮助用户从总体上把握各学科领域科技机构和科技信息机构的发展现状、资源特色和资源获取的途径。分为科技信息资源指南、科技信息分类导航和科技文献机构导航三部分。

3. **参考咨询**　NSTL 还提供参考咨询服务,回答用户在查询利用科技文献过程中遇到的问题,包括图书馆馆藏、服务、规则、文献检索与利用等。参考咨询分为实时咨询和非实时咨询。

此外,NSTL 还提供个性化定制服务、个人图书馆、预印本服务等。


# 第三节　参考工具书及其利用

参考工具书(reference books)是汇集某一范围知识资料、按特定方式编排、专供查考之用的图书。参考工具书包括词典、药典、百科全书、年鉴、手册、名录、图谱及指南等。

## 一、参考工具书的特性

参考工具书与普通图书相比,具有查考、概括、易检 3 个特性。

1. **查考性**　参考工具书的编撰目的是为了查询考证特定问题,而不是提供系统阅读,它是在大量原始资料的基础上,对知识进行分类、整理、提炼、加工、浓缩和重组而形成的一种检索工具,内容成熟、准确、可靠,可提供给用户所需的信息。与检索工具相比,参考工具书提供的资料更具体。

2. **概括性**　参考工具书收录的内容广泛,但阐述简明扼要,对各主题不作详细论述,语言概括性强,表达精练,可采用文字、图表等多种方式。

3. **易检性**　参考工具书的查考性决定了参考工具书必须易于检索。它采用了具有检索功能的序列方式,按分类方式、主题方式或其他方式排列。它还具有完备的检索系统,使人们能快速、准确地查到所需了解的知识。

## 二、参考工具书的排检方法

排检是指按一定标准进行词条的先后排序。参考工具书的排检方法有以下几种:

**(一) 字顺排检法**

字顺排检法是一种用来排检单字或复词的方法,也是中外文工具书的主要编排和检索方法。

1. **西文字顺法**　西文包括英文、法文、德文、西班牙文等。西文字顺法按照西文字母顺序编排,有逐字母排和逐词排两种排序形式。查找方法简便易学。

2. **汉语中的字顺法**　汉语中的字顺排列法比较复杂,主要有笔画法、汉语拼音字母法、部首法和号码法。

(1) 笔画法:是根据组成汉字的笔画由少到多的排检方法。笔画数相等,按起笔笔形排。笔形的排列次序是:横、竖、撇、点、折五种笔形。例如《中国医学大辞典》《中国药学大辞典》采用此法。

(2) 汉语拼音字母法:是根据汉字在普通话里的读音,用《汉语拼音方案》中的拼音字母注音,而后依照注音字母顺序排检汉字。拼音相同,按四声排。四声相同按笔画笔形排。用汉语拼音字母排检的医学工具书有《汉语医学大词典》等。

(3) 部首法:是将一群汉字在字形上具有的某个共同特征立为部首,以部首归并汉字的一种排检方法。先按汉字部首笔画数排。部首笔画数相同,按部首起笔笔形排。部首相同,按总笔画数排。部首及总笔画数相同,按笔形排。目前我国大型语文性词(字)典,例如《汉语大词典》《汉语大字典》等都采用此方法。

(4) 号码法:它是人为将一个汉字的笔形,依照特定的取号方法变换成号码,而后按号码数由小到大排列汉字,具有代表性的是四角号码法。按汉字的四个角取号,号码相同,看起笔笔形。四角号码中共有 0-9 十个数字,口诀是:横一垂二三点捺,叉四插五方框六,七角八八九是小,点下有横变零头。从汉字的左上、右上、左下、右下角依次取号。四角号码法的使用主要见于旧版本的参考工具书。

**(二) 分类排检法**

分类排检法是将收录的知识材料按其内容性质,学科属性分门别类加以归并和排列,是医学工具书中一种主要的排检方法。有按《中图法》编排,如《中国国家书目》;也有按自定的分类体系排序,如《中国医学百科全书》(单卷本);还有按专栏排检,如《中国卫生年鉴》。

**(三) 主题排检法**

将涉及同一主题的资料集中,按主题词字顺进行编排,一个主题可涉及不同的学科领域。其优点是可将不同学科的同一主题的资料集中在一起,便于专题文献的检索,并可弥补分类法的不足。按主题法编排的主要有资料型工具书、教科书、专著等书后所附的主题索引或关键词索引。如《中国医学百科全书》书后所附的关键词索引。

### （四）时序法

以内容的时间顺序编排，多用于年表、历表、大事记及历史纲要之类的工具书。例如《中国医史年表》、《中国医学通史》等。

### （五）地序法

以内容的地域顺序编排，多用于地图集和年鉴类工具书。例如《中国血吸虫病地图集》《中国分省医籍考》等按此法编排。

## 三、参考工具书的类型及其举要

### （一）词（辞）典、字典

词（辞）典、字典（dictionary）指汇集某种语言中的词（字）及短语，分别给予拼写、发音和词义解释，并按字顺组织起来以便人们随时查检特定词语信息的语言工具书。在各类参考工具书中，词典使用频率最高，查检最简单。词典可分为语言类词典和专业类词典。专业类词典中的医学词典又可进一步细分为综合性医学词典、专科性医学辞典、医学缩略语词典、综合征词典等，本节重点介绍医学词典。

**1. 综合性医学词典**　综合性医学词典选收医学各科词汇。常用的有：

（1）《英汉医学辞典》：陈维益等主编，上海科技出版社，1984 年第 1 版，1997 年第 2 版。作为综合性辞典在国内有较大影响，收医学词汇 6 万余条，普通词汇 1 万余条，对国人阅读英文医学文献非常实用。1997 年新版参考 1994 年第 28 版 *Dorland's Illustrated Medical Dictionary*，补充 7000 余词条，弥补了第 1 版缺乏医学新词的不足。特色：本书收入了诸如 as likely as not（很可能）这样的重要短语，可指导读者避免重大误解。附录：动脉名对照表、肌名对照表、神经名对照表、骨名对照表、静脉名对照表及摄氏华氏温标对照表，对学好解剖学很有帮助。

（2）《汉英医学大词典》：由汉英、汉法、汉德、汉日、汉俄医学大辞典编纂委员会编纂，人民卫生出版社，1987 年 10 月第 1 版。选收 52 门中西医药学及有关联的相关学科词条 14 万余条。内容包括中医、基础医学、临床医学、预防医学、康复医学等学科，以收名词为主，兼收形容词及相关普通词。多数词有精练的汉语和英文双解。其英语对应词不超过 3 个，并用逗号分隔。西医西药与中医中药分部编排。收入中医药名词术语 11 000 余条。排检方法：汉语词条按汉语拼音音节顺序排列，并逐字比较。非汉字符号不参与排列，可在主词根下查找。

注意事项：由于中、西医药名词分部编排，因此，纯中医药名词在西医西药部分找不到。

（3）*Dorland's Illustrated Medical Dictionary*：2011 年第 32 版。该辞典自 1900 年初版问世至今也有近百年的历史，近 20 年中每隔 6~7 年更新一版，是最具国际影响的权威工具，非英语国家编辑医学辞典时，常以它为首选蓝本。该辞典编排体例按英文字母顺序编排词条。词组需在中心词下查找，附有图表索引。

（4）《南山堂医学大辞典》：1954 年第 1 版，1990 年 2 月出第 17 版，为日文医学辞典。该辞典影响广泛，注释详尽、准确。收有大量清晰、简明的示意图。基本用法：词条按五十音图顺序排列，查外来语用正文后"外国语索引"。特色：其"外国语索引"为德、英、法、拉丁等文字混排，当遇到英文医学辞典难以查到的词时，可试用该索引，若不识日文，可根据该词在正文中的"英译词"理解词义。

**2. 专科性医学辞典**　专科性医学词典选收医学某一专科词汇。常用的有：

（1）《中药大辞典》：江苏新医学院编，上海人民出版社，1977 年 7 月第 1 版。上海科学技术出版社于 1996 年再版，16 开本（分上、下册，2754 页），另有附编。本辞典荣获"首届中国辞书类一等奖"。本辞典既是一般参考用书，也是中药专题查新检索的必备工具。本辞典集中药研究文献之大成，经综合整理，提供了较全面、系统的参考资料,全书共收中药 5767 种,文中插有大量中草药的白描图,还有多种索引:中文名称索引,药用植物、动物、矿物学名索引,化学成分中英文名称对照,化学成分索引,药理作用索引,疾病防治索引,古今度量衡对照索引。在附编中还可查到正文引用的相关参考文献的出处(注:该辞典 1996 年第 4 次印刷本,未见附编)。

(2)《诊断学大辞典》:杨志寅主编,华夏出版社,1993 年第 1 版,2004 年第 2 版。全书收词近 2 万条,主要包括体检诊断、实验诊断、X 线诊断、介入放射诊断、心电图、心音图、心电向量图、心机械图、超声、心脏电生理、肺功能、内镜、脑电图、肌电图、诱发电位、CT、磁共振成像、核医学影像诊断等方面词目。第 2 版在第 1 版词目的基础上做了较大的调整,更新了部分词目和内容,特别是增添了一些最新诊断理论和技术方面的词目。考虑到现代医学与中医学有各自的特点,中医诊断词目未再编入。

附录有:225 种常见病诊断标准、十种常用评定量表、临床常用公式及数据、临床常用反射与肌力检查、医用法定计量单位、临床检验参考值及单位换算系数、卫生部首批淘汰的临床检验项目与方法、医学常用缩略语、人类基因组计划、虚拟人、历届生理学或医学诺贝尔奖获得者及其获奖项目简介、病历书写基本规范、诊断学大事记。

3. **缩略语词典**　缩略语(acronym)是由西文词组首字母组成的词汇,例如,AIDS 是 acquired immune deficiency syndrome(获得性免疫缺陷综合征)的缩略语,SARS 是 severe acute respiratory syndrome(严重急性呼吸综合征)的缩略语。缩略语也称略语,在医学文献中使用频繁。缩略语词典通过缩略语查到其全称。医学缩略语词典有:

(1)《英汉医学略语大词典》:胡渝生、郭日典主编,天津科技翻译出版公司出版。该词典广泛收集了 1993 年 5 月份以前出现的临床、预防、基础、康复、军事、卫生等医学专业略语及相关学科略语,全书包括使用说明、正文、附录三部分。共收略语 32 000 多个,词汇 7 万余条。

特色:详尽列出同形缩略语在不同学科代表的意义。读者可通过分析判断选择,极大地避免因全称对照不充分而造成的错误取意。该词典的附录包括:①常用医学杂志缩略式。②化疗方案。③恶性肿瘤国际临床病期分类缩写。④常用于呼吸生理和病理生理学的略语。⑤符号:可从中查到诸如 + δ ∷ 符号的含义;收录了大量遗传学和统计学符号。⑥常用医药卫生计量单位。⑦元素表。⑧希腊字母表等。很有实用价值。

(2)《现代英汉医学药学卫生学略语词典》:王懿、曹金盛主编,北京科学技术出版社。该词典收录了基础医学、临床医学、康复医学、药学、卫生学以及有关边缘学科的略语和符号,共 4.2 万余条。附有常用英语医药期刊刊名缩写表。

4. **综合征词典**　综合征(syndrome)是指一组具有一定内在联系的临床症状群,有的以发现者的姓氏命名,有的取其病因、病理或主要症状为名。综合征词典供查综合征的异名、病因病理、诊断、治疗等。

《医学综合征词典》(*Dictionary of Medical Syndromes*):至 1997 年已出第 4 版,是国际公认的内容最详尽的综合征词典。它全用英文表述,无中译本。第 3 版收综合征 3080 种。

编排体例:正文词条按英文字母顺序排列。每一词条下详细列出同义词(synonyms)、症状和体征(symptoms and signs)、病因学(etiology)、病理学(pathology)、诊断(diagnostic procedures)、治疗(therapy)、预后(prognosis)、参考文献(references)等八项注释,内容详尽。正文后有索引。特色:内容广泛、翔实。附有参考文献,拓宽辞典功能。

按照语种划分,词典还可以分为单语词典、双语词典和多语词典。多语词典无释义,只提供不同语种词汇的对照,如《日英汉、英日汉药名词典》等。

**(二)药典**

药典(pharmacopoeia)是一种用途特别的医学专业词典。它不是普通的药物词典,而是国家制定的药品质量标准,具有法律效力。

1.《中华人民共和国药典》(简称《中国药典》2015年版)  国家药典委员会编,中国医药科技出版社出版。1953年首版,现行2015年版为我国新中国成立后第10版药典。本版药典分一部、二部、三部和四部。一部收载药材及饮片、植物油脂和提取物、成方制剂和单味制剂等,品种共计2598种,其中新增440种、修订517种,不收载7种。二部收载化学药品、抗生素、生化药品、放射性药品等,品种共计2603种,其中新增492种、修订415种,不收载28种。三部收载生物制品137种,其中新增13种、修订105种,不收载6种。四部收载通则总计317个,其中制剂通则38个、检验方法240个、指导原则30个、标准物质和试液试药相关通则9个;药用辅料270种,其中新增137种、修订97种,不收载2种。

本药典与历版药典比较,收载品种有明显增加。共收载品种5608种,其中新增1082种。

2.《美国药典》(*The United States Pharmacopoeia*,简称USP)  由美国政府所属的美国药典委员会(The United States Pharmacopeial Convention)编辑出版。该药典初版于1820年,在国际上具有一定权威性,被世界上许多国家作为药品质量的标准。自1980年7月1日公布施行的USP第20版开始,该药典与美国《国家药方集》(*The National Formulary*,NF)合卷出版。USP收载药品制剂,NF收载制剂的辅助成分如稀释剂、赋形剂、乳化剂、着色剂和表面活性剂等。自1950年起,该药典每5年修订一次,到2015年已出至第27版。

3.《国际药典》(*The International Pharmacopoeia*. 3rd ed.Geneva:world Health Organization,1988,简称IP)  初版于1951年,很大部分是以《美国药典》为基础,是世界卫生组织为独自编订药典有困难的国家而制订的。

4.《英国药典》(*British Pharmacopoeia*,简称BP)  初版于1864年,1999年第17版后分为两卷本,第一卷内容为药剂与药物专论,记载药物的名称、分子式、分子量、结构式、化学名称、CAS登录号、物理常数试验分析方法及规格标准等,条目按英文字顺编排。第二卷除继续第一卷的条目外,还有配方、血液制品、免疫制品、放射性制剂、外科材料等,书后附索引。

英国The Stationery Office出版社于2001年5月出版发行的《英国药典2001》(*British Pharmacopoeia 2001*),为英国官方医学标准集。

《英国药典200l》是英国药品委员会的正式出版物,是英国制药标准的重要出处。该药典囊括了几千篇颇有价值医学专题论文,其中有几百篇是医学新论。它不仅为读者提供了药用和成药配方标准以及公式配药标准,而且也向读者展示了所有明确分类并可参照的欧洲药典专著。对于制药厂和化学工业、政府管理者、医学研究院及学习制药的学生都是一部必不可少的工具书。

5.《马丁代尔大药典》(*Martindale:The Extra Pharmacopoeia*,简称EP)  初版于1883年,是一部权威的世界药物大全,全书按药物的作用机制、治疗范围及化合物类别将5000余种药物分为69大类,收录偏重英国药。通过《马丁代尔大药典》可查药物的化学名称、理化性质、药物的稳定性和配合禁忌、剂型,用法与剂量、保存条件、温度、毒性、副作用及预防、中毒处理及预防、吸收等内容及相关文献。

6.《欧洲药典》(*European Pharmacopoeia*)  该药典是欧洲共同体根据发展药品进出口贸易的需要而制订的,法定版为法文版。

(三)百科全书

百科全书(encyclopedia)是汇集百科,分类叙述,附有参考书目,按词典形式编排的工具书。按收录的知识范围划分,可分为综合性百科全书和专业性百科全书。

1.《中国大百科全书》  中国大百科全书出版社,1980—1993年。是我国第一部综合性百科全书,共74卷,词条7万多条。按各学科体系、层次以及条目形式编写,每卷按条目汉语拼音字母顺序排列,且在正文前列有该学科全部条目的分类目录,正文之后附有汉字笔画索引、外文索引、内容索引和外国人名译名对照表。

2.《中国医学百科全书》  上海科学技术出版社,是我国第一部大型医学百科全书。单卷本全书76个分册,89个分卷。书后附有中文索引及各学科英汉和汉英对照词汇。《中国医学百科全书》综合本(1991—1995年)分有中医学(上、中、下)、临床医学(上、中、下)、军事医学、基础医学、预防医学共5种综合本。

3.《不列颠百科全书》(The Encyclopaedia Britannica,1~30卷) 是当今颇有权威的学术性、知识性工具书，也是世界上第一部用英文出版的百科全书。内容广泛、资料齐全，并配有大量的插图、照片和表格。该书有关生命科学的内容，阐述比较全面，并有一定深度。

4.《美国百科全书》(The Encyclopedia Americana,1~30卷) 1~29卷为正文，第30卷为索引卷。书中对自然科学及先进技术诸领域的报道，占有相当篇幅。内容按标题关键词顺序编排，查阅方便。在每篇文章开头，均有简要提纲，以帮助读者了解该问题的基本内容，文末附有详细的参考文献，为进一步查阅提供了线索。

5.《麦格劳 - 希尔科学技术百科全书》(McGraw-Hill Encyclopedia of Science and Technology) 是美国麦格劳 - 希尔图书公司出版的一套多学科的科技工具书。它汇集和反映了近代世界基础科学和技术科学的主要成就。全书共 15 卷，按英文字母顺序排列。内容包括基础科学和技术科学各学科 100 多个专业有关论题的定义、基本概念、基本原理、发展动向、新近成果和实际应用等。中译本《科学技术百科全书》共 30 卷，其中13~21 卷为生物学、医学及有关学科专业的内容。

6.《医科学大事典》(Encyclopedia of Medical Sciences,**武见郎主编,讲谈社,**1983) 该书是一部集日本医学大成的大型日文版医学百科全书。

7.《神经科学百科全书》(Encyclopedia of Neuroscience,1987) 现有中译本。百科全书收录内容全面，体系完整，编写者大多为权威学者。但出版周期长，知识陈旧，是百科全书的不足之处。

### (四) 年鉴

年鉴(yearbook)又称年报、年刊，是一种每年一期的连续出版的工具书。它以当年政府公报和文件，以及国家重要报刊的报道和统计资料为依据，及时汇集了一年内的社会科学和自然科学等领域的重大事件、重要时事文献、科学技术的新进展和统计数据，有些还附有大量图表和插图等。目前我国每年出版的医学年鉴至少有 20 多种，由各年鉴编辑委员会编辑，主要由人民卫生出版社出版。

1.《中国卫生年鉴》(1983 年—) 是综合反映我国医药卫生工作各方面情况、进展与成就的史料性工具书。编排体例：分为重要会议报告、政策法规、工作进展、军队及各行政区域卫生工作、学术团体、人事与干部、大事记、卫生统计工作以及附录等部分。情况统计、医疗服务统计、人口自然变动及死亡原因统计、传染病发病、死亡及计划免疫统计、医学教育、卫生经费等统计数值和数据。该年鉴前有分类目录、后有音序索引供检索，方便实用。

2.《中国药学年鉴》(1985 年—) 主要反映我国药学研究、药学教育、药物生产与流通、医院药学、药政管理、药学书刊、药学人物、学会学术活动等方面的信息资料和知识。是一部科学性、权威性、史料性与进展性相结合的药学工具书。

3.《中国内科年鉴》(1984 年—) 全面综合我国在寄生虫病、传染病、呼吸系统疾病、心血管系统疾病、消化系统疾病、肾脏病、精神疾病、造血系统疾病、内分泌和代谢疾病、中毒和物理因素所致疾病、神经系统疾病、结缔组织病等内科各专业的基础与临床研究进展，同时也收录有关新技术、新经验及罕见病例。

4.《中国外科年鉴》(1984 年—) 主要反映我国外科各专业的成就和进展，同时亦收录有关新理论、新技术、新经验及罕见病例。

5.《中国医学科学年鉴》(1986 年—) 收载我国基础医学、预防医学、临床医学、中医、中西医结合等方面的进展，以及医学科研机构、医学专业学术组织、学术活动等内容。

6.《中国口腔医学年鉴》(1986 年—) 每两年出版一卷，涉及口腔医学基础、口腔预防保健、口腔治疗学、口腔颌面科学等学科范围。

7. **其他年鉴** 如《中国百科年鉴》《世界知识年鉴》《联合国统计年鉴》《中国农业年鉴》《中国统计年鉴》《中国教育年鉴》等。

年鉴具有新颖及时的优点，但失效也快，出版后 2~3 年，利用率明显下降。年鉴书名上标明的为出版年，所反映的是前一年的情况。年鉴着重反映进展、事件、事实、数据等，不做更多的叙述与解释。

### （五）手册

顾名思义，手册（handbook）是手边供随时查阅的工具书。它是汇集有关事实、数据、公式等资料，提供某一范围内的基本知识和基本数据，以便于人们查考使用的事实便览型工具书。手册一般具有主题明确、内容集中、资料成熟、叙述简练的特点，而且便于携带，查阅方便。

1.《临床药物手册：中、拉、英药名对照》　田文艺、宋清茂主编，湖南科技出版社，1996 年第 2 版。该手册共收载药 2400 余种，其中中文药名 5000 余条，外文药名 16 000 余条，是国内收载药物和药名最全的工具书之一。

2.《新编药物实用全书》　潘贤主编，中国中医药出版社，1998 年。本书所收载的药物是按照药理分类依次叙述，总共 5 篇共计 87 章。每一药物则按 [ 别名 ]、[ 作用与用途 ]、[ 用法与用量 ]、[ 毒副作用 ]、[ 注意事项 ] 及 [ 制剂 ] 等分项介绍。

3.《试剂手册》　中国医药公司上海化学试剂采购供应站编，上海科学技术出版社出版。包括一般试剂、生化试剂、色谱试剂、生物染色剂及指示剂。每一试剂列有中英文名称、分子式或结构式、分子量、主要物理化学性状、用途、规格、储存要求和危险性等项目，资料丰富，特别是异名较全。

4. *The Merck Index*　该手册初版于 1889 年，2001 年出第 13 版，是一部在国际上享有盛名的化学药品大全，全书收有化学制剂、药物和生物剂 10 000 余种，8000 多个化学结构式，约 50 000 个同义词。通过《默克索引》可查药品的《化学文摘》命名及其他化学名称、别名、商品名、分子式、分子量、结构式、物理常数、衍生物、治疗范畴、制备方式（附参考文献）等内容。书后附有药名交叉索引、分子式索引、《化学文摘》登记号索引、治疗范围与生物活性索引等。该手册收载药物范围广泛，但偏重美国药物，详细描述药物内容，但偏重药物基础，主要为药厂专业人员提供参考，有关治疗方面的说明比较粗略，不宜作为临床医生的治疗依据。

5.《医师案头参考书》（*Physicians' Desk Reference*. 71th ed. Oradell：Medical Economics Company，2017，annual）

该手册自 1974 年出版以来，每年出新版，通过它可查美国药物的成分、性状、作用、适应证、禁忌证、注意事项、副作用、剂量用法及包装等内容。

### （六）名录

名录（directory）是一种专门对人名、机构名等专名进行汇集并予以简要揭示和介绍的工具书。名录作为数据、事实检索的一种重要工具，一般采用表格栏目的形式，文字简单明了。名录一般按学科、行业、地区划分出版，编排整齐清楚，其书名常常可以反映书中内容，使用方便。名录可分为人名录和机构名录。

1. **人名录**　又称名人录，简要介绍某一方面人物的个人资料，主要包括姓名、生卒年月、学历、经历、籍贯、所从事的领域、主要著作及成果等，是著名人物简历的汇集。

（1）《中国医药卫生科研机构及高级人员录》：薛志福等主编，上海医科大学出版社，1995 年。

（2）《医学国际人名录》（*Medical Sciences International Who's Who*）：该名录初版于 1980 年。

2. **机构名录**　机构名录是介绍各种组织机构的名称及其概况的工具书，包括机构性质、地址、业务范围、人员、规模、历史沿革和近况、出版物等情况。

（1）《中国卫生系统通讯录》：中华人民共和国卫生机关服务局编，新华出版社，1995 年。

（2）《全国医院概况》：张斌主编，人民军医出版社，2002 年。该名录收集并介绍了全国 31 个省、自治区、直辖市的县级以上 6100 多家医院的最新资料，内容包括医院等级、医疗特色、隶属关系、床位及人员编制、医院地址和电话号码、院长姓名及技术职称等。

（3）《英联邦大学年鉴》（*Commonwealth Universities Yearbook*. London：Association of Commonwealth Universities，1914—）：该名录提供英联邦各国 360 多所大学基本情况，介绍院系教员、入学须知等。

（4）《学术世界》（*The World of Learning*. London：Europe，1947—，annual）：学术性机构名录，年刊，由国际组织

和各国学术机构两大部分构成。国际组织部分先介绍联合国教科文组织;其后是科学、哲学、人文科学等国际学术组织,各国学术机构部分,先依国家名称字顺排列,然后分别依大致相同的类别介绍,如学术团体、研究机构、图书馆、博物馆和高等院校等。其中以高校的资料最为丰富,每个大学除基本的名录型资料外,还分学科列举有名教授。

### (七) 图录表谱

图录是以图像揭示事物的参考工具书,表谱是以编年或表格形式记载事物发展的参考工具书。图录表谱(atlas)的主要特点是直观形象和简明清晰。

1.《组织胚胎学彩色图谱》 韩秋生等主编,辽宁科学技术出版社,1997年。本图谱是根据高等医学院校"组织胚胎学教学大纲"和"医学专业业务统考大纲"的规定内容编绘的。图谱的光镜图像均为彩色,电镜图像均为原版照片。图像清晰、真实感强、重点突出,是高等医药院校学生不可多得的工具书。全图谱共计图 419 幅,其中包括不计编号的图 14 幅。

2.《人体解剖彩色图谱》 郭光文、王序主编,人民卫生出版社,1986年。本图谱荣获第四届全国优秀科技图书一等奖。共有 500 余幅图,按运动器系、消化系、呼吸系、泌尿生殖系等分部编排。图谱清晰逼真地显示人体复杂的形态结构和层次毗邻关系。标出的每个解剖部位名称都采用英汉名词对照形式。

3.《实用解剖图谱》 高士濂主编,上海科学技术出版社,1980年。该图谱未局限于传统的内容体系,而是在基础知识和临床实践之间架起一座桥梁。《实用解剖图谱》按人体头颈、躯干、四肢三部分编绘,包括头颈分册、躯干分册、四肢分册,至今仍未出全。该图谱较好地解决了解剖学中部分和整体、形态和功能、结构的共同性和差异性的问题。本图谱收图种类中有彩色写生图,均依标本绘制,力求准确、逼真、写实。

4.《局部解剖学彩色图谱》 徐恩多等主编,湖北科学技术出版社,1993年。16 开本,206 页,344 图。按解剖部位分为头部、颈部、胸部、腹部、盆部和会阴、脊柱和脊髓、上肢、下肢共 8 部分。图内注解为中英文对照。该图谱无详细目录和索引。

5.《临床组织病理学彩色图谱》 宋继谒主编,辽宁科学技术出版社,1993年。该图谱为 16 开,全铜版纸,566 页,3166 幅图。以临床(或外科)病理为主,兼顾部分系统(或尸检)病理。图像清晰,颜色逼真。全书染色以 HE 染色为主,适当地反映组化、免疫组化等辅助诊断新技术。

### 6. 其他图录表谱举要

(1)《神经系统 MR 诊断图谱》:王忠诚等主编,北京出版社,1995年。

(2)《中华人民共和国药典中药彩色图集》:卫生部药典委员会编,广东科技出版社,1991年。

(3)《外科手术图谱》:[ 美 ]Zollinger 父子著,徐荣楠、赵维璋译,安徽科技出版社,1991年。

(4)《中华人民共和国医药大事记(1949—1983)》:《当代中国医药事业》编辑部编,国家医药管理局医药技术情报所 1985 年印刷发行。

(5)《医药卫生工作 10 年大事记(1978—1988)》:齐谋甲、金同珍主编,中国医药科技出版社,1989年。


# 第四节　数字图书馆

## 一、数字图书馆的概念

数字图书馆(digital library)数字图书馆的概念产生于 20 世纪 90 年代,最早由美国人提出。我国从 1995 年开始,清华大学,北京大学等高校图书馆开始率先在国内开展数字图书馆的研究。由于数字图书馆正处于不断变化和发展的阶段,目前对于数字图书馆,国内外学术界尚未形成统一的、明确的定义。我们可以这样定义:数字图书馆是将海量的信息数字化存储,并通过网络技术进行远程访问获取,同时提供信息增值服务等,使用户不受地理位置和时空限制查询、浏览、获取和利用信息。

## 二、数字图书馆的主要服务内容

数字图书馆使人们获取信息的方式发生了翻天覆地的变化,人们利用数字图书馆获取文献资源更加方便、灵活、全面,其主要服务内容如下。

### (一)馆藏目录查询

图书馆一般在网页上都提供馆藏资源查询系统,供读者在任何连接互联网的计算机上查询图书馆的资源目录,从而获知文献资源的简介和收藏情况等信息。

### (二)网上数据库

网上数据库是数字图书馆的主体部分。随着科学技术的发展,几乎所有的文献信息都可以成为数据库的一部分,放在网上为读者提供服务。包括网上全文电子期刊、电子图书、专利文献、科技报告等。

### (三)网上咨询

网上咨询是近年来发展较快的图书馆服务项目之一,主要形式有在线 QQ 咨询、微信咨询、电子邮件咨询、公告栏(BBS)咨询和留言板咨询等。此项服务受时空限制小,针对性强,能解决读者个体的信息需求。

### (四)RSS 服务

RSS(really simple syndication,又称聚合内容)是一种描述和同步网站内容的格式。读者下载安装 RSS 阅读器后,就可以从网站的 RSS 目录列表中订阅自己感兴趣的内容。订阅后,读者打开 RSS 阅读器后,就可立即获得网站的最新信息。图书馆利用 RSS 服务,可及时把图书馆的最新信息推送给 RSS 的订户。

### (五)学术资源门户

这是数字资源日益增长的产物。面对数以百计的各种文献数据库,读者需要统一的检索平台,实现跨库检索、全文链接个性化服务。学术资源门户的功能就是对所有可利用的电子资源进行整体性揭示和检索(包括本馆的电子资源、网上免费资源等)。

(胡艳君)

**学习小结**

本章简要介绍了高校图书馆部门组成、馆藏图书和期刊的组织与排架及馆藏目录查询;分别介绍了图书馆的文献借阅、参考咨询、科技查新、文献传递、读者教育与培训等读者服务以及更广泛的信息资源共享与电子图书馆;着重介绍了参考工具书及其利用。

**复习参考题**

1. 读者可以利用图书馆的哪些文献资源?
2. 什么是图书的索书号?由几部分构成?
3. 馆藏图书排架与期刊排架有何区别?
4. 什么是 OPAC?具有哪些功能?
5. CALIS 能提供哪些服务?
6. 参考工具书包括哪些类型?排检方法有哪些?
7. 简述参考工具书的用途。
8. 数字图书馆主要的服务内容有哪些?

# 第三章　中文医学文献数据库

3

| | |
|---|---|
| **掌握** | 5 种中文检索工具的主要检索方法及检索结果的处理。 |
| **熟悉** | CBM 数据库的主题检索和分类检索。 |
| **了解** | 各数据库收录期刊的学科范围、年限、登录方式。 |

# 第一节 中国生物医学文献数据库

## 一、数据库概况

中国生物医学文献数据库(Chinese Biomedical Literature Database,简称 CBM)是由中国医学科学院医学信息研究所开发研制的医学文献数据库,目前主要通过中国生物医学文献服务系统(SinoMed)提供服务,登录系统须输入用户名和密码。

CBM 收录 1978 年以来国内公开出版的 1800 余种中国生物医学期刊、汇编、会议论文的文献题录,年增长量约 40 余万篇,截止至 2017 年 7 月,数据总量达 980 万篇。

CBM 的学科覆盖范围涉及基础医学、临床医学、预防医学、药学、中医学、中药学以及医学信息学等生物医学的各个领域。CBM 的全部题录均进行了规范化标引,主题标引采用了美国国立医学图书馆出版的《医学主题词表》(即 MeSH 词表)以及中国中医科学院中医药信息研究所出版的《中国中医药学主题词表》,分类标引采用了中国国家图书馆出版的《中国图书馆分类法·医学专业分类表》。

CBM 的数据库结构中,每条记录设置了 30 多个数据项(字段),包括中文题目、英文题目、著者、第一著者、著者单位、期刊、核心期刊、出版年卷期、参考文献、资助类别、关键词、主题词、特征词、分类号等,多数字段可用于限定字段检索。

CBM 的数据库结构、主题标引方法、检索功能、结果下载方式等均与 PubMed 数据库基本相同,具有良好的兼容性(参见第四章第一节"PubMed 数据库")。

## 二、检索途径及方法

CBM 提供的主要检索界面有:快速检索、高级检索、主题检索、分类检索、作者检索、期刊检索、机构检索、基金检索、引文检索等。

### (一)快速检索

进入 CBM 数据库,系统默认进入快速检索方式。

**1. 检索步骤**

(1)在提问框中直接输入检索词或检索式。

(2)点击"检索"按钮,系统自动进行全字段的智能检索。

**2. 检索说明**

(1)快速检索是在全部字段内执行检索,且集成了智能检索功能,输入的检索词同时在所有可检索的字符型字段中查找。只要检索词在某记录的任何一个字段出现,该记录即为命中结果。如:输入"艾滋病",点击"检索"按钮,系统自动检出在全部字段中含"艾滋病"和"获得性免疫缺陷综合征"的所有文献。智能检索不支持逻辑组配检索。

(2)多个检索词可以使用布尔逻辑运算符(AND、OR、NOT)组配检索式,空格默认为"AND 运算"。

(3)检索词含有特殊符号时(如带有括号、连字符等),须用英文半角双引号标识,系统将把引号中的内容作为一个整体进行检索(强制检索)。

(4)检索词可使用单字通配符"?"、任意通配符"%"。通配符的位置可以置首、置中或置尾,如甲状?癌、肝?疫苗、%PCR。

### (二)高级检索

高级检索是 CBM 的重要功能,根据检索需求构建逻辑检索式进行检索。复杂的检索课题可以分步检索,再利用检索历史进行组合检索,还可以执行各种条件的限定检索(图 3-1)。

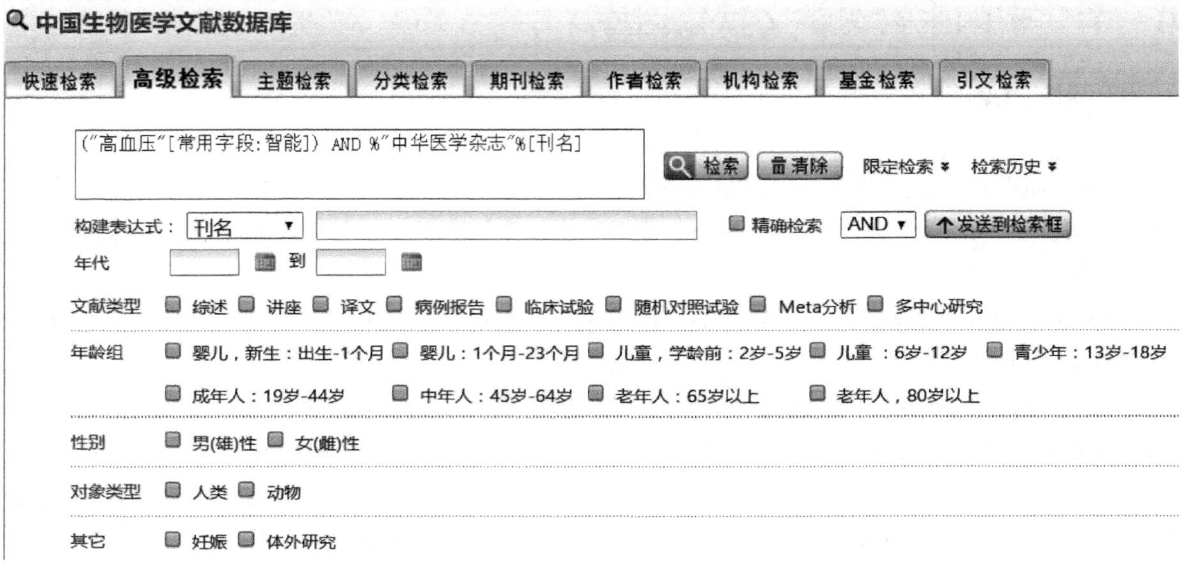

图 3-1　CBM 高级检索界面

**1. 检索步骤**

(1) 在"构建表达式"字段列表中选择检索字段,同时在提问框中键入相应的检索词。

(2) 选择"智能检索",点击"发送到检索框"。

(3) 如需组配多项检索式,重复步骤(1)~(2),并选择相应的逻辑运算符。

(4) 根据检索需要,设置限定检索条件(如未设置,系统默认全部范围)。

(5) 点击"检索"按钮。

示例:检索发表在中华医学杂志上的有关高血压的文章。高血压[常用字段]and中华医学杂志[刊名]。

**2. 检索说明**

(1) 构建表达式:每次构建一个检索词的表达式,不支持逻辑运算符"AND"、"OR"、"NOT"构建包含多个检索词的表达式。构建表达式时,输入的字符串自动用英文双引号包围作为一个整体。

(2) 字段选择:常用字段:CBM 数据库中指中文标题、摘要、关键词、主题词同时检索(组合)。

下拉列表中可设置的字段包括全部字段、中文标题、英文标题、摘要、关键词、主题词、特征词、分类号、作者、第一作者、作者单位、国省市名、刊名、出版年、期、ISSN、基金。可单独选择进行字段限制检索。

(3) 智能检索:自动实现检索词及其同义词(含主题词)的同步扩展检索。

(4) 限定检索:限定检索表示对检索式加以条件限制。系统将部分常用检索条件整合到一起供用户使用,提高检索效率。可以限定的条件包括文献的年代、文献类型、年龄组、性别、研究对象等(图 3-2)。检索条件按内容划分为若干组,组内关系为"OR",组间关系为"AND"。注意:限定条件一旦设定,在取消前一直处于激活状态。

(5) 检索史:最多允许保存 200 条检索表达式,可从中选择一个或多个检索表达式用恰当的逻辑运算符组成检索策略。检索策略可以保存到"我的空间"。

检索历史记录了整个课题的检索过程。每次的检索步骤都被记录在"检索历史"中,包括检索式序号、命中文献数、检索表达式和检索时间。检索历史界面按照时间顺序从上到下依次显示检索式,最新的检索式列在前面。重新检索时可从中选择一个或多个检索式用逻辑运算符 AND、OR 或 NOT 组配。如:#1 and #3。

(6) 精确检索:是检索结果等同于检索词的一种检索,适用于关键词、主题词、作者、刊名等字段。如:"王丽"[作者]。

## （三）主题检索

包括主题词表检索、主题导航检索。

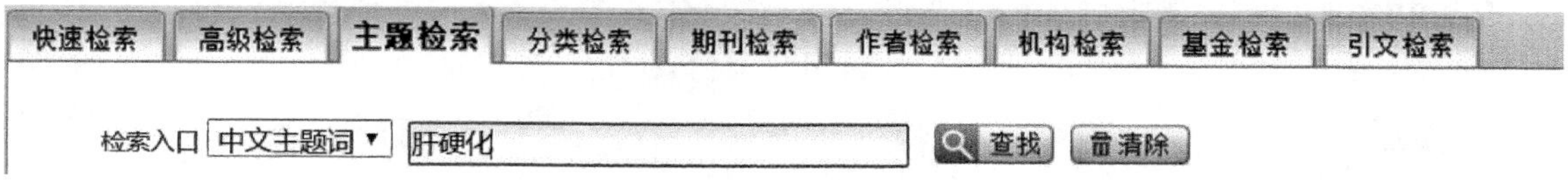

图 3-2　CBM 主题检索界面

主题检索是利用联机主题词表进行主题词辅助检索，确定规范化主题词，在数据库中利用主题词字段进行查找，匹配成功即表明该记录为命中文献。该词表目前收录 3 万余个主题词，来源于《医学主题词表（汉译版）》和《中医药学主题词表》。结构包括：中、英文轮排索引，主题词注释表，副主题词表。检索过程中可对主题词进行扩展检索、不扩展检索、加权检索等方面进行选择限定。主题检索能有效提高查全率和查准率。

### 1. 检索步骤

（1）选择"中／英文主题词"，键入检索词，点"查找"按钮。

（2）在主题词轮排索引表中选择合适的主题词，点击进入。

（3）选择是否加权，是否扩展；系统默认不加权、扩展检索。

（4）在"副主题词表"中选择合适的副主题，点击"添加"。

（5）点击"发送到检索框"按钮。

（6）如果是多个主题组配检索，重复步骤（1）~（5），并选择合适的逻辑运算符。

（7）点击"主题检索"按钮，跳转到检索结果显示页面。

### 2. 检索说明

（1）扩展检索：表示对当前主题词及其所有下位主题词进行检索。通过页面下方的主题树可以了解该主题词所处的具体位置。系统默认状态为扩展检索。如："肝硬化"的下位主题词包括"肝硬化，酒精性"、"肝硬化，胆汁性"、"肝硬化，实验性"等，选择"扩展检索"可同时将下位主题词相关文献全部检出（图 3-3）。

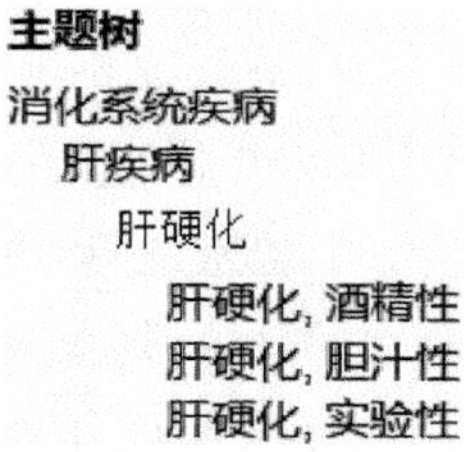

（2）不扩展检索：表示仅对选定的主题词进行检索，而不检索其下位主题词。

（3）加权检索：即主要概念主题词检索。一篇文章可能论述了多个主题，其中最能反映文章主要内容的主题词我们称之为主要概念主题词，其表现形式是主题词前带有"*"号。进行主题词加权检索时，只在记录的主题词字段中的主要概念主题词中查找。默认状态为非加权检索。

（4）"选择副主题词"列表：列出了可与当前主题词组配的所有副主题词及其注释。副主题词扩展检索指对该副主题词及其下位词进行检索，非扩展检索则仅限于当前副主题词的检索。如，副主题词"病因学"的下位词包括：化学诱导、并发症（继发性）、先天性、胚胎学、遗传学、免疫学、微生物学（病毒学）、寄生虫学、传播、中医病机（图 3-4）。

示例：主题检索有关肝硬化病因学方面的文章。肝硬化［主题词］/ 病因学［副主题词扩展检索］。

## （四）分类检索

分类检索指按学科或专业属性进行检索，具有族性检索功能。分类检索方式适用于对某一课题做比较全面的文献收集或对所需文献的学科分类体系比较熟悉的情况。

如图 3-5 所示，CBM 数据库联机分类表以《中国图书馆分类法·医学专业分类表》为依据，部分类目根据需要使用《中国图书馆分类法》第 4 版进行了仿分。

**主题树**
消化系统疾病
　肝疾病
　　肝硬化

　　　肝硬化，酒精性
　　　肝硬化，胆汁性
　　　肝硬化，实验性
图 3-3　主题词注释界面

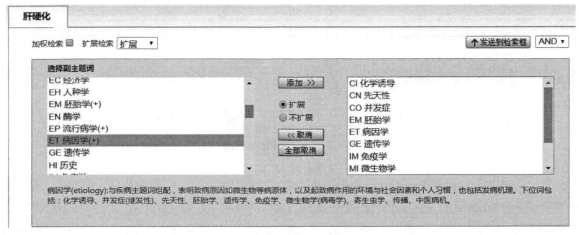

图 3-4　副主题词扩展检索界面

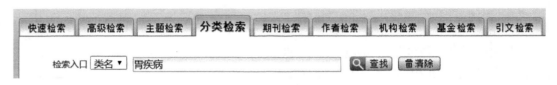

图 3-5　CBM 分类检索界面

## 1. 检索步骤

(1) 选择检索入口（"类名"、"类号"），输入相应的检索词，点击"查找"按钮。

(2) 在所列的分类表中选择合适的类目，点击进入。

(3) 系统默认扩展检索，选择添加合适的复分号。

(4) 点击"发送到检索框"按钮。

(5) 如需多个类目组合检索，重复步骤 (1) ~ (5)，并选择合适的逻辑运算符。

(6) 点击"分类检索"按钮，进入结果显示页面。

## 2. 检索说明

(1) 对分类系统不熟悉的用户可以通过导航系统，逐层查找合适的类目。

(2) 分类词表辅助检索中也可执行"扩展"检索，表示对该类号及其下位类号进行查找，"不扩展"检索，表示仅对该类号检索（图 3-6）。

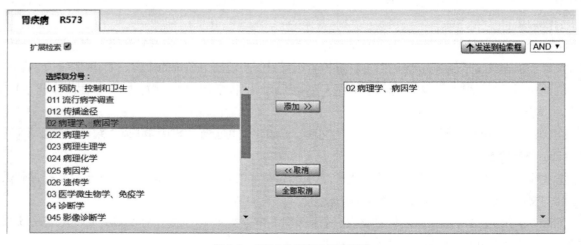

图 3-6　CBM 分类表及复分界面

示例:分类扩展检索有关胃疾病病理学及病因学方面的文章。胃疾病 [ 类目名称 ]/02 病理学、病因学。

## (五) 期刊检索

期刊检索方式不仅可以对 CBM 数据库中收录的特定期刊上刊登的全部文献进行检索,还可提供该刊的有关信息,如主办单位、创刊年、ISSN、主题词、分类号、编辑部地址、电话等。CBM 目前收录约 1800 种期刊,期刊导航系统将全部期刊按学科分为"医药、卫生(总览)"、"生物学(总览)"(图 3-7)。

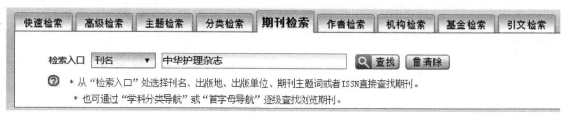

图 3-7　CBM 期刊检索界面

检索步骤:

(1) 选择检索入口("刊名"、"出版地"、"出版单位"、"期刊主题词"、"ISSN")。

(2) 输入相应检索词,点击"查找"。

(3) 在显示的期刊列表中选择确认。

(4) 根据需求点击"查找",浏览选中期刊上刊登的文献(也可进行刊内文献的检索)。

## (六) 作者检索

通过作者姓名或名称片断,可检索数据库中收录的该作者发表的所有文献。限定"第一作者"、"作者单位",可排除"同名作者"及"同构异名"情况(图 3-8)。

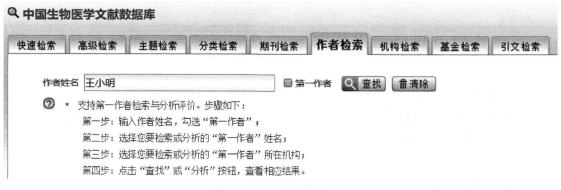

图 3-8　CBM 作者检索界面

检索步骤:

(1) 输入作者姓名,点击"查找"按钮。

(2) 如指定第一作者则勾选"第一作者",点击"查找"按钮。

(3) 在返回的作者姓名列表中,点击前面的复选框,点击"下一步"按钮。

(4) 根据作者单位勾选正确的作者姓名,点击"查找"按钮。

(5) 浏览选中作者发表的文献。

## (七) 机构检索

可以了解指定机构及作为第一机构时论文发表情况和被引用情况(图 3-9)。

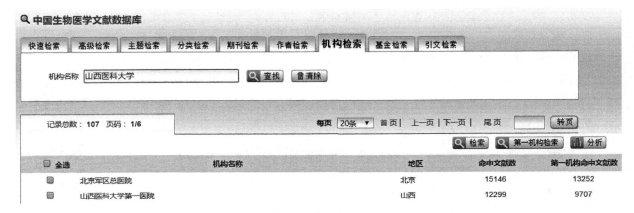

图 3-9　CBM 机构检索界面

## (八) 基金检索

可帮助用户查找特定基金项目成果发表情况(图 3-10)。

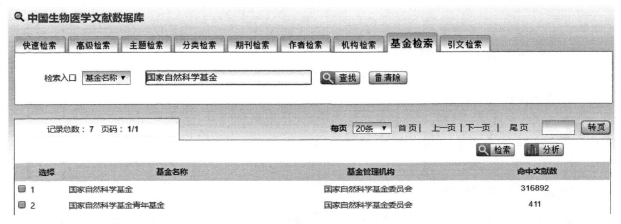

图 3-10　CBM 基金检索界面

## (九) 引文检索

支持从被引文献题名、主题、作者 / 第一作者、出处、机构 / 第一机构、资助基金等途径查找引文,帮助您了解感兴趣　文献在生物医学领域的引用情况(图 3-11)。

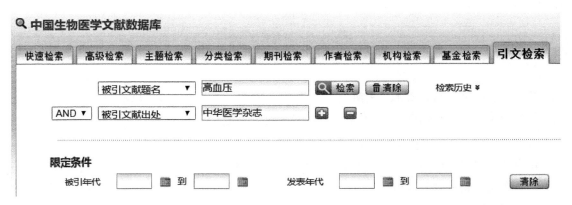

图 3-11　CBM 引文检索界面

## 三、检索结果的处理

### (一) 结果显示

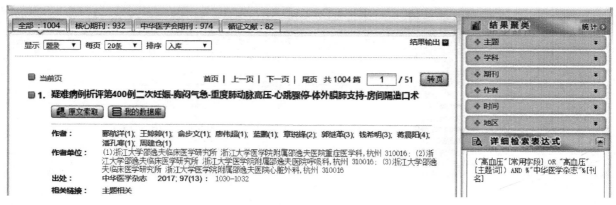

图 3-12 CBM 检索结果显示界面

**1. 结果显示方式**

(1) 题录格式显示(图 3-12):标题、著者、著者单位、出处(系统默认格式)。

(2) 文摘格式显示:标题、著者、著者单位、文摘、出处、关键词、主题词、特征词。

(3) 详细格式显示:中文标题、英文标题、著者、著者单位、文摘、出处、关键词、主题词、特征词、参考文献、参文数、资助类别、ISSN 等。

**2. 结果排序方式** 检索结果可以排序,系统默认按数据入库时间排序。还可选择按"年代"、"作者"、"期刊"、"相关度"进行排序。显示排序限定在 10 000 条以内。

**3. 显示条数设定** 提供 4 种选择(20、30、50、100 条)。

### (二) 结果输出

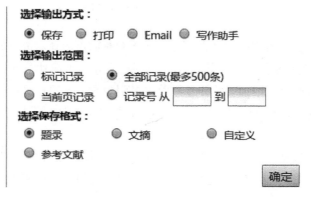

图 3-13 CBM 检索结果输出界面

**1. 输出方式选择** 保存、打印、E-mail(图 3-13)。

**2. 选择输出范围** 标记记录、全部记录(最多 500 条)、当前页记录、记录号段。

**3. 选择保存格式** 题录、文摘、详细、自定义字段。

**4. 原文索取** CBM 的题录数据与维普中文期刊全文数据库实现了链接,对于 1989 年以来维普公司拥有全文的期刊文献,可直接从 CBM 检出题录后,点击全文获取图标,从维普数据库中获取全文。如全文链接不成功,可填写"全文申请表"请求文献传递服务。

### (三) 结果统计分析

检索结果页面右侧,按照主题、学科、期刊、作者、时间和地区 6 个维度对检索结果进行了统计(图 3-14),点击统计结果数量可以在检索结果页面中展示所需内容。CBM 数据库最大支持 200 000 条文献的结果统计。

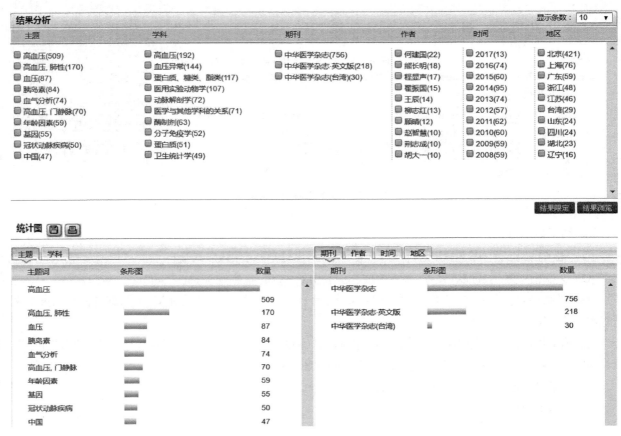

图 3-14　CBM 检索结果统计分析界面

主题统计是按照美国国立医学图书馆《医学主题词表(MeSH)》中译本进行展示的,主题统计最多可以展示到第 6 级内容。学科统计是按照《中国图书馆分类法·医学专业分类表》进行展示的,学科统计最多展示到第 3 级内容。期刊、作者和地区的统计是按照由多到少的统计数量进行排序的,默认显示 10 条,点击更多显示统计后的前 50 条。时间统计是按照年代进行排序的,默认显示最近 10 年,点击更多显示最近 50 年。

点击检索结果界面右侧,结果统计处的"分析"按钮,可查看从主题、学科、作者、期刊、时间、地区六方面的分布统计。点击"结果浏览"可查看限定后的结果。系统还通过统计图来展示限定检索后的详细内容,并提供保存或打印功能。

## 四、检索案例

题目:利用 CBM 数据库查找有关心肌炎药物治疗方面的文献。

1. **检索分析**　对检索题目进行分析,本题核心概念为"心肌炎"、"药物治疗"。

**2. 操作步骤**

方法一:选择主题检索,组配相应的副主题词。

(1) 点击主题检索按钮,进入主题检索界面。

(2) 选择检索入口"中文主题词",输入检索词"心肌炎",点击"查找",进入相关主题词列表界面。

(3) 在列表中选择恰当的主题词,进入主题词注释及检索界面。

(4) 根据主题词注释及树状结构表,选择扩展检索"全部树"(默认),不选择"加权检索";在副主题词列表中选择"药物治疗"、"中药疗法"、"中医药疗法",点击"主题检索"按钮,返回检索结果显示页面。

(5) 根据题目要求,筛选合适的记录,点击"结果输出"按钮,下载保存检索结果。

方法二:选择分类检索,类号 + 复分号。

(1) 点击分类检索按钮,进入分类检索界面。

(2) 选择检索入口"类名",输入检索词"心肌炎",点击"查找",进入相关类目列表界面。

(3) 在列表中选择恰当的类目(心肌炎 R542.21),进入复分号选择界面。

(4) 根据类目下所列的复分表,选择复分号"053(药物疗法、化学疗法)、0531(中药疗法)",点击"分类检索"按钮,返回检索结果显示页面。

(5) 根据题目要求,筛选合适的记录,点击"结果输出"按钮,下载保存检索结果。

# 第二节　中国学术期刊(网络版)

## 一、数据库概况

《中国学术期刊(网络版)》(China Academic Journal Network Publishing Database,简称 CAJD),曾用名"中国学术期刊网络出版总库",由中国学术期刊(光盘版)电子杂志社出版,目前是世界上最大的连续动态更新的中国学术期刊全文数据库,是"十一五"国家重大网络出版工程的子项目,是《国家"十一五"时期文化发展规划纲要》中国家"知识资源数据库"出版工程的重要组成部分,是 CNKI 中国知网子数据库之一。

数据库收录的内容以学术、技术、政策指导、高等科普及教育类期刊为主,覆盖自然科学、工程技术、农业、哲学、医学、人文社会科学等各个领域。截止至 2017 年 7 月,数据库收录国内学术期刊 10 000 余种,以 1994 年及以后发表的文献为主,对其中部分期刊回溯至创刊年,最早的回溯到 1915 年。目前全文文献总量约 6000 万篇。

数据库中的文献按学科专业领域分为十大专辑:基础科学、工程科技Ⅰ、工程科技Ⅱ、农业科技、医药卫生科技、哲学与人文科学、社会科学Ⅰ、社会科学Ⅱ、信息科技、经济与管理科学。每个专辑下分为若干个专题,共计 168 个专题,其中医药卫生专辑包括约 30 个专题,收录医药卫生期刊 1300 余种。产品形式包括:WEB 版(网上包库)、镜像站版、光盘版、流量计费。CNKI 中心网站及各镜像站点可实现每日更新。

中国学术期刊网络出版总库的网址为 http://www.cnki.net。阅读全文必须使用 CAJViewer 或 Acrobat Reader 浏览器。

## 二、检索途径及方法

### (一) 一框式检索

一框式检索是一种快速方便的检索方式,特别适用于简单条件课题的检索。

选择数据库以及检索字段,在检索框中直接输入检索词,点击检索按钮进行检索。"文献"检索标签是在期刊、博硕士、会议、报纸、年鉴库中进行检索,可以选择全部或者部分;可供选择的字段有:全文、主题、篇名、作者、单位、关键词、摘要、参考文献、中图分类号、文献来源(图 3-15)。

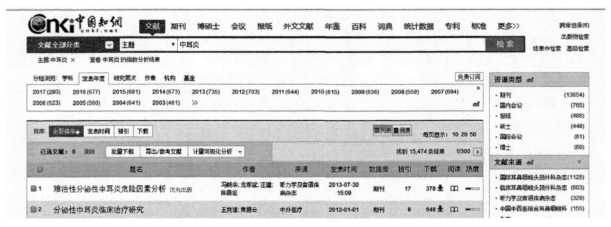

图 3-15　一框式检索界面

## (二) 高级检索

高级检索适用于比较复杂的检索课题,通过逻辑组配制订合理的检索策略(图 3-16)。

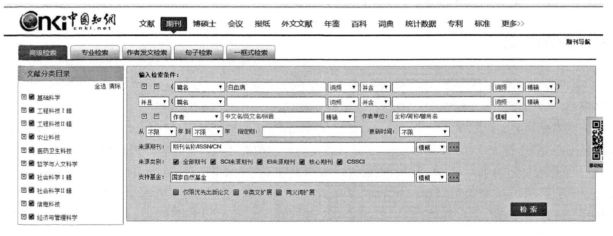

图 3-16　高级检索界面

### 1. 检索步骤

(1) 选取检索范围(文献分类目录):选择一个或多个专辑或专题。

(2) 选择检索项(篇名、主题、关键词、作者等),输入相应的检索词,并根据检索式之间的关系来选择逻辑运算符。如为同一字段,还可选择相应的位置符。

(3) 限定出版时间、来源期刊、支持基金,还可选择来源类别等条件。

(4) 点击"检索"按钮。

### 2. 检索说明

(1) 检索项:主题、篇名、关键词、摘要、全文、参考文献、中图分类号。

(2) 主题:复合检索项,由篇名、关键词、摘要三个检索项组合而成。在以下范围中检索:中英文篇名、中英文关键词、机标关键词、中英文摘要。

(3) 关键词:揭示文献内容主题的、不受规范词表控制的一个或多个语词。分两类:一类是由作者根据规则提供,编排于文章中的特定位置;另一类是由系统根据一定的运算规则从文章内容中自动提取的,称机标关键词。

(4)参考文献:是对文献中参考文献的相关内容进行综合检索,而不是按条目、题名、作者分别检索。

(5)基金:文章所属或相关项目在实施过程中所受资助的基金名称及资助说明。一个项目可受一项基金或多项基金资助。

(6)全文:在文章的全文中检索。

示例:检索受国家自然基金资助发表的篇名中包含白血病的文章。选择分类目录:全部;检索策略:白血病 [ 篇名 ]and 国家自然基金 [ 支持基金 ]。

### (三)专业检索

通过专业检索方式编制检索式,查找相应文献。可检索字段如下:

SU= 主题,TI= 题名,KY= 关键词,AB= 摘要,FT= 全文,AU= 作者,FI= 第一作者,AF= 作者单位,JN= 期刊名称,RF= 参考文献,RT= 更新时间,YE= 期刊年,FU= 基金,CLC= 中图分类号,SN=ISSN,CN=CN 号,CF= 被引频次,SI=SCI 收录刊,EI=EI 收录刊,HX= 核心期刊。

检索示例:查找“2015 年以来发表的主题为高血压、关键词为诊断”的文献。检索式:SU=“高血压”AND KY=“诊断”。

### (四)作者发文检索

通过作者姓名、单位等信息,查找作者发表的全部文献及被引、下载情况。检索项包括:作者姓名、第一作者姓名、作者单位。如作者单位名称有变化,为减少失误可增加检索行进行组合检索(图 3-17)。

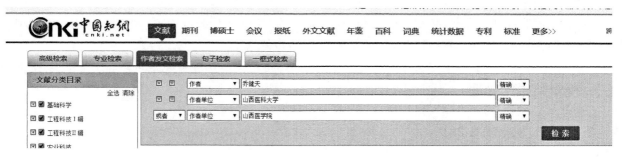

图 3-17　作者发文检索界面

### (五)句子检索

通过用户输入的两个关键词,查找同时包含这两个词的句子。

可在全文的同一段或同一句话中进行检索。同句指两个标点符号之间,同段指 5 句之内。点击⊞增加逻辑检索行,点击⊟减少逻辑检索行,在每个检索项后输入检索词,每个检索项之间可以进行三种组合:并且、或者、不包含(图 3-18)。

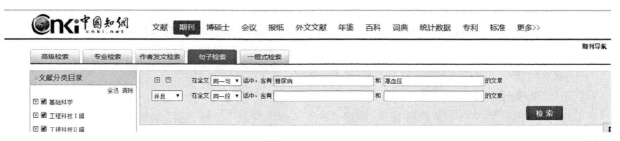

图 3-18　句子检索界面

## （六）期刊导航

提供学科导航、主办单位导航、出版周期导航、出版地导航、发行系统导航、核心期刊导航等。

如图3-19所示，系统默认学科导航，可使用期刊刊名（曾用名）、主办单位、ISSN号、CN号进行检索。排序方式有：按复合影响因子、按综合影响因子、按被引次数、按最新更新。浏览期刊可选择图形方式、列表方式、详细方式。

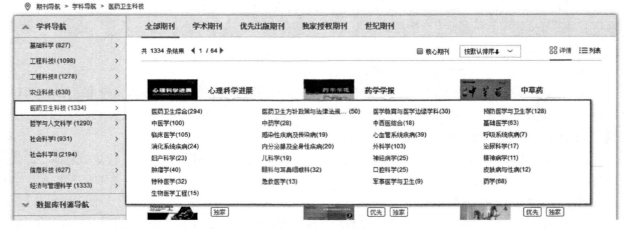

图3-19　期刊导航界面

期刊导航中，核心期刊按2014年版"中文核心期刊要目总览"核心期刊表分类，只包括被2014年版"中文核心期刊要目总览"收录的期刊。世纪期刊按期刊的知识内容分类，只包括1994年之前出版的期刊。期刊的影响因子按《中国学术期刊影响因子年报（2016版）》结果显示。

## 三、检索结果的处理

### （一）结果显示（图3-20）

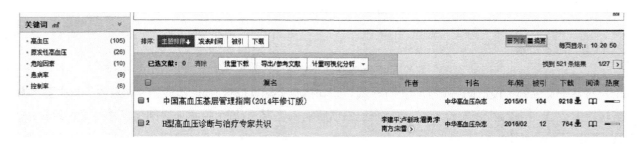

图3-20　检索结果显示界面

1. **结果显示方式**　默认是简单格式，可切换为"摘要格式"，每页显示条数可设定10、20、50条。
2. **结果分组浏览**　可按学科、发表年度、基金、研究层次、作者、机构进行浏览。
3. **结果排序**　可设定主题排序、发表时间、被引频次、下载频次进行排序。

### （二）结果输出

1. **结果导出**　勾选全部或部分题录，点击"导出/参考文献"按钮，选择结果输出格式，点击"导出"按钮，保存为文本文件。
2. **结果输出格式选择**　CAJ-CD格式引文、查新（引文格式）、Refworks格式、EndNote格式、NoteFirst格式、自定义格式等。

**3. 全文下载** 须单篇逐条下载。在结果显示页面点击序号前的全文图标,也可在单篇文章详细显示页面找到全文下载图标进行下载。注意:全文下载提供 CAJ 和 PDF 两种格式。

**(三) 知网节**

提供单篇文献的详细信息和扩展信息浏览的页面被称为"知网节"。在检索结果页面上点击每一文献题名,即进入知网节,可获得文献的详细内容和相关文献信息链接。它不仅包含了单篇文献的详细信息如题名、作者、机构、来源、时间、摘要等,还是各种扩展信息的入口汇集点。这些扩展信息通过概念相关、事实相关等方法提示知识之间的关联关系,达到知识扩展的目的,有助于新知识的学习和发现,帮助实现知识获取、知识发现。

在知网节的"知识网络"里,汇总了许多的文献信息,主要链接内容包括:引文网络、关联作者、相似文献、读者推荐、主题指数、相关基金文献等。这些信息是动态的,将随着系统中资源的增减而变化。

## 四、检索案例

题目:利用中国期刊数据库(网络版)查找 2015 年以来有关高血压患者护理方面的文章。

**1. 检索分析** 对检索题目进行分析,本题核心概念为"高血压"、"护理"。时间:2015—至今。

**2. 操作步骤**

方法一:利用高级检索的文献分类目录限定检索。

(1) 选择学科领域(文献分类目录):医药卫生—临床医学—护理学。

(2) 选择"期刊年期"字段,分别选择"2015"、"2017"。

(3) 选择检索入口"主题",输入检索词"高血压",点击"检索"。

(4) 根据题目要求,筛选合适的记录,点击"存盘"按钮,下载保存检索结果。

方法二:利用高级检索的中图分类号组配检索。

(1) 选择全部学科领域(文献分类目录),期刊年期:2015—2017。

(2) 选择检索入口"中图分类号",输入检索词"R544.1(高血压)"。

(3) 选择检索入口"主题",输入检索词"护理",选择逻辑关系"并且"。

(4) 点击"检索"。

(5) 根据题目要求,筛选合适的记录,点击"存盘"按钮,下载保存检索结果。

# 第三节　维普中文科技期刊数据库

## 一、数据库概况

中文科技期刊数据库(WEB 版)是重庆维普资讯有限公司的主导产品,是经国家新闻出版总署批准的大型连续电子出版物。目前网络版数据库主要通过"维普期刊资源整合服务平台(V6.5)"的"期刊文献检索模块"提供服务。

维普期刊资源整合服务平台(V6.5)是中文科技期刊一站式检索及提供深度服务的平台,是一个由单纯提供原始文献信息服务过渡延伸到提供深层次知识服务的整合服务系统。目前该系统包括五个功能模块:"期刊文献检索"、"文献引证追踪"、"科学指标分析"、"高被引析文献"、"搜索引擎服务"。

中文科技期刊数据库收录了 1989 年至今约 14 000 种中文期刊刊载的 6000 余万篇文献全文,学科覆盖理、工、农、医及社会科学各个领域,全部文献按照《中国图书馆分类法》进行分类,期刊导航系统分为医药卫生、工业技术、自然科学、农业科学和社会科学 5 个大类。

本节主要介绍中文科技期刊数据库(WEB 版)的使用方法,网址:http://www.cqvip.com。

## 二、检索途径及方法

可供选择的检索途径有:基本检索、传统检索、高级检索和期刊导航。

（一）基本检索（图 3-21）

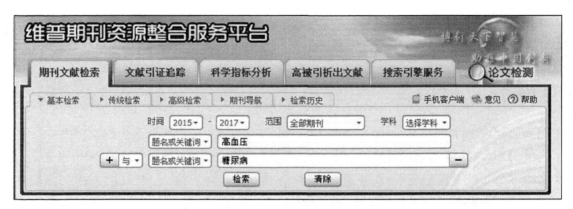

图 3-21　基本检索界面

### 1. 检索步骤

（1）选择检索入口,输入检索词。

（2）重复步骤 1,再次选择检索入口,输入检索词。

（3）选择"与"、"或"、"非"。

（4）设定检索条件,包括出版时间、期刊范围、学科范围。

（5）点击"检索"按钮。

### 2. 检索说明

（1）时间范围:1989—2017 年。

（2）期刊范围:可选项包括全部期刊、核心期刊、EI 来源期刊、SCI 来源期刊、CAS 来源期刊、CSCD 来源期刊、CSSCI 来源期刊。

（3）学科范围限定:包括管理学、经济学、图书信息、中国医学、临床医学等 45 个学科。

（4）检索字段:包括"任意字段、题名或关键词、题名、关键词、文摘、作者、第一作者、机构、刊名、分类号、参考文献、作者简介、基金资助、栏目信息"14 个。

（二）传统检索（图 3-22）

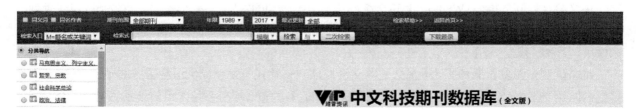

图 3-22　传统检索界面

### 1. 检索步骤

(1) 限定检索范围：可通过分类导航系统对学科范围进行限定检索，系统默认为全部范围。

(2) 设定其他检索条件：包括年限的选择、期刊范围的选择、同义词、同名作者。

(3) 选择检索入口：提供了 10 个检索入口供选择，包括题名或关键词、关键词、刊名、作者、第一作者、机构、题名、文摘、分类号、任意字段。

(4) 点击"检索"按钮。

(5) 二次检索：当初步的检索结果不能满足用户需求时，可进行二次检索，包括：重新检索、在结果中检索、在结果中添加、在结果中去除。

### 2. 检索说明

(1) 分类导航：分类导航系统是参考《中国图书馆分类法》(第 4 版)进行分类的，每一个学科分类都可以按树形结构展开，利用导航缩小检索范围，进而提高查准率和查询速度。

(2) 年限的选择：全部时间段为 1989 年至今。

(3) 期刊范围的选择：包括"全部期刊、核心期刊、EI 来源期刊、SCI 来源期刊、CA 来源期刊、CSCD 来源期刊、CSSCI 来源期刊"，默认为全部期刊。

(4) 同义词库功能：默认为关闭状态，只对关键词检索入口有效。如选择检索入口为"关键词"，输入"心衰"，勾选"同义词"，点击"检索"，页面显示提示所有心衰的同义词："舒张功能不全"、"心力衰竭"、"舒张功能异常"、"心脏衰竭"、"舒张功能障碍"等，避免漏检。

(5) 同名作者库功能：默认为关闭状态，只对作者、第一作者两个检索入口有效。输入作者姓名检索时会提示同名作者的单位列表，选择想要的单位，点击页底的"确定"即可进行精确检索。

### (三) 高级检索

高级检索可以同时进行多个条件的逻辑检索(图 3-23)。

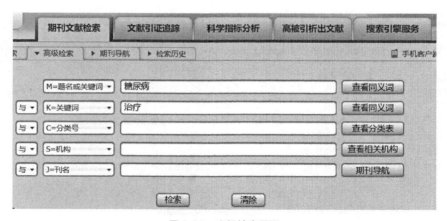

**图 3-23 高级检索界面**

1. 分别选择检索入口，输入检索词。

2. 根据检索策略，组配恰当的逻辑运算符。

3. 设定限制条件(包括检索年限、专业范围、期刊范围)。

4. 点击"检索"。

注意：高级检索时，逻辑运算严格按照图 3-23 所示由上至下的顺序进行。另外，在同一字段内也可使用逻辑运算符。"*"代表"逻辑与"、"+"代表"逻辑或"、"-"代表"逻辑非"。

### (四) 期刊导航

提供期刊检索与浏览功能(图 3-24)。

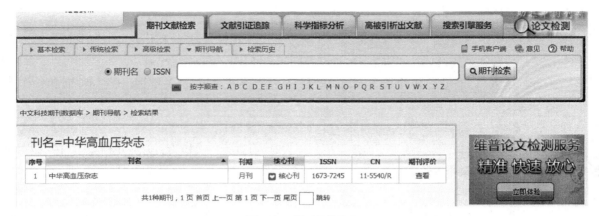

图 3-24　期刊导航界面

1. **期刊检索方式**　提供刊名检索、ISSN 检索,查找某一特定期刊,按期次查看该刊收录的文章,可实现刊内文献检索、题录文摘或全文的下载功能。

2. **期刊浏览方式**　提供按刊名字顺浏览、期刊学科分类导航、核心期刊导航、国外数据库收录导航、期刊地区分布导航。

## 三、检索结果的处理

### (一) 结果显示

如图 3-25 所示,结果显示默认为题录列表,包括序号、文章的题名、作者、出处(刊名、出版年、期)、摘要。点击文章题名,可显示该篇文章的详细信息。

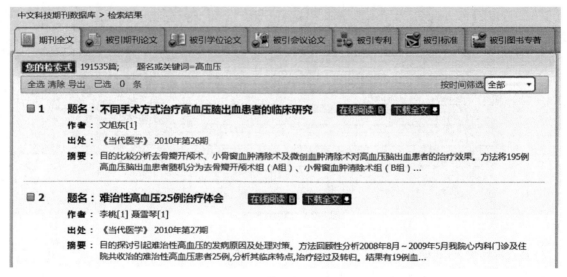

图 3-25　检索结果显示界面

### (二) 结果输出

在检索结果显示页面勾选全部或部分题录,点击"导出"按钮(图 3-26)。

导出格式包括:文本、参考文献、XML、NoteExpress、Refworks、EndNote、自定义导出。自定义导出格式可选字段包括:题名、作者、刊名、机构、文摘、ISSN、CN 号、页码、关键词、分类号、馆藏号、网址。

可单击"在线阅读"或"下载全文"图标,浏览、下载全文。

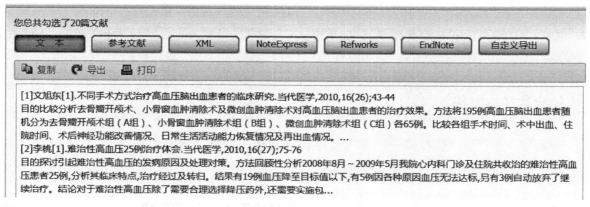

**图 3-26　检索结果导出界面**

## 四、检索案例

题目:检索 2010 年以来有关萎缩性胃炎胃镜诊断的相关文献。

方法一:使用传统检索,检索词:萎缩性胃炎,胃镜。

步骤:

1. 进入传统检索界面。

2. 根据课题需求,限定检索时间"2010—2017"。

3. 选择检索入口"题名或关键词",输入"萎缩性胃炎"。

4. 点击检索按钮。

5. 再次选择检索入口"关键词",输入"胃镜",选择"与"。

6. 点击"二次检索"按钮。

方法二:使用高级检索,检索词:萎缩性胃炎,胃镜。

步骤:

1. 进入高级检索界面。

2. 选择检索入口"题名或关键词",输入"萎缩性胃炎"。

3. 选择检索入口"关键词",输入"胃镜",选择"与"。

4. 根据课题需求,限定检索时间"2010-2017"。

5. 点击检索按钮。

# 第四节　万方数据知识服务平台

## 一、数据库概况

万方数据知识服务平台(Wanfang Data Knowledge Service Platform)是在原万方数据资源系统的基础上,经过不断改进、创新而成,网址:http://www. wanfangdata. com. cn。该平台是北京万方数据股份有限公司开发的大型网络版数据库检索系统,资源类型丰富多样,拥有上百种数据库,学科内容全面综合,以理工类文献和科技信息为主。目前服务平台可提供期刊论文、学位论文、会议论文、图书、专利文献、科技报告、成果、标准、法规、年鉴等资源的检索。期刊资源包括中文期刊和外文期刊,其中中文期刊共 8000 余种,核心期刊3200 种左右,涵盖了自然科学、工程技术、医药卫生、农业科学、哲学政法、社会科学等各个学科;外文期刊主要来源于外文文献数据库，收录了 1995 年以来世界各国出版的 20 900 种重要学术期刊。

本节主要介绍期刊论文检索，会议论文、学位论文等资源的检索参见第七章“特种文献类型网络信息资源检索”。

## 二、检索途径及方法

系统主要提供了快速检索、高级检索、专业检索、期刊检索 4 种检索途径。

### （一）快速检索

全部
期刊
学位
会议
图书
专利
科技报告
成果
标准
法规
年鉴
地方志
视频
万方智搜
海量资源，等你发现
检索
高级检索
检索历史

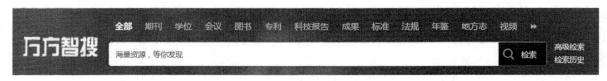

图 3-27 快速检索界面

如图 3-27 所示，在期刊快速检索界面，直接输入检索词，点击“检索”按钮。检索框中可输入题名、关键词、摘要、作者、作者单位等。如对检索结果不满意，可以进行二次检索，或者对检索结果进一步筛选。

### （二）高级检索

如图 3-28 所示，高级检索界面可选择跨库检索，也可选择单库检索。

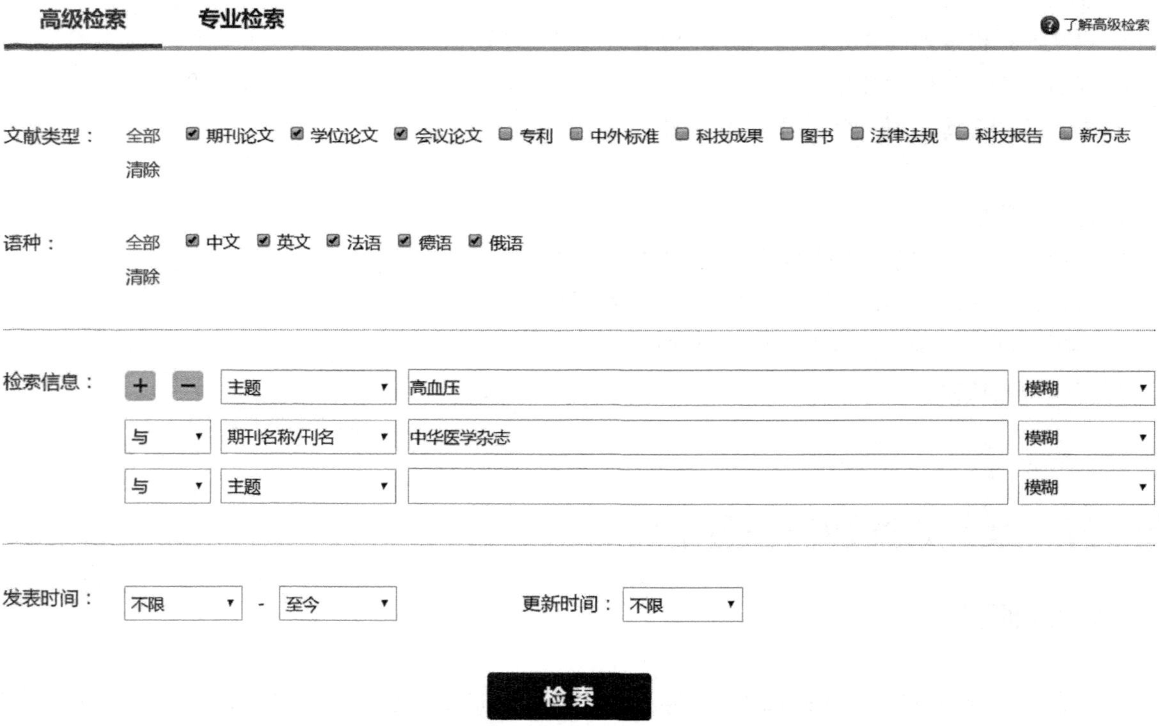

高级检索
专业检索
了解高级检索
文献类型：
全部
清除
期刊论文
学位论文
会议论文
专利
中外标准
科技成果
图书
法律法规
科技报告
新方志
语种：
全部
清除
中文
英文
法语
德语
俄语
检索信息：
主题
高血压
模糊
与
期刊名称/刊名
中华医学杂志
模糊
与
主题
模糊
发表时间：
不限
至今
更新时间：
不限
检索

图 3-28 高级检索界面

1. 检索步骤

（1）选择文献类型（一个或多个数据库），确定语种。

（2）选择字段，输入检索词，组配检索式，限定出版时间。

**2. 检索说明**

（1）数据库选择不同则可检索字段不一样。

（2）共同可检索字段：主题、题名、关键词、作者单位等。主题字段包含标题，关键词，摘要。

（3）期刊论文检索提供了作者、论文标题、作者单位、中图分类号、来源、关键词、摘要、发表日期等检索项。

（4）学位论文检索提供了标题、作者、导师、关键词、摘要、学校、专业、发表日期等检索项。

（5）会议论文检索提供了作者、论文标题、中图分类、关键词、摘要、会议名称、主办单位、会议时间等检索项。

示例：要查找"发表在《中华医学杂志》上的有关高血压的文章"，可以选择主题字段输入"高血压"，刊名字段输入"中华医学杂志"，点击"检索"按钮后显示检索结果。

**（三）专业检索**

专业检索是专业人士根据检索需求自己人工构建检索表达式进行检索。表达式由多个空格分隔的部分组成，每个部分称为一个 Pair，每个 Pair 由冒号分隔符"："分隔为左右两部分，"："左侧为限定的检索字段，右侧为要检索的词或短语。

**1. 表达式格式字段名称 1:(检索词 1)逻辑符　字段名称 2:(检索词 2)。**

**2. 检索说明**

（1）表达式检索时，在检索词部分使用引号""或书名号《》括起来，表示精确匹配。例如作者:"张晓"，表示作者字段中含有并且只含有"张晓"的结果。

（2）符号（空格、冒号、引号、横线）可任意使用全角、半角符号及任意的组合形式。

（3）可检索字段：主题、题名或关键词、题名、第一作者、作者单位、作者、关键词、摘要、日期、DOI 号。期刊论文：期刊名称 / 刊名、期刊—期、期刊—基金。

（4）逻辑关系：*（与）、+（或）、^（非）。

示例：刊登在《中华内科杂志》上的有关高血压的文章。检索表达式为：

题名或关键词:(高血压)* 期刊名称 / 刊名:(中华内科杂志)。

**（四）期刊检索**

在万方数据知识服务平台主页，点击"期刊"，可进入期刊检索（图 3-29）。可检索字段包括：刊名、ISSN号、CN 号、主办单位。检索结果可显示相关期刊的所属地域、出版状态、学科分类、核心收录情况、出版周期等信息。每种期刊还显示详细的影响因子、文献量、被引量、下载量。可以进一步点击刊名，进入期刊网页，论文浏览和刊内文章检索。

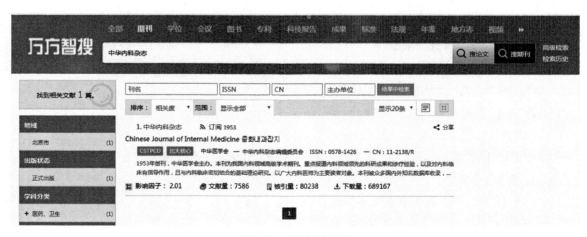

图 3-29　期刊检索界面

## 三、检索结果的处理

### （一）结果显示

如图 3-30 所示，检索结果可按"相关度"、"发表时间"、"被引度"、"热度"方式排序，每页显示条数可选择 20 条、30 条、50 条。

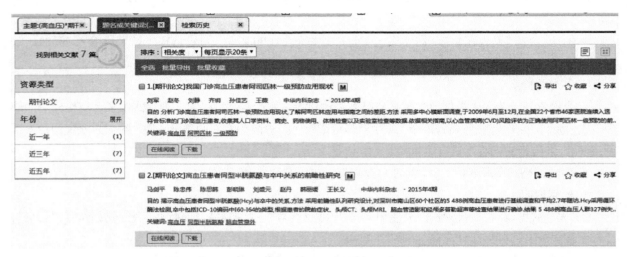

**图 3-30 检索结果显示界面**

系统默认每页显示 50 条记录，每条记录包括：论文标题、全部作者姓名、出处（刊名、出版年、期）、摘要。点击论文标题可显示单篇论文的详细题录，可选择"在线阅读"或"下载原文"按钮，全文文件为 PDF 格式。

### （二）结果输出

勾选全部或部分题录，点击"批量导出"按钮，题录的导出格式有 7 种选择：参考文献格式、NoteExpress、RefWorks、NoteFirst、EndNote、自定义格式、查新格式。

## 四、检索案例

题目：检索有关"基因与糖尿病关系"方面的文献。

**1. 检索分析** 对检索题目进行分析，本题核心概念为"基因"、"糖尿病"。

**2. 操作步骤**

方法一：选择主题检索，2 个概念用 AND 组配。

（1）点击高级检索按钮，进入高级检索界面。

（2）选择字段"主题"，输入检索词"基因"。

（3）选择字段"主题"，输入检索词"糖尿病"。

（4）点击"查找"，进入检索结果显示页面。

（5）根据题目要求，筛选合适的记录，点击"导出"按钮，下载保存检索结果。

方法二：选择专业检索。

（1）点击专业检索按钮，进入专业检索界面。

（2）点击"可检索字段"，选择"题名或关键词"字段。

（3）在括号内输入"基因"。

（4）在添加逻辑关系处点击*（与）。

（5）输入"糖尿病"。最终检索式为"题名或关键词（基因＊糖尿病）"，点击"检索"，完成专业检索。

# 第五节　国家科技图书文献中心

## 一、数据库概况

国家科技图书文献中心（National Science and Technology Library，NSTL）是一个基于网络环境的科技信息资源服务机构，组建于2000年6月，依托丰富的资源面向全国用户提供网络化、集成化的科技文献信息服务，目前已发展成为国内最大的公益性的科技文献信息服务平台。成员单位包括中国科学院文献情报中心、中国科学技术信息研究所、机械工业信息研究院、冶金工业信息标准研究院、中国化工信息中心、中国农业科学院农业信息研究所、中国医学科学院医学信息研究所、中国标准化研究院标准馆和中国计量科学研究院文献馆。

NSTL网址为http://www.nstl.gov.cn，网站上汇集了各种类型的文献信息资源，可为用户提供多种方式的信息服务。

文献检索栏目：提供免费文献检索和原文请求两种服务，注册用户可在文献检索的基础上请求文献原文传递服务。提供检索的数据库主要包括以下3大部分内容：

### 1. 期刊论文、会议论文、学位论文、科技报告

（1）期刊论文：中文约6498万条，西文约2829万条，俄文约92万条，日文约232万条。

（2）会议论文：中文约229万条，外文约835万条。

（3）学位论文：中文338万条，外文约50万条。

（4）科技报告：外文约134万条。

（5）文集汇编：外文约15万条。

（6）科技丛书：外文约30万条。

### 2. 专利文献

（1）中国专利：中国大陆专利约1572万条；中国台湾专利约139万条。

（2）外国专利：美国专利525万条，英国专利192万条，法国专利99万条，德国专利345万条，日本专利2407万条，瑞士专利71万条，欧洲专利326万条，韩国专利497万条，印度专利46万条，以色列专利28万条，俄罗斯专利110万条，前苏联专利145万条，加拿大专利20万条，世界知识产权组织301万条。

### 3. 标准、计量规程

（1）国外标准：约12万条。

（2）中国标准：约3万条。

（3）计量检定规程：约0.3万条。

本节主要介绍"文献检索"栏目中文期刊论文数据库的使用方法。其他类型文献检索参见第七章"特种文献类型网络信息资源检索"。

## 二、检索途径及方法

### （一）普通检索

1. 检索步骤普通检索在查询框输入检索词即可，具体步骤为：

(1) 选择数据库 - 中文期刊。

(2) 选择检索字段,输入检索词;检索框中也可以对多个检索词进行逻辑运算(and、or、not 构造检索式)。

(3) 多条检索式可选择"与"、"或"、"非"进行组配检索。

(4) 设置查询条件:包括"馆藏范围、查询范围、出版时间、查询方式"。

(5) 点击"检索"按钮。

### 2. 检索说明

(1) 不同的数据库字段设置有所不同。期刊论文库可检索字段包括:全部字段、关键词、作者、题名、文摘、ISSN、刊名、出版年。

(2) 数据库的选择须注意:可以单选某一特定数据库,也可以在同一语种或相同类型资源内选择多个数据库;中文库与外文库不可同时选择;标准库与其他资源不可同时检索。

(3) 查询范围:全部记录、含文摘记录、含引文记录、可提供全文记录 4 种选择。

(4) 时间范围:指入库时间,包括:全部、最近一周、一个月、三个月、六个月、一年共 6 种选择。

(5) 出版时间:按文献出版的年份检索。

(6) 馆藏范围:用于限定文献所在的馆藏单位,可选择全部馆藏或单一收藏单位。

### (二)高级检索

高级检索方式是为专业检索人员提供的一种检索方式,需要构造查询表达式。

### 1. 检索步骤

(1) 选择数据库 - 中文期刊。

(2) 选择检索字段,输入检索词,并组合词间关系,点击"添加"按钮;也可以直接在文本框中输入检索表达式。

(3) 重复步骤 2,多个检索式组配检索。

(4) 设置查询条件。

(5) 点击"检索"按钮。

### 2. 检索说明

(1) 数据库选择和查询条件设置同普通检索。

(2) 同一数据库可选择的检索字段与普通检索一致。

### (三)期刊检索

期刊检索是针对期刊文献的特性所提供的一种检索方法,提供对单一期刊的文献进行检索,同时也提供浏览所选期刊的目次信息。对于中文期刊,目前不提供此种检索方法。

检索步骤:

(1) 选择检索字段:全部、刊名、ISSN、EISSN、Coden。

(2) 输入相应的检索词。

(3) 点击"检索"按钮。

### (四)分类检索

分类检索提供了按学科分类进行辅助检索的功能。可以在系统提供的分类中选择类目,在选定的学科范围内检索文献。在一个学科类目下最多选择不超过 5 个子类别,若超过 5 个,查询时按大类查询。检索界面提供的数据库选择、查询条件设置等检索方法与"普通检索"相同。

### 1. 类目选择
设置了自然科学总论:数学、物理、化学、力学、天文学、地球科学、生物科技、医学、药学、卫生、航空航天、军事、农林牧渔,机械、仪表工业、化工、能源、冶金矿业、电子学、通信、计算机、自动化、土木、建筑、水利、交通运输、轻工业技术、材料科学、电工技术、一般工业技术、环境科学、安全科学、图书馆学、情报学、社会科学等。在一个学科类目下可选择"全部"或"部分"下位子类目。

　2. 数据库选择。

　3. 选择查询字段和逻辑关系,输入检索词。

　4. 查询条件的设置(同普通检索)。

　5. 点击"检索"按钮。

## 三、检索结果的处理

检索结果过多,方法:提高检索词的专指度;多加限定;在检索结果中再检索(二次检索)。检索结果太少,方法:如果输入一个检索式,检索到的结果太少甚至没有检索结果,在排除了拼写错误等原因以外,您需要通过参考咨询,扩大检索词的概念面,多用同义词、近义词,减少检索词,使用截词符或采取全字段检索等方法来扩大文献检索结果。

### (一)结果显示

结果显示页面提供数据库名称、检索条件(即系统执行的检索式)、命中数量、每页显示的记录条数以及检索所用时间。

目前系统的检索结果显示格式,包括:标题、作者。每条题录设有复选框、"加入购物车"按钮、"加入我的收藏"按钮。点击文章标题,可直接浏览该文章的详细信息。文献详细内容包括文章标题、作者、作者单位、文献出处(如刊名、年卷期或者会议名等)、文摘、语种、文献所在的馆藏单位等。点击作者,可继续查询该作者发表的其他文章。

### (二)结果下载

勾选记录前的复选框,选择全部或部分文献,点击"查看详细内容",可以复制粘贴相关结果,也可以点击每个标题后边的图标,逐条加入购物车,或者选择多篇文献,批量加入;如果检索结果不止一页,请把当前页已选择的文献"加入购物车"后再翻页。用户若确定需要订购该篇文章全文,还可以进行"加入购物车"或"加入我的收藏"操作。

（韩玲革）

**学习小结**

本章介绍了查找医学文献常用的 5 种中文期刊数据库:中国生物医学文献数据库(CBM)、中国期刊数据库(网络版)、维普中文科技期刊数据库、万方数据知识服务平台、国家科技图书文献中心,分别从数据库概况、检索途径与方法、检索结果的处理等方面进行了系统的讲解,并重点对检索方法进行了示例说明。

**复习参考题**

1. 比较 5 种中文期刊数据库的学科收录范围、收录期刊种类、检索功能特色。

2. 举例说明 CBM 的主题检索、分类检索的检索步骤。

3. 简述 CNKI 期刊库的检索结果页面可以进行哪些项目的聚类分析?

4. 万方数据知识服务平台包含哪些资源类型?

5. NSTL 包含哪些资源类型?

6. 利用 CBM 数据库查找有关中药治疗皮肤病方面的综述文献。

7. 利用中国学术期刊网络出版总库检索

2015 年以来发表在《中华护理杂志》上有关"脑梗患者护理"方面的文章。

8. 利用中文科技期刊数据库检索发表在《实用临床医药杂志》上有关"白血病诊断"方面的文章。

9. 利用万方数据知识服务平台期刊数据库检索有关"基因与糖尿病关系"方面的文献。

10. 利用 NSTL 的期刊论文数据库检索有关"类风湿关节炎的防治"方面的文献。

# 第四章　英文医学文献检索

4

04章

| 学习目标 | |
|---|---|
| **掌握** | PubMed 常用检索技术及方法;能够清楚地分辨 PubMed 基本检索、高级检索以及 MeSH 数据库主题词检索等检索方式的特色与差异;会根据不同的课题选择恰当的解决途径;BIOSIS Previews 的基本检索方法;常用英文全文数据库的检索方法。 |
| **熟悉** | PubMed 主题词与副主题词等概念的含义及检索结果过滤、显示、输出及全文获取方式等功能;BIOSIS Previews 的特殊检索途径;常用英文全文数据库的种类。 |
| **了解** | 数据库的收录范围、内容、个性化定制功能及可用于后续数据挖掘的衍生工具;BIOSIS Previews 检索结果的保存及输出。 |

# 第一节 PubMed 数据库

## 一、PubMed 概况

PubMed（https：//www.ncbi.nlm.nih.gov/pubmed/）由美国国立医学图书馆（National Library of Medicine，NLM）下设的国家生物技术信息中心（National Center for Biotechnology Information，NCBI）研制开发，是免费向全球开放的基于 Web 的生物医学信息检索系统，也是国际公认的最具权威、使用最广泛、影响最大的生命科学领域文摘数据库。

PubMed 检索系统的数据以 MEDLINE 数据库为核心来源，加之免费向用户开放，因此又被称为网络免费版 MEDLINE。作为 NCBI 平台上生物医学信息检索资源的重要组成部分，PubMed 提供了丰富的链接，可方便地切换到 NCBI 平台及美国国立医学图书馆（NLM）的其他数据库。此外，PubMed 所收录期刊的出版商同时参与了该库数据的在线提交，较大程度提升了文献信息报道和更新的效率，用户检索到文献线索后还可通过出版商/数据商网站上的全文链接或本地图书馆馆藏资源等第三方链接获取全文及相关信息。由于 PubMed 具备期刊收录范围广泛、内容覆盖全面、免费开放检索、数据更新速度快、检索体系完备、检索途径多样、使用方便快捷、外部链接丰富等特点，该库已成为当下全球生物医学领域研究者检索生物医学信息的首选工具。

### （一）PubMed 收录范围及内容

PubMed 收录的文献包括生物医学及健康领域的多个学科，涉及世界范围内近 60 个语种的 5200 余种期刊及部分在线图书的摘要信息。PubMed 现有记录超过 2800 万条（截至 2018 年 5 月），可回溯至 20 世纪 40 年代。

PubMed 收录的文献主要来源于以下三个数据库子集。

1. MEDLINE PubMed 的主要数据来源，是 20 世纪 70 年代美国国立医学图书馆（NLM）推出的世界上权威的生物医学数据库，也是 NLM 最大的书目数据库。其前身为 NLM 创建的 MEDLARS 系统，其后进一步实现了联机检索，发展为 MEDLINE（MEDLARS Online）。该库目前收录了 1940 年至今的 5632 种期刊，其中近一半是美国期刊（截至 2017 年 6 月）。MEDLINE 数据库最大的特色即所有记录均按照医学主题词表（MeSH）进行了 MeSH 主题词（MeSH Terms）的标引加工处理，从而有效地保障了文献检索的查全率和查准率。该部分数据每条记录的 PMID 后均带有 [PubMed-indexed for MEDLINE] 的标识。

MEDLINE 数据库通常被整合在不同类型的数据库平台上，便于实现跨库检索。常见的有：WebSPIRS 系统的 MEDLINE、Ovid 系统的 MEDLINE、Web of Science-MEDLINE、EBSCO-MEDLINE 等。

2. In Process Citations 指由正在加工处理的文献记录组成的临时数据库，通常被标识为 [PubMed-in process]。收录了尚未经过 MeSH 主题词标引的期刊文献题录及摘要信息。由于该库每天都在不断地增加新纪录，数据加工完毕会自动转入 MEDLINE 数据库中，有效地缩短了文献报道的时差，因此也被称为 MEDLINE 的前期数据库（PreMEDLINE）。

3. Publisher Supplied Citations 即由数据出版商直接向 PubMed 递送的电子文献记录，通常带有 [PubMed as supplied by publisher] 的标识。这些文献包括两种来源：① MEDLINE 收录范围的文献。PubMed 每天（周二至周六）都会接收大量的电子文献，大多数会自动转入 In Process Citations 中，换上 [PubMed-in process] 标识，并赋予一个 MEDLINE 的数据识别号 UI，待标引完毕转入到 MEDLINE 中；②部分记录所在刊物因不属于 MEDLINE 收录范围（如一般科学中的非生物医学文献和化学杂志中的生命科学文献等），会被继续保留在 PubMed，因此其记录状态会不变或仅标注为 [PubMed]，这部分记录只有 PubMed 数据识别号 PMID 而没有 MEDLINE UI；③为加快文献报道速度，出版商会通过 PubMed 在线平台优先发布印刷版文献的电子版题录，标注为 [Epub ahead of print]，并提供每篇文献的 DOI（数字对象唯一标识符）及全文链接地址信息。

## （二）PubMed 常用检索字段

PubMed 数据库的文献约由 80 多个字段组成，其中可检索的字段有 43 个，表 4-1 列出了常用检索字段的标识符（Tags）、字段名称及含义。

**表 4-1　PubMed 常用检索字段一览表**

| 字段名称 | 字段标识 | 字段含义 |
| --- | --- | --- |
| Affiliation | [AD] | 第一著者单位及通讯地址 |
| All Fields | [ALL] | 全部字段 |
| Author | [AU] | 著者姓名 |
| Author-Corporate | [CN] | 合作者或团体著者 |
| Author-First | [1AU] | 第一著者 |
| Author-Full | [FAU] | 著者全名 |
| Author-Identifier | [AUID] | 由出版商提供的作者识别码 |
| Author-Last | [LASTAU] | 排名最后的作者 |
| Date-Completion | [DCOM] | 文献的完成日期 |
| Date-Entrez | [EDAT] | 文献被 PubMed 收录的日期 |
| Date-Publication | [DP] | 文献的出版日期 |
| EC/RN Number | [RN] | 美国 FDA 物质登记系统唯一识别码，或国际酶学委员会给予特定酶的编号，或化学物质的 CAS 登记号 |
| Filter | [FILTER] | 链接外部资源站点所使用的限定文献的技术标识 |
| Issue | [IP] | 期刊的出版刊号 |
| Journal | [TA] | 期刊搜索，包括期刊的标题缩写或 ISSN 编号等信息 |
| Language | [LA] | 语种 |
| Location ID | [LID] | 定位网页文献的编号，包括 DIO 号和出版商 ID 号 |
| MeSH Major Topic | [MAJR] | 主要 MeSH 主题词，在主题词后加"*"作为标识 |
| MeSH Subheadings | [SH] | MeSH 副主题词 |
| MeSH Terms | [MH] | MeSH 主题词 |
| Pagination | [PG] | 文献在期刊中的起始页码 |
| Publication Type | [PT] | 文献类型 |
| Supplementary Concept | [NM] | 补充概念，包括化学物质、实验报告、疾病术语等 |
| Text Words | [TW] | 文本词，来自标题、摘要、主题词、出版类型等字段 |
| Title | [TI] | 文献题名 |
| Title/Abstract | [TIAB] | 文献题名 / 摘要 |
| Volume | [VI] | 期刊卷号 |
| UID | [PMID] | PubMed 文献的唯一识别码（Unique Identifier） |

# 二、PubMed 检索途径及方法

打开 PubMed 主页（www.pubmed.gov），页面结构如图 4-1 所示大致可分为三个功能区。页面上方为检索区，除可实现 PubMed 基本检索、高级检索和帮助功能外，用户还可通过下拉菜单自由切换 NCBI 平台上包括基因库（Genes）、基因组库（Genomes）、蛋白质库（Proteins）、文献库（Literature）、健康库（Health）以及化学物质库等在内的 6 个大类的 45 个数据库，完成单个数据库检索或跨库检索。页面中部为 PubMed 的 3 个使用专栏,分别是 Using PubMed（使用指南）、PubMed Tools（检索工具）、More Resources（更多资源）。页面下方为 NCBI 的资源总览,包括资源更新、热门文献、讨论区及 NCBI 平台资源访问链接等。

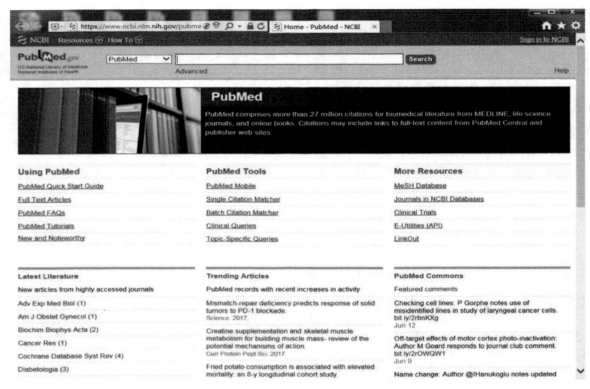

图 4-1　PubMed 主页结构

## （一）检索技术

1. **自动词语匹配**（automatic term mapping）　对于输入检索框中的未加任何限定的检索词,系统将采用文本词（Text Word）检索,即在标题和文摘字段查找的同时,依次到 MeSH 转换表、刊名索引以及作者索引等进行词语匹配查找,尽可能拓宽检索范围,这就是 PubMed 的自动词语匹配功能。

例如:在检索框中输入"lung cancer smoking",系统会将检索要求转换成（"lung neoplasms"[MeSH Terms]OR（"lung"[All Fields]AND "neoplasms"[All Fields]）OR "lung neoplasms"[All Fields]OR（"lung"[All Fields] AND "cancer"[All Fields]）OR "lung cancer"[All Fields]）AND（"smoking"[MeSH Terms]OR "smoking"[All Fields]）进行检索。当检索词为多个时,数据库会自动识别多个词之间的概念关系进行匹配或拆分,如"lung cancer",对每个有实际概念的检索词除了执行[MeSH Terms]检索外,还将对检索词本身执行[All Fields]检索。最终按照检索结果之间的逻辑关系完成布尔逻辑组配。PubMed 利用它的自动词语匹配功能将重要的词语结合在一起,并将不规范的词语转换成规范的用词,这种处理能使检索结果更全面、精确,最大限度满足用户的需要。

2. **布尔逻辑检索**（Boolean operators search）　PubMed 支持常用的布尔逻辑检索,布尔逻辑运算符运算的优先级分别为 NOT>AND>OR,圆括号为优先运算符,可改变检索式从左向右的运算顺序,例如:hepatitis b AND diagnosis OR therapy 和 hepatitis b AND（diagnosis OR therapy）的检索结果不同。

3. **截词检索**（truncating search terms）　利用 PubMed 的截词符 *,能实现对具有相同词根的词同时进行检索,从而达到扩大检索文献量的目的,但需注意可能会增加不相关主题的文献。如输入 cell*,可同时检出含有 cell、celliferous、cellophane、cells 和 cellular 等词的文献,其中 cellophane（玻璃纸）与词干 cell 的概念已相距甚远。此外,利用 * 截词功能也将只运行文本词检索,当使用截词检索时,系统将不能匹配出与所输入文本词相关的主题词。

**4. 短语检索**（searching for a phrase） 也称强制检索,即严格按输入形式得到相匹配的检索结果,检索词不再执行自动词语匹配和扩展检索,常用于词组和专有名词检索。强制检索的方式有两种,一种是在检索词后使用字段限定符 [ ],如 stem cell transplantation[ti]（即检索结果为篇名字段含有该检索词）,常用的 PubMed 字段标识符及含义见表 4-1;第二种是使用半角的双引号的词组检索（phrase searching）,如 "glue ear"。由于词组检索将关闭自动匹配和 MeSH 扩展功能,检索时将不包含与该词组相对应的主题词以及其更加专指的下位主题词。

**（二）检索方法**

PubMed 的检索方法主要包括基本检索、高级检索、MeSH 数据库主题词检索及专项检索。

**1. 基本检索** 基本检索是 PubMed 主页默认的检索途径,也称"智能检索",多用于完成检索条件较少等一般难度课题的检索需求。如图 4-2 所示,界面简洁清晰,在检索框里输入有效的检索词或检索式,点击"Search"按钮或回车键（Enter）系统便会执行自动词语匹配检索,并显示检索结果。基本检索的"智能"一方面体现在可自动实现词语匹配,同时完成 Mesh 主题词扩展检索和自由词检索;另一方面则体现在其智能拼写检查及词语自动提示的功能,可辅助用户规范选词。

值得注意的是,系统自动词语匹配功能的匹配度并不是完全正确的,如若不及时调整,有时得到的检索结果可能是完全错误的。因此在使用过程中,用户最好通过页面右侧的"Search Details"框查看检索转换过程详情,结合实际情况重新调整检索词,完善检索式。

另外,对特定著者或期刊的检索也是一种常见的检索方式,可看成是基本检索的一种特例,下面加以简单介绍。

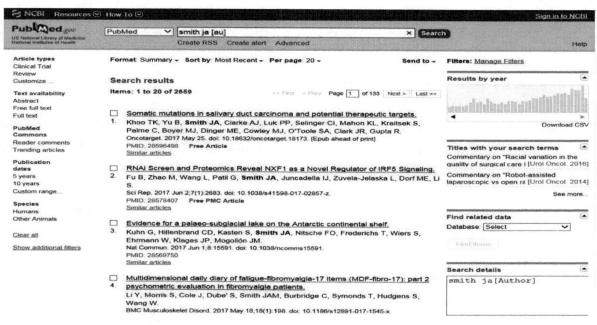

**图 4-2 PubMed 基本检索框**

（1）**著者检索**（Author Searching）:用于查找某一作者的发文情况。著者检索（authors）不区分大小写,也无须添加任何标点符号,规范格式为:姓氏全称在前,名字首字母缩写在后。姓名后可添加字段限定符 [au] 或 [author],也可不做限定,如输入 smith ja[au], smith ja[author], smith ja 均可检索出结果。2002 年及以后的文章可以用著者全名进行检索,如 Garcia Algar, Oscar[au],姓名前后排列顺序不再限定。

PubMed 自动执行前方一致的截词检索功能。如输入 Thomas H,系统会同时检索出 Thomas HC, Thomas

HE 等所有姓氏为 Thomas，名字首字母为 H 的作者。若要关闭自动截词功能，可通过使用半角双引号的词组检索实现，如 "Thomas H"[au]。

（2）期刊检索（Journal Searching）：检索某刊发表的所有文献在 PubMed 中的收录情况，可以采用刊名全称检索，加上字段限定符[TA]，例如：ca-a cancer journal for clinicians[TA]；也可以采用 MEDLINE 标准刊名缩写检索，例如：CA Cancer J Clin[TA]；还可以采用国际标准期刊号（ISSN）检索，例如 1542-4863[TA]。

如果刊名中包含了特殊字符，如连字符、括号等，检索时可以省去这些符号。如检索 j hand surg[TA]（journal of hand surgery-american volume《手外科杂志(美国卷)》），应去除"[  ]"号，直接输入"j hand surg am"即可搜索到结果。检索中文刊名可直接输入汉语拼音检索，如中华心血管病杂志，输入"Zhonghua Xin Xue Guan Bing Za Zhi"。

**2. 高级检索**（Advanced Search） PubMed 高级检索功能适用于完成相对复杂的课题。点击基本检索框下方的"Advanced"链接即进入 PubMed 高级检索界面。该界面主要由输入显示框（Edit）、检索构建器（Builder）和检索历史（History）三部分组成。

（1）输入显示框（Edit）用于编辑或显示检索式的功能窗口。对于熟悉 PubMed 检索方法和技巧的专业用户，为了提高检索效率，可点击检索式输入显示框左下方的"Edit"链接，进入人工编辑检索式界面，此时的检索构建器（Builder）将退出不再显示。普通用户则可通过检索构建器和检索历史分步骤构建检索式，最终检索式将呈现在输入显示框（Edit）中。

（2）检索构建器（Builder）可以帮助用户便利的构建检索式。检索时，可先在左侧的下拉菜单中选择适当的检索字段（默认为全字段 All field），接着输入相应的检索词，如果想进一步规范所输入的检索词，还可参考检索框后的"Show index list"索引表，然后再根据需要选择逻辑运算符 AND、OR、NOT 对不同行检索框里的检索词进行组配，最终点击 Search 按钮即可进入检索结果页面。

检索构建器默认的输入框是两行，用户可点击检索框后的"+"号来不断增加检索框输入检索词，每添加一个检索词，输入显示框（Edit）中就会出现按照输入顺序构建的检索式，如需调整或修改检索式，可点击"Edit"编辑完成。

（3）检索历史（History）检索历史用于完整的记录检索过程中的详细步骤，简单明了的揭示了检索序号（Search）、检索式（Query）、检索结果数量（Items found）以及检索时间等。单击检索式序号，如单击"#1"，可在弹出的菜单栏中选择相应逻辑运算符（AND/OR/NOT）并将该检索式添加到检索构建器（Builder）里，也可以执行删除检索式（Delete from history）、显示检索结果（Show search results）、显示实际执行的检索式（Show search details）或将检索式保存到 My NCBI（Save in My NCBI）等操作（图 4-3）。

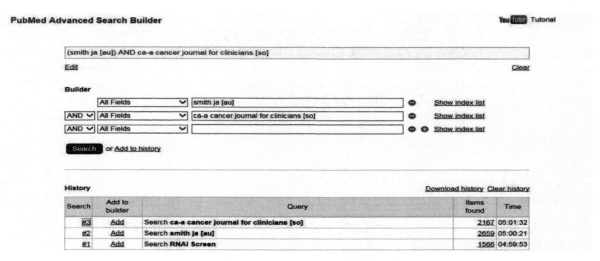

图 4-3　PubMed 高级检索框

检索历史通常与检索构建器（Builder）配合使用，点击检索式序号右侧的"Add"链接同样可将该检索式添加到检索构建器（Builder）的最后一行，便于做进一步的编辑修改；同样，在检索构建器（Builder）中选择检索字段并输入检索词，点击"Add to history"按钮，可将检索词及检索结果输入到检索历史中，重复上述步骤，完成所有检索词输入后，点击"Search"便可完成相应复杂课题的检索。应注意的是检索历史在 NCBI 网站中最多可保存前 100 条，最久保留 8 个小时。

**3. MeSH 数据库（MeSH Database）主题词检索** 主题词检索是利用 MeSH 数据库的主题词完成的查询搜索。MeSH 是 Medical Subject Headings 的简称，即医学主题词，指用规范化的医学术语来描述生物医学概念。依据 MeSH 表，NLM 为 MEDLINE 收录的每篇文献标引 10~20 个 MeSH 主题词以表达文献的主题内容。其中论述文献中心内容的主题词称主要主题词（major topic headings），论述次要内容的主题词称为次要主题词（minor topic headings），论述主题某一方面内容的词称为副主题词（subheadings），比如 therapy、diagnosis、etiology 等。主题词之间存在学科等级结构，部分副主题词之间也存在等级结构，这样利于扩展检索。用户利用一个 MeSH 词能找出所有有关该主题的文献，如此将有利于提高文献检索的全面性和准确性（图 4-4）。

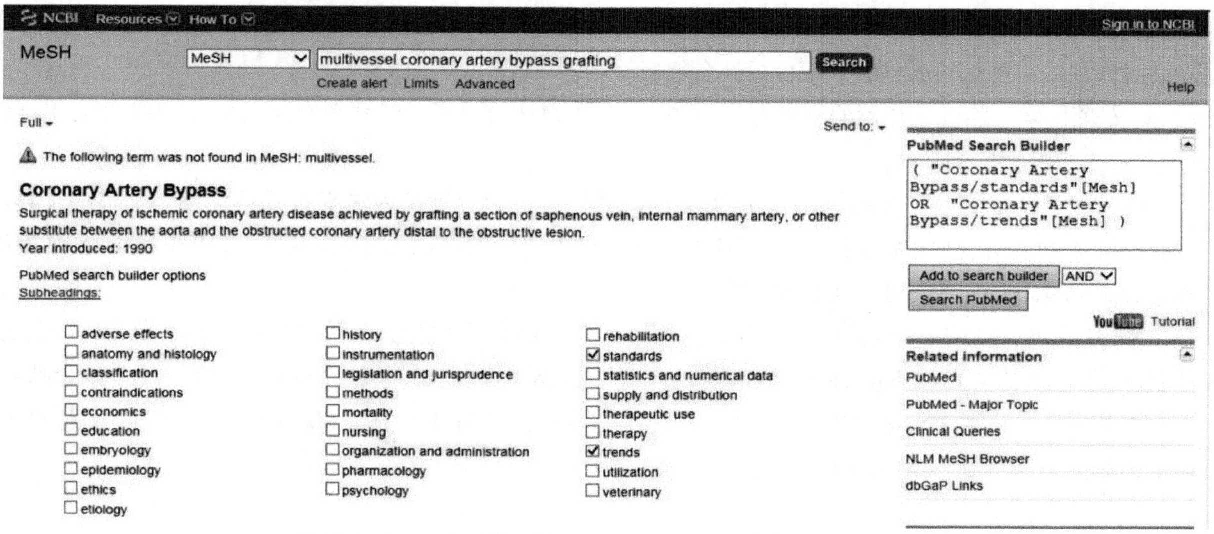

图 4-4　MeSH 主题词检索

（1）主题词查找：点击 PubMed 主页右下方 More Resources 里的"MeSH Database"链接，在提问框中输入检索词后点击 Search，或在 PubMed 主页基本检索框前面的下拉式菜单中选择"MeSH"，输入检索词点击 Search，均可进入主题词检索页面。

主题词检索具有辅助纠错功能，当用户输入的检索词属拼写错误或非 MeSH 词时，系统会自动为用户提供相关词的链接结果。如输入检索词 H7N9，系统识别其并非 MeSH 词后，会从词表中匹配出相应的 Influenza in Birds、Influenza A Virus、H7N9 Subtype 等 MeSH 词链接，用户可根据 MeSH 词的注释判断取舍。当输入的检索词是 MeSH 词时，点击该主题词本身的超链接，系统将进一步显示该词的定义，词表中所有相关上、下位词的树状图以及可搭配的副主题词总表。

（2）副主题词搭配：主题词与副主题词搭配可使检索结果更加专指，从而提高检索结果的精准度。PubMed 共设有 80 个副主题词，每个副主题词均有其特定的含义和适用范围，用户可根据检索课题的具体内容挑选相应的副主题词，需要注意的是，副主题的选择可多可少，多个副主题之间是并列的逻辑关系，但副主题并不是必需的，如果无法确定适合的主题词也可不做勾选。副主题词不仅适用于用户输入的 MeSH 词，而且还适用于该 MeSH 词的其他下位词。

（3）其他限定：位于副主题词选择区域左下方有两项限定复选框。"Restrict to MeSH Major Topic"（限定为主要主题词)和"Do not include MeSH terms found below this term in the MeSH hierarchy"(不进行扩展检索)。

PubMed 在为一篇文章确定 MeSH 标引词时,还会进一步分析该主题词在文章中的重要程度,所以在一篇文献中虽然同样作为主题词,但也存在着主要 MeSH 词和次要 MeSH 词的区别,用户一旦选择将检索限制在 major MeSH 字段,这意味着检出文献虽然有所减少但内容会更相关。

PubMed 系统默认进行扩展检索,用户选择一旦勾选"Do not include MeSH terms found below this term in the MeSH hierarchy",表示将关闭对该主题词下位词的检索,如此容易造成漏检,一般不建议勾选。

当完成对首个检索词的主题词检索后,单击页面右侧的"Add to search builder",检索式会被自动输送到检索构建器"PubMed Search Builder"中,选择逻辑运算符"AND"、"OR"或"NOT",按照上述步骤继续设置下一个主题词,然后以同样的方式添加到检索构建器,点击"Search PubMed",系统便会执行两者之间的布尔逻辑检索。在检索结果页面的右下方检索详情"Search details"中可查看完整检索式。

MeSH 主题词检索虽然相对复杂烦琐,但是在不考虑检索最新文献的前提下,其查全率与查准率较高,是 PubMed 的最佳检索方式。但值得注意的是,主题词检索仅针对已进行了主题词标引的数据,主要是MEDLINE 数据库中的记录,由于它不支持文本词检索,会漏掉一些最新出版或尚未标引出 MeSH 主题词的文献,因此为保证检索效果,在使用该检索途径时,必须结合具体课题灵活变通,如果需要检索最新的文献信息,应考虑将自由词检索与主题词检索结合起来使用。

**4. 专项检索**　除以上常用的检索方式外,PubMed 主页还提供了针对期刊信息匹配、临床主题查询、特定主题查询等特色检索功能。

(1)引文匹配器检索(Citation Matcher)引文匹配器是通过部分题录线索来查找具体期刊文献的工具。在 PubMed 主页中部的"PubMed Tools"指南里,分别提供了"Single Citation Matcher"(单篇引文匹配器)和"Batch Citation Matcher"(批量引文匹配器)两种工具。

"Single Citation Matcher"该工具主要用于查找某一特定文献,可供输入的信息包括期刊名(Journal)、发表时间(Date)、卷期首页码(Volume,Issue,First page)、作者姓名(Author name)、标题(Title words)等。比如欲查找一篇 2017 年在 Science 第 355 卷 1072 页发表的一篇文献,即可利用 Single Citation Matcher 输入已知的信息,点击 Search 得到具体的文献,如图 4-5 所示。

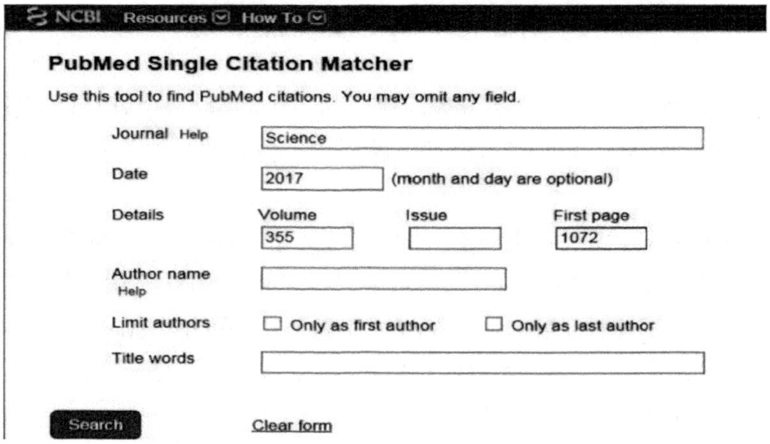

图 4-5　Single Citation Matcher 查找示例

"Batch Citation Matcher"(批量引文匹配器)与单篇匹配器类似,主要用于批量查找文献信息。输入时应注意严格按照指定示例的格式输入检索提问式,每次最多查找 100 条文献记录,填写好个人邮箱信息,点击Search,检索结果便会在几分钟后发送至邮箱。

(2)临床疾病信息查询(Clinical Queries)点击 PubMed 主页中部"PubMed Tools"指南里的 Clinical Queries,

即可进入专门为临床医生设计的循证医学文献检索界面。该项服务主要包括以下三方面内容：

一是"Clinical Study Categories"：用于查找某一疾病的 Diagnosis（诊断）、Therapy（治疗）、Etiology（病因）、Prognosis（预后）和 Clinical prediction guides（临床预测指南）等与临床密切相关问题的文献。此外，还设有两个 Scope（检索范围）可供选择："narrow" 侧重于"查准"，结果中的记录专指性强；"broad" 侧重于"查全"，但有些记录可能不符合检索要求。例如：检索 SARS 的病原学文献，在 Clinical Queries 界面的提问框中输入 sars，在 Category 类目中选择 Etiology；在 Scope 中选 broad 强调查全，检出的文献较多；选 narrow 则强调查准，检出的文献较少但更切题。需要特别说明的是，Clinical Queries 利用内在的过滤器使其检索结果更加贴近临床的需要，包括临床的诊疗等。

二是"Systematic Reviews"：用于检索系统评价（systematic reviews）、meta 分析（meta-analyses）、临床试验评论（reviews of clinical trials）及实践指南（guidelines）等循证医学（evidence-based medicine）方向的研究论文。

三是"Medical Genetics"：用于检索有关医学遗传学方面的文献，设有 All（全部医学遗传学）、Diagnosis（诊断）、Differential Diagnosis（鉴别诊断）、Clinical Description（临床症状）、Management（管理）、Genetic Counseling（遗传咨询）、Molecular Genetics（分子遗传学）、Genetic Testing（遗传试验）等类目。

（3）PubMed Mobile 移动 PubMed 是 NCBI 推出的利用移动终端访问 PubMed 的搜索平台。进入移动 PubMed 页面主要有两种方式：通过智能手机或平板电脑在浏览器搜索框中输入关键词"PubMed"，即可查询到"PubMed 数据库 -Home-NCBI"网址链接，点击进入；或在移动终端进入 PubMed 首页后点击"PubMed Tool"栏目下的"PubMed Mobile"进入。

在 PubMed Mobile 页面用户可随时随地浏览 PubMed 平台推送的热门文献（Trending articles）、检索查询各类生物医学信息，并对检索结果进行过滤限定等处理，针对可获取全文的文献还将提供获取途径链接。如图 4-6 所示。

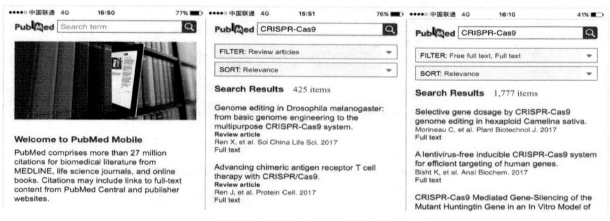

图 4-6　PubMed Mobile 查找示例

（4）Topic-Specific Queries 是专门为临床医生及科研人员而设置的快速查询特定医学主题信息的检索工具。点击 PubMed 首页"PubMed Tool"栏目下的"Topic-Specific Queries"即可进入其主页。页面内容丰富，集合了"临床查询（Clinical Queries）"、"电子病历（Electronic Health Records）"、"疗效比较研究（Comparative Effectiveness Research）"等临床查询网页。提供了"ALTBIB"、"CAM on PubMed"、"MedlinePlus Health Topics"等一系列附加专题搜索入口。按照内容特点筛选出了包括 AIDS、Bioethics、Cancer、Complementary Medicine 等在内的 14 个常用热门主题，按照期刊类型筛选出了"Core clinical journals"、"Dental journals"、"Nursing Journals"等 3 大类，用户点击主题名称或期刊类别链接，便可将检索范围限定在相应主题或刊物领域内，大大提升了检索结果的准确性。

## 三、PubMed 检索结果处理与个性化定制

在检索结果内容显示页面,用户可执行检索结果过滤、格式调整、检索结果输出以及个性化服务定制等操作。

### (一) 检索结果处理

**1. 检索结果过滤(Filtering searches)** 过滤检索相当于对检索结果进行二次限定,主要通过一系列过滤项来缩小检索结果范围。页面左侧提供了常用的 filters 选项,点击"Show additional filters"可查看全部过滤项。

PubMed 的过滤限定项主要包括:文献类型(Article type)、文献可获取情况(Text availability)、PubMed 评论空间(PubMed Commons)、出版日期(Publication dates)、研究对象物种类别(Species)、检索子集(Subjects)、期刊类别(Journal categories)、年龄(Ages)、检索字段(Search fields)、语种(Languages)、性别(Gender)等,限定方法是直接勾选对应限定项,点击"Apply"按钮或直接单击限定项链接。

检索示例:某呼吸科医生想了解最近 5 年关于肺癌方面的英文综述免费全文文献。检索时首先在检索框中输入"lung cancer"(肺癌),点击"Search"按钮,然后在检索结果界面的左侧逐一选择相关项目进行限定,直到最后完成检索,如图 4-7 所示。

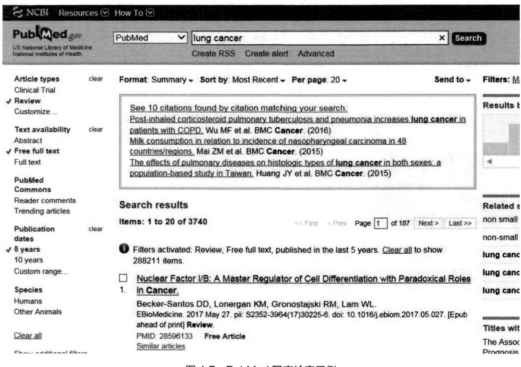

图 4-7　PubMed 限定检索示例

因为限定了全文文献(Full text available),所以检索到的所有文献都提供了全文链接。点击文献标题,可显示具体文献的摘要格式,如图 4-8 所示,在该页面右上角显示文章的全文链接,页面中文献摘要下方的 LinkOut-more resources 则显示了文章的其他全文链接途径。

实施过滤检索时应注意,过滤条件一旦选定将会在此后的检索中一直有效,因此在进行新的检索前务必要清除之前检索的所有限定,即点击"Clear all",否则将会影响后续检索结果的全面性与准确性。

**2. 检索结果显示** PubMed 提供了"Format"(显示格式)、"Sort by"(排序方式)、"Items per page"(每页显示记录数)三种常用工具栏用于调整检索结果的显示格式。

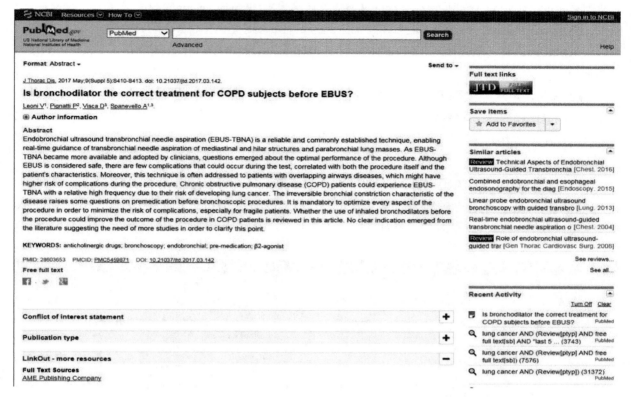

**图 4-8　PubMed 检索结果的全文链接界面**

常用的"Format"（显示格式）主要有以下几种：① Summary 格式，是系统在检索结果页面默认的显示格式，即题录格式，包含：文献标题、作者、刊物简称、年、卷、期与起止页码、DOI 号、记录状态、PMID 号、相似文献等信息。如果该篇文献可免费获取全文，还会标识出"Free Article"或"Free PMC Article"的链接。② Summary（text）格式，与 Summary 格式显示内容一样，只是以文本的格式显示，便于复制。③ Abstract 格式，除了包含 Summary 格式的所有信息外，还包含文献摘要、作者机构等详细信息。④ Abstract（text）格式，与 Abstract 格式显示内容一样，只是以文本的格式显示，便于复制。⑤ MEDLINE 格式，采用 MEDLINE 光盘数据库的著录格式，以两个英文字母为字段标识符显示整条记录，主要用于导入如 EndNote、Reference Manager 和 Note Express 等参考文献管理软件。⑥ XML 显示可扩展标记语言格式的记录，便于在网络环境下描述和交换数据。⑦ PMID List 仅显示每条记录的 8 位 PMID 号。

"Sort by"可按照 Most Recent（最近更新）、Best Match（最佳匹配）、Publication Date（出版日期）、First Author（第一作者字顺）、Last Author（末位著者字顺）、Journal（期刊字顺）、Title（标题字顺）等不同方式排序。

在系统默认情况下，每个界面最多显示的文献量是 20 条。通过 Items per page 进行更改设置，每页最多显示可达 200 条。

另外，检索结果页面右侧栏还提供了其他多种功能，包括：简单的可视化分析，如"Results by year"（逐年出版的文献量）、"PMC Images search"（PMC 图表显示）；Find related data（在 NCBI 其他数据库中检索的相关信息）；Search details（详细的检索表达式）；Recent Activity（最近操作记录）等。

**3. 输出检索结果**　PubMed 提供了 7 种保存及输出检索结果的方式，点击检索结果页面右上角的"Send to"即可显示选择菜单（图 4-9）。具体情况如下：

（1）File，以文件格式保存到本地计算机，可选格式包括了 Summary（text）、Abstract（text）、MEDLINE、XML、PMID List、CSV 等。

（2）Clipboard，将选中的文献临时保存到 PubMed 的剪贴板中，通过页面右上方的 Clipboard items 链接，可以查看暂存的文献记录。同时，已被缓存的文献下方还会显示"Item in clipboard"的标识，点击"Remove from clipboard"可将记录删除。剪贴板中最多存储 500 条记录，且 8 小时无操作后会自动失效。

（3）Collections，将文献保存到 PubMed 的个性化管理空间 My NCBI 中，用户只有注册了个人账号后才可查看调用。

（4）E-mail，用户只需选择相应显示格式及排序方式，设定好主题或附加说明便可将检出或选中文献发送至指定的电子邮箱，每次最多发送 200 条记录。

（5）Order，如果用户无法获取所需的全文，可点击 Order，登录 LoansomeDoc 页面付费订购检出或选中文献的全文。

（6）My Bibliography，将文献保存在 My NCBI 中的 My Bibliography 栏目中，便于对检索结果的后续管理。

（7）Citation manager，将文献保存在参考文献管理软件中。如选中 Format 下的 MEDLINE 格式，导出的 txt 文件就可以方便地导入 Note Express 等文献管理工具。

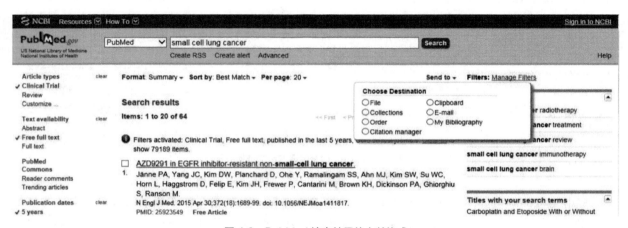

图 4-9　PubMed 检索结果的文献格式

此外，检索策略也可以保存下来，方便日后检索更新的文献，主要途径为：

（1）应用 Details 按钮的 url 功能。在检索结果界面，点击其右侧的 Details 信息框下的 Search 按钮，浏览器将自动在其地址栏生成一条新的网址，将此网址收藏到浏览器收藏夹，以后直接点击所收藏的网址，即可执行相同检索。

（2）应用 My NCBI 功能保存检索式，前提是需要开通 My NCBI 功能。

**（二）个性化定制功能**

PubMed 的 My NCBI 提供个性化定制服务，用户只需免费注册便可获取账户，登录后可完成检索式保存、检索结果过滤、个性化页面定制及定期推送最新检索结果等服务。

**1. 检索式保存与推送**　My NCBI 中的 Saved Searches 在长期保存检索式的同时，还允许用户每月、每周或每天以 E-mail 方式接收系统对这些检索式进行自动更新的结果，从而大大方便了用户对课题进行定期检索，满足了用户的个性化信息需求。

具体操作为，注册登录 My NCBI 后，返回 PubMed 检索结果页面，点击上方的"Create alert"链接，即可将当前检索式保存至 My NCBI 中。在 Saved Searches 栏目里，点击设置图标，对该检索式进行设定：如让 PubMed 定期根据该检索式搜索新文献，并定量发送到指定的 E-mail，方便获取专题的最新文献。Saved Searches 栏目下的"Manage Saved Searches"链接则用于修改或删除已保存的检索策略。

**2. 检索结果过滤**　My NCBI 页面的 Filters 提供个性化过滤限定条件设置服务，用户可以根据喜好或周围环境（能便捷地获取全文的途径等），将检索过程中常用的限定条件添加到个人账号过滤器中，以方便对检出的结果进行分类浏览（图 4-10）。

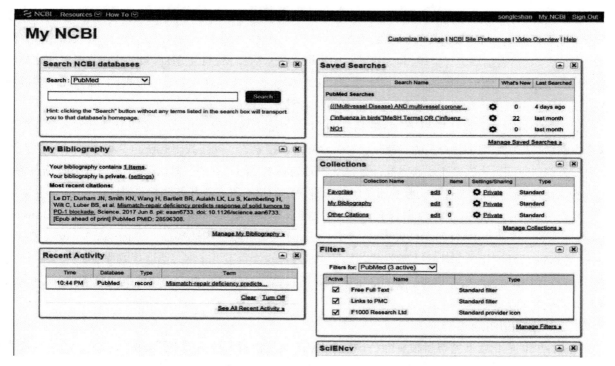

图 4-10　PubMed My NCBI 页面

　　具体操作为,点击检索结果页面右上角的"Manage Filters"链接或从 My NCBI 页面 Filters 栏目里的"Manage Filters"链接进入 Filters 界面。该页面提供了 4 类筛选器,分别是"Popular","LinkOut","Properties"以及"Links"。

　　"Popular"栏列举了 NCBI 中最常用一些限定条件,如临床实验、语种、免费全文链接等;LinkOut 栏则是按照 PubMed 及 NCBI 其他数据库与外部机构提供资源的链接情况进行分类,如化学信息资源、图书馆馆藏资源等;Properties 栏则是按研究对象的属性进行分类,如年龄组、分子式等;Links 栏按与 Entrez 其他数据库的链接情况进行分类,如可选择"Links to Gene"、"Links to PMC"等创建专库的检索结果链接记录。如果可选的限定条件仍无法满足用户需求,还可点击"Create custom filter"自行定制。

　　设置完毕,在任意检索界面的右侧均可显示设置好的 Filters 条件及其对应的文献数量,过滤限定可通过 Filters 随时添加修改,但每个账户在 PubMed 中可设置的过滤器数最多不超过 15 个。

## 四、PubMed 衍生数据库

　　PubMed 凭借资源免费、数据权威、功能强大、结果精准等特点,成为大多数医药工作者了解领域动态和课题查新的首选,但由于其提供的检索结果往往缺乏系统归类和分析、相关度排序等功能给筛选文献带来了一定困难,因此,多种基于 PubMed 的衍生分析工具如 GoPubMed、Quertle、PubMedPlus 等应运而生,一定程度上弥补了它的不足。以下重点介绍 GoPubMed 和 PubMedPlus。

### (一) GoPubMed

　　GoPubMed(http://www.gopubmed.org/)是德国 Transinsight 公司和德累斯顿工业大学(Dresden University of Technology)合作开发的对 PubMed 进行智能检索、分类导航和深度开发的理想工具,也是一种对检索结果进行多角度统计分析的软件。通过它检索者可以很快了解检索到的文献的概貌和本研究领域的研究态势。例如年度分布、核心作者、核心期刊、合著作者网络可视化、作者分布可视化地图(即四 W 分析:What、Who、Where、When)等信息。

GoPubMed 的数据源跟美国国立医学图书馆的 PubMed 完全一样,其本身并没有数据库,其原理为将读者检索提问词提交给 PubMed,接收 PubMed 的检索结果,利用 GO(gene ontology,基因本体)词表和 MeSH(医学主题词表)对检索结果进行提炼,利用算法从中提取 GO 术语和 MeSH 主题词,自动生成临时基因本体词表和医学主题词表,从而对检索进行分类,读者可以根据这些分类快速找到自己需要的文献,而不需要将检索到的所有文献进行阅读,从而大大缩短了用户阅读检出文献的时间。

对于每个在特定语义上的概念,GoPubMed 的"热点追踪"可以显示出在这个研究领域的专家们之间的合作网络。当用户要查找合适的专家时,GoPubMed 可以搜索这些网络找出潜在的专家和他们的合作者,从而节省筛选时间。当在某个学科方向需要建立临时的高水平的研究团队时,这种搜索就显得特别重要。

检索举例:某位医生想通过文献检索了解哈佛医学院的重点研究以及其他相关信息。

可尝试利用 GoPubMed 的数据检索和分析功能,具体检索步骤:在检索框中输入:Harvard medical school[affiliation],点击 find。在检索结果界面,点击"Statistics",则显示分别按 Years、Countries、Journals、Cities、Terms、Authors 统计的相应文献量排列图表。类似主题内容的检索还可非常方便地获取课题研究方向、研究趋势、核心刊物、核心机构等信息。另外,GoPubMed 还按合作次数显示作者合作情况示意图,方便获取课题相关的研究团队等信息。

### (二)PubMedPlus

PubMedPlus 是北京唯博赛科技有限公司在 PubMed 文献检索系统基础上开发的大型文献检索与聚类分析系统。其名称来源于 PubMed 和 Plus,其中 PubMed 是指 PubMedPlus 系统采用 PubMed 官方授权的接口,提供与 PubMed 同样的检索方式和检索结果;Plus 指系统可对 PubMed 的检索结果进行重新整合及聚类分析,以帮助科研人员依据这些归类和分析结果快速找到自己需要的信息。

PubMedPlus 可实现的功能主要包括以下几方面:

**1. 聚类分析** 即用户可以按照年份、期刊、国家、城市、作者、机构、部门、主题词、疾病等近 30 项常用指标对检索结果进行聚类统计,以所占权重比例高低排序展示,针对检索内容涉及的主题方向,系统还会自动分析相关热点词汇,以帮助科研人员了解课题发展趋势与成熟程度,分析同行研究进展,挖掘研究热点与创新点。

**2. 本机构分析** 提供用户所在机构及关注机构发表在 PubMed 上的文献的"实时在线分析",按照年份、期刊、学科、期刊分区、境内外合著机构排名等情况对该机构和关注机构发文量作对比分析,动态显示文献数量,以帮助了解本单位学科的发展情况及在同行中的地位,为科研管理者的决策提供参考依据。

**3. 期刊投稿指南** 指对期刊进行多角度的评估,为用户提供智能选刊投稿指导。具体包括某期刊国内作者文献的百分比、国内发文量较高的机构、主题范畴、录用难度、审稿周期、影响因子、学科排名、期刊分区、推荐审稿人、国内投稿经验交流等,通过对比分析,以帮助用户确定合适的投稿方向,提高投稿命中率。

**4. 馆藏资源整合** 即馆藏资源发现和全文揭示功能,把本单位电子期刊、纸质期刊及本地馆藏的资源进行整合,与系统实现无缝链接,最大化实现合理有效利用馆内资源。

基于以上功能 PubMedPlus 系统还被应用于辅助课题分析、学科竞争力分析、学科评价及引进人才的大数据分析等方面,是一款面向国内用户的生物医药信息文本挖掘工具。

## 五、检索案例

背景:某心外科医生欲查找近 5 年来国外有关"应用旁路移植术治疗多支冠脉血管病变"主题的临床实验报告,由于该医院缺乏外文数据库,因此希望尽量获取其中的免费文献,本次检索结束后,该医生还想便捷的完成后期的持续跟踪研究,如果你是这位医生该如何检索该课题呢?

1. 分析

（1）检索工具选择：由于该医院未定购外文数据库，因此可选择免费外文生物医学文献数据库 PubMed 进行检索，PubMed 提供部分免费全文链接，也可满足用户获取全文的需求。

（2）课题分析：该课题检索内容涉及"旁路移植术"、"多支冠脉血管病变"两个主要概念，分析时应注意每个概念的主题词、同义词的不同表达及概念之间的逻辑关系。检索限定条件包括：时间限定（<5year）、文献类型限定（Clinical Trial），可借助检索结果过滤功能完成。附加的持续研究需求可通过个性化定制功能 My NCBI 或收藏网址来实现。

（3）检索方式："旁路移植术"、"多支冠脉血管病变"两个反映文献内容特征的检索词，首先应选择对应的主题词，并采用主题检索，其中"旁路移植术"对应主题词为"Coronary Artery Bypass"，"多支冠脉血管病变"对应的主题词应是其上位概念"Cardiovascular Diseases"；为避免遗漏未完成主题词标引的最新文献及非Mesh 词表收录的概念，如本题中的"多支冠脉血管病变"，同时应结合基本检索（智能检索）；此外"旁路移植术"、"冠脉病变"、"多支冠脉病变"等多项自由词组合，检索层面较多，必然会使用到高级检索的检索历史组合功能。因此该课题选择综合型检索方式。

2. 构建检索策略

（1）主题检索：将 PubMed 主页基本检索框菜单栏中的数据库切换至"MeSH"，或从"MeSH Database"进入主题词表数据库，在输入框中输入"Coronary Artery Bypass"（冠状动脉旁路移植术），检索结果出现了两条记录可供选择，单击概念相对宽泛的第一项"Coronary Artery Bypass"题名链接，便可进入其主题词详情界面，勾选相应的副主题词"therapeutic use"，之后点击页面右侧的"Add to search builder"按钮，即可将检索式添加到"PubMed Search Builder"中。由于"冠状动脉旁路移植术"与"心血管疾病"为逻辑"与"关系，故选择"AND"逻辑符。继续在"MeSH"词表中，将检索词换成"Cardiovascular Diseases"（心血管疾病），选择副主题词"surgery"，重复上述添加过程，检索构建器中将显示的表达式为：（"Coronary Artery Bypass/therapeutic use"[Mesh]）AND "Cardiovascular Diseases/surgery"[Mesh]，点击"Search PubMed"键，检出文献 3152 篇（图 4-11）。

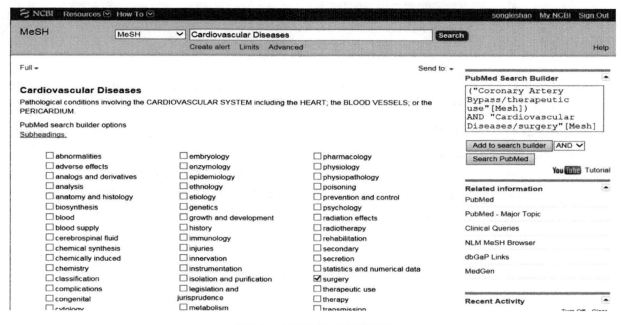

图 4-11　检索案例主题检索界面

（2）基本检索：在 PubMed 基本检索框中输入"multivessel coronary artery bypass grafting"（多支冠状动脉旁路移植术），点击"Search"完成检索；接着以同样方式在基本检索框中完成对"Multivessel Disease"（多支血管病变）及 "coronary artery bypass grafting（CABG）"（冠状动脉旁路移植术）两个概念的检索。需要注意的是在采用基本检索时，为避免漏检，每个概念的同义词、简称缩写等情况也应尽量考虑全面。

（3）高级检索：单击 PubMed 基本检索框下方的 Advanced 链接即可进入高级检索界面。在检索历史中可继续完成检索词间的概念组配。如图 4-12 所示，在基本检索中已分别完成了 "coronary artery bypass grafting（#6）"及其缩写 CABG（#7）的检索，在高级检索界面将其按照逻辑 "或"的关系组配，依次点击 "Add"键，添加至检索构建器 Builder 内，选择 "OR"逻辑符，点击 "Search"键得到检索结果 #9。"Multivessel Disease"（#8）和 #9 之间为逻辑 "与"关系，依次点击 "Add"键，将它们添加至 Builder 内，选择 "AND"逻辑符，点击 "Search"键完成检索。#5 对应的 "multivessel coronary artery bypass grafting"与 #10 对应的 "（Multivessel Disease）AND（（coronary artery bypass grafting）OR CABG）"为逻辑 "或"的关系，按照上述方式完成二者的逻辑 "OR"组合，完成 #11 步骤的检索。返回高级检索界面，依次将基本检索所得结果 "#11"与主题检索 "#4"所得结果进行 "OR"关系的逻辑组合，得到检索结果 4950 篇。

| Search | Add to builder | Query | Items found | Time |
|---|---|---|---|---|
| #15 | Add | Search (((((Multivessel Disease) AND ((coronary artery bypass grafting) OR CABG))) OR multivessel coronary artery bypass grafting) OR (("Coronary Artery Bypass/therapeutic use"[Mesh] AND "Cardiovascular Diseases/surgery"[Mesh]) Filters: Clinical Trial; Free full text; published in the last 5 years | 65 | 21:00:20 |
| #14 | Add | Search (((((Multivessel Disease) AND ((coronary artery bypass grafting) OR CABG))) OR multivessel coronary artery bypass grafting) OR (("Coronary Artery Bypass/therapeutic use"[Mesh] AND "Cardiovascular Diseases/surgery"[Mesh]) Filters: Clinical Trial; Free full text | 235 | 21:00:14 |
| #13 | Add | Search (((((Multivessel Disease) AND ((coronary artery bypass grafting) OR CABG))) OR multivessel coronary artery bypass grafting) OR (("Coronary Artery Bypass/therapeutic use"[Mesh] AND "Cardiovascular Diseases/surgery"[Mesh]) Filters: Clinical Trial | 599 | 21:00:08 |
| #12 | Add | Search (((((Multivessel Disease) AND ((coronary artery bypass grafting) OR CABG))) OR multivessel coronary artery bypass grafting) OR (("Coronary Artery Bypass/therapeutic use"[Mesh] AND "Cardiovascular Diseases/surgery"[Mesh]) | 4950 | 20:59:47 |
| #11 | Add | Search (((Multivessel Disease) AND ((coronary artery bypass grafting) OR CABG))) OR multivessel coronary artery bypass grafting | 1949 | 20:58:35 |
| #10 | Add | Search (Multivessel Disease) AND ((coronary artery bypass grafting) OR CABG) | 1796 | 20:57:23 |
| #9 | Add | Search (coronary artery bypass grafting) OR CABG | 65727 | 20:56:18 |
| #8 | Add | Search Multivessel Disease | 4453 | 20:55:46 |
| #7 | Add | Search CABG | 15521 | 20:55:31 |
| #6 | Add | Search coronary artery bypass grafting | 64491 | 20:55:13 |
| #5 | Add | Search multivessel coronary artery bypass grafting | 1892 | 20:54:26 |
| #4 | Add | Search ("Coronary Artery Bypass/therapeutic use"[Mesh]) AND "Cardiovascular Diseases/surgery"[Mesh] | 3152 | 20:53:58 |

图 4-12　检索案例高级检索界面

3. 检索结果处理在检索结果左侧的过滤项中，"Article types"、"Publication dates"、"Text availability"均为默认显示项，依次单击限定项链接，最终得到 65 篇文献。

4. 个性化服务 My NCBI 为完成后续跟踪研究，用户可点击页面右上方的 "Sign in to NCBI"注册或登录个人 My NCBI。登录成功，页面右上角会自动显示用户名信息，返回之前已完成的 PubMed 最终检索结果页面，点击基本检索框下方的 "Create alert"链接，即可进入 Saved Searches 栏目里，点击设置图标，对该检索式进行设定：如让 PubMed 定期根据该检索式搜索新文献，并定量的发送到指定的 E-mail。完成设置，点击 "Save"按钮，即可将当前检索式保存至个人的 My NCBI 中。

（孙　艳）

# 第二节　BIOSIS Previews 数据库

BIOSIS Previews（BP 美国生物科学数据库）是由 BIOSIS（Bioscience Information Service，生命科学信息服务社）编辑出版的世界上最大的有关生命科学的文摘和索引数据库。该数据库对应的出版物是《生物学文摘》

（*Biological Abstracts*，1969年至今），《生物学文摘——综述、报告、会议》（*Biological Abstracts/Review，Report and Meeting*，BA/RRM，1980年至今）和《生物研究索引》（*BioResearch Index*，1969—1979）。

BP共收录世界上100多个国家和地区出版的生命科学领域的近6000种期刊和11 650余个会议的会议录、书籍、评论以及生命科学相关的美国专利。数据每周更新，更新条目1万余条，每年新增文献量超过560 000余条。BP收录的文献内容偏重于基础和理论方法研究，涵盖了传统生物学（分子生物学、植物学、生态与环境科学、医学、药理学、兽医学以及动物学）、交叉学科的研究课题（农业、生物化学、生物医学、生物技术、实验临床兽医药学、遗传学、营养学以及公共卫生学）及实验仪器与方法等相关研究领域。BP提供了当今最新的生命科学和生物医学研究领域的综合资源，包括期刊、会议、专利、书籍等，最早回溯至1926年。收录文献经过专业编辑的深加工，特别添加专业化标签。能够通过专业化的叙词表索引，精准检索某一类生物体、某一个生物学概念、某一个地理区域、某一种疾病术语等相关文献信息。

目前分别有ISI公司基于Web of Knowledge平台或OVID公司基于DB Search平台提供的BIOSIS Previews（BP）检索服务。本节主要介绍基于ISI Web of Knowledge平台的BIOSIS Citation Index（BCI）使用方法。

BIOSIS Citation Index是BIOSIS Previews的引文版本。因此，从功能上讲，BP的所有功能BCI都具备，而BCI的"被引参考文献检索"和"创建引文报告"功能却是BP所不具备的。该技术平台的BIOSIS Citation Index界面友好实用，检索功能强大，具有多种超链接和跨库检索功能，是科技人员获取生命科学相关信息的重要工具。

用户登录ISI Web of Knowledge（http：//isiknowledge.com/）后，在数据库列表中选择BIOSIS Citation Index，即进入该数据库主页，如图4-13所示。数据库提供8种语言的界面，在国内默认的是中文简体界面，在页面右上部可点击不同语种界面的切换。

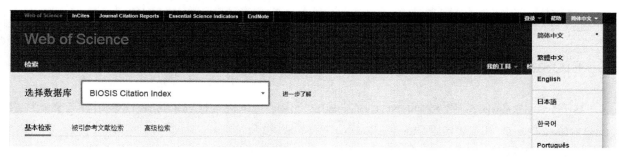

**图4-13 BIOSIS Previews检索界面**

# 一、BIOSIS Previews检索字段标识

BIOSIS Previews是个文摘型数据库，每一条记录一般包括表4-2所示的字段。相应地，在利用Biosis Previews进行文献检索时，可以根据课题检索的需要灵活选择适当的字段。

**表4-2 BP检索字段标识及其使用**

| 字段标识 | 字段全称（含义） | 检索示例 |
| --- | --- | --- |
| AD | Address（作者地址） | AD=（New York Univ OR NYU）. |
| AN | Patent Assignee Name（专利权人） | AN=Chiron Corporation |
| AU | Author/Editor（作者／编者） | AU=Smith Alison* |
| CA | CAS Registry No.（CAS登记号） | CA=14265-44-2 |
| CB | Chemical & Biochemical Data（化学和生化数据） | CB=（Hemoglobin AND glucose） |

| 字段标识 | 字段全称（含义） | 检索示例 |
|---|---|---|
| CC | Concept Code（概念代码） | CC=13520 |
| CH | Chemical Data（化学数据） | CH=（Hemoglobin AND glucose） |
| DE | Miscellaneous Descriptors（其他描述） | DE=cell* change* |
| DS | Disease Data（疾病数据） | DS=Hepatiti* |
| GE | Geographic Data（地理数据） | GE=Arizona |
| GN | Gene Name Data（基因名称数据） | GN=c-fos |
| GT | Geologic Time Data（地质年代数据） | GT=Triassic |
| IC | Identifying Codes（标识码） | IC=1330-0520 |
| MC | Major Concepts（主要概念） | MC=（Aerospace Medicine OR Allied Medical Sciences） |
| MI | Meeting Information（会议信息） | MI=（Zoological AND Japan AND 1996） |
| MQ | Methods and Equipment Data（方法和仪器数据） | MQ=pcr |
| PS | Parts & Structures Data（器官/系统生物器数据） | PS=Lung |
| PY | Year Published（出版年） | PY=1998 |
| SO | Source（来源） | SO=Journal of Plant Research |
| SQ | Sequence Data（序列数据） | SQ=GenBank |
| TA | Taxonomic（生物分类） | TA=（reptilia AND chordata） |
| TI | Title（标题） | TI=Ostertagia circumcincta AND lambs） |
| TS | Topic（主题） | TS=（stemflow AND throughfall），会同时在 Title Field、Foreign Title Field、Abstract Field、Major Concepts Field、Concept Code（s）Field、Taxonomic Data Table、Disease Data Table 等字段进行检索 |

# 二、BIOSIS Citation Index 检索功能

基于 Web of Knowledge 平台的 BIOSIS Citation Index 提供了基本检索（General Search）、被引参考文献检索（Cited Reference Search）和高级检索（Advanced Search）三种检索途径。

## （一）基本检索

在查找某一主题、作者或期刊的文献时，建议使用基本检索（General Search）途径。在检索界面下方有时间跨度的限定，此处需要注意的是下拉框中的最近 5 年、本年迄今、最近 4 周、最近 2 周、本周以及从某年到某年的时间限定，这里的时间是指文献被 BP 收录的时间，而不是文献的出版时间。

**1. 检索步骤** ①分析检索要求，选择检索字段，输入检索词。②在页面底部选择默认情况下显示的检索字段数 1 个字段或 3 个字段（主题、作者、出版物名称）。③点击"Search"执行检索。④如要保存检索式，需在检索结果页面点击"检索历史"（Search History）图标，进入检索历史浏览页面，点击"保存检索历史/创建跟踪"图标即可将检索式保存于本地机上或 ISI 服务器个人用户名下，但前提是用户已进行免费注册并登录。

**2. 常用运算符及检索规则** ①通配符"*"：代表 0 个到多个任意字符，但在 Topic 字段，"*"前至少应有三个字母。如：ACU* 可行，但 AC* 不可行。②截词符"？"："？"代表 1 个任意字符。通配符"*"和截词符"？"均可查找前方一致或拼法不同的词。如 organi？ ation*，结果包括 organization、organisation、organizational、organisational 等。③逻辑运算符"AND"、"OR"、"NOT"、"SAME"：在同一检索字段，利用逻辑运算符将输入的词或词组组合起来，可扩展或缩小检索范围。"AND"、"OR"、"NOT"与其他数据库的逻辑运算符用法相同；"SAME"表示它所连接的检索词出现在同一个句子中或者一个关键词短语里。逻辑运算符

的先后顺序为："SAME"、"NOT"、"AND"、"OR"。④利用"（ ）"可优先执行逻辑运算。⑤如果在多个检索字段输入检索词，系统将按照"AND"关系执行。

### 3. 检索字段（Search Fields）

（1）主题（Topic）：可以检索大多数标引的字段，BP采用相关索引技术，提供基于自然语言的检索机制，通过主题（Topic）项输入检索词或检索表达式后，系统自动对15个记录字段（Field）和数据表（Data Table），如标题（Title）、外文标题（Foreign Title）、摘要（Abstract）、学科（Major Concepts）、分类数据表（Taxonomic Data Table）、疾病数据表（Disease Data Table）等进行检索。选择检索词输入框右侧检索范围的"标题"选项，检索将被限定在文献标题中进行。在主题（Topic）字段输入检索词，大小写不敏感，如输入 sars，可检索出包含 sars、SARS 等内容的文献。输入词组需用双引号，如输入"soil drainage"，将查出包含 soil drainage 而不是 drainage of soil 主题的文献。输入 IL 2 可检索出包含 IL 2 和 IL-2 主题的文献。如要查找有关"阿司匹林（aspirin）抗血栓形成（antithrombotic）"的文献。在 Topic 字段直接输入检索式 aspirin SAME antithrombotic 即可。

（2）作者（Author）：作者、发明者或书的编者，如 ZHONG S*。

（3）出版物名称（Publication Name）：期刊名或书名全称或部分，提供出版物列表（Publication Name Index）可供用户选择插入。

（4）出版年（Year Published）：输入期刊出版的年或某一时间范围，如 2004—2006。

（5）地址（Address）：包含来源出版物中所有作者、编者、发明者的地址。可使用截词符，不可包含禁用词。因地址中经常包含多个作者的地址，所以欲查找单一作者的地址，可使用 SAME 连接各词。如 HARVARD SAME MED*。

（6）生物物种分类（Taxonomic Data）：输入生物物种分类名称，有物种列表（Organism classifiers）供选择插入。

（7）主概念（Major Concepts）：输入广泛的主题词，如野生动物管理（Wildlife Management），有主要概念标题列表（Major Concept List）供选择插入。

（8）概念代码（Concept Code）：有概念代码列表（Concept Code List）供选择插入。

（9）化学制品（Chemical and Biochemical）：用于输入化学物质名称、别名、商品名、化学物质登记号等。

（10）会议信息（Meeting Information）：会议名称、会议地点、主办者、会议召开日期等。该字段只能用 AND 不能用 SAME 算符。

（11）识别号（Identifying Codes）：BIOSIS 存取号、ISSN、ISBN、专利号（Patent）、专利分类号（Patent Class）、专利许可日期（Patent Date Granted）等。如用专利号（可加上专利国）"US 5889169"可检索出该专利的相关信息。

### 4. 设置限定条件

BP 提供的限制包括：时间跨度的限定（文献收录如 BP 的时间）、数据库的限定（ISI Web of Knowledge 平台的产品包括 BIOSIS Previews、Science Citation Index、Social Science Citation Index 等）、调整检索设置（主要指是否自动查找主题和标题检索词的不同拼写形式，例如，美国英语和英国英语拼写的不同形式，behavior 和 behaviour，默认为是，如果要禁用该功能，需要给检索词加英文引号，例如"colour"）、调整检索结果设置（对每页显示的检索记录数量、排序方式、是否显示精炼面板进行设置。排序方式默认为按出版日期降序、精炼面板默认为显示）。

### 5. 检索举例

检索举例 1：干细胞是近年来医学界的研究热点，请查找 2000 年以来有关干细胞在神经科学领域应用的文献。

检索思路分析：

该课题中有两个检索点，"干细胞"和"神经科学领域"。其中"干细胞"是个比较专指的概念，可以用 BP 的 Topic（主题）字段检索。主题字段检索是 BP 最常用的检索途径，相对于 Title、Abstract 等特定字段，主题字段的检索范围比较宽，一般在不了解一个课题的相关文献量时，可以先用它作预检索。"神经科学领域"是个比较宽泛的概念,涉及一类相关文献,在 BP 的 Major Concepts(主要概念)字段检索。主要概念字段可以进行相关领域的大范围检索,但需要输入受控词,通过点击检索项选择右边的"🔍"图标浏览 Major Concepts Hierarchy(主要概念分层结构)选择合适的主要概念词。

具体操作步骤:

第一步:选择主题(Topic)检索字段,在输入框中输入 stem cell*;选择主要概念(Major Concepts)作为检索字段,点击旁边的🔍按钮,从索引中选择检索词,逐级浏览选择适当的主要概念词(Major Concepts),或直接输入 nerv*,点击查找(FIND),找到主概念词 Neurology 和 Nervous System(多个主要概念词之间系统自动用 or 连接),并分别点击添加(ADD)按钮;选择完毕后点击页面下面的确定,将所选检索词传输至"检索"页面上的"主要概念"字段。

第二步:滚动到页面下部当前限制(Current Limits)进行时间等的限定,然后点击检索(Search)按钮,系统开始检索并显示检索结果。可以看到在结果显示页面刚刚执行的检索式:TS=(stem cell*)AND MC=(Nervurology)AND PY=2000—2012。

分析检索结果,调整检索式:

上面的检索式产生了大量的检出结果,而稍稍浏览,可发现其中一些和所检的课题相关性不太高。为了提高检出结果的相关度,可以选择"标题"字段来检索。则检索式修改为 TI=(stem cell*)AND MC=(Nervous System OR Neurology)AND PY=2000-2012。也可以在检索结果页面,利用 BP 提供的二次检索功能,输入检索词在结果内再次检索。或者利用左侧列出的"主题概念"、"学科类别"等过滤条件,对检索结果进行过滤,产生一批更相关的文献。

检索举例 2:查找有关"腺病毒与肿瘤的基因疗法"的文献。

检索思路分析:

腺病毒(adenoviridae)从腺样组织分离出来,故名为腺病毒。腺病毒有四属,人类的腺病毒(HAd)约有 51 种血清型,猪腺病毒(PAV)有 5 种血清型,羊腺病毒(OAV)有 6 种血清型,牛腺病毒(BAV)又被分为两个族群。BP 的生物分类数据(Taxonomic Data)检索途径可用于查找涉及生物种属方面的信息,即通过输入生物分类名称或生物分类代码等对"生物分类数据表"(Taxonomic Data Table)进行检索。对生物种属不太熟悉时,可通过点击检索项右边的"🔍"图标在 Super Taxa 列表中查找或浏览选择。

"基因疗法"(gene therapy)是个专指性强的词组,可以用主题字段。"肿瘤"是个比较宽泛的概念,如果用主题字段,要考虑它对应的多个同义或近义词,用"主要概念"检索,则需要找到对应的主要概念词。

具体操作步骤:

第一步:选择分类数据(Taxa Data)字段,点击旁边的🔍按钮,从索引中选择检索词,在 Super Taxa 分层结构界面,输入 aden* 查找并添加找到的 Adenoviridae 到分类数据(Taxa Data)字段输入框中。在 Super Taxa 页面,还可以点击 Ⓗ 查看找到的种属类名在分层结构中的位置,或者点击 Ⓣ 查看分类注释。

第二步:选择主题(Topic)作为检索字段,在输入框中输入"gene therapy",这里使用双引号的作用是要求 gene therapy 作为一个词组出现在命中记录中;选择主要概念(Major Concepts)作为检索字段,点击旁边的🔍按钮,链接到主要概念分层结构(Major Concepts Hierarchy)界面,逐级浏览选择适当的主要概念(Major Concepts)词来表达肿瘤这一检索点,或直接输入 neopl*,点击查找并添加主概念词 tumor biology 到主要概念(Major Concepts)输入框中。

第三步:点击检索(Search)按钮,系统开始检索并显示检索结果。产生的检索式如下:TS="gene therapy" AND MC=Tumor Biology AND TA=adenoviridae。

分析检索结果,调整检索式:

如果要提高检出结果的相关度,减少检出的文献量,对于基因治疗这一检索点,可以选择标题字段替换上面的主题字段。对于肿瘤这一检索点,也可采用主题字段。产生如下的检索式:TI="gene therapy" AND

TS=（cancer* OR carcinoma* OR neoplasm* OR sarcoma* OR tumor*）AND TA=（adenoviridae）；因为肿瘤这一概念对应的英文表达方式较多，并且同一单词结尾存在单复数等变化形式，所以在检索式里用了截词符号 *。

检索举例 3：Jiang wen gang 教授参加了 2009 年在 San Antonio 举办的有关乳腺癌的会议，利用 BP 检索出他在该会议发表的论文。

检索思路分析：

BP 提供了会议信息（Meeting Information）字段，可通过输入会议名称、会议地点、会议主办者或会议日期等进行检索。例如，输入 "Zoological AND Japan AND 1996" 可查到 "the Sixty-seventh Annual Meeting of the Zoological Society of Japan，Sapporo，Japan，September 18-20，1996" 会议相关的文献。若查找特定的会议论文，可与其他字段（如作者、主题等）组配使用。

具体操作步骤：

首先，选择会议信息字段，输入 San Antonio AND Breast Cancer；其次，选择作者字段，输入 jiang wg；最后，选择出版年字段，输入 2009。点击检索，即可查到相关论文。

### （二）被引参考文献检索

被引参考文献检索（Cited Reference Search）是 BP 提供的另外一个引文检索途径，是 Web of Knowledge 平台最具特色的功能，通过检索可以获得某一作者文献被他人引用情况，还可以获得某一领域大量的相关文献，了解学科发展的历史和科研动向。

在 BIOSIS Citation Index 检索界面点击 "被引参考文献检索" 即可进入引文检索界面，如图 4-14 所示，查找引用个人著作的文献。检索时，先在字段下拉菜单选择检索字段，输入有关 "被引著作" 的信息，可对被引作者（Cited Author）、被引著作（Cited Work）、被引年份（Cited Year（s））、被引卷 *（Cited Vol*）、被引期 *（Cited Issue*）、被引页 *（Cited Pages*）和被引标题 *（Cited Title*）7 个检索项进行检索，然后在相应的检索提问框中输入检索词。这几个检索项可以单独检索，也可以同时多项 "逻辑与" 检索。另外还可以点击 Add Another Field 添加更多的检索字段进行同时检索。然后选择被引参考文献并单击 "完成检索"，最后可点击记录页面上的被引频次后的数字连接，得到引用文献。

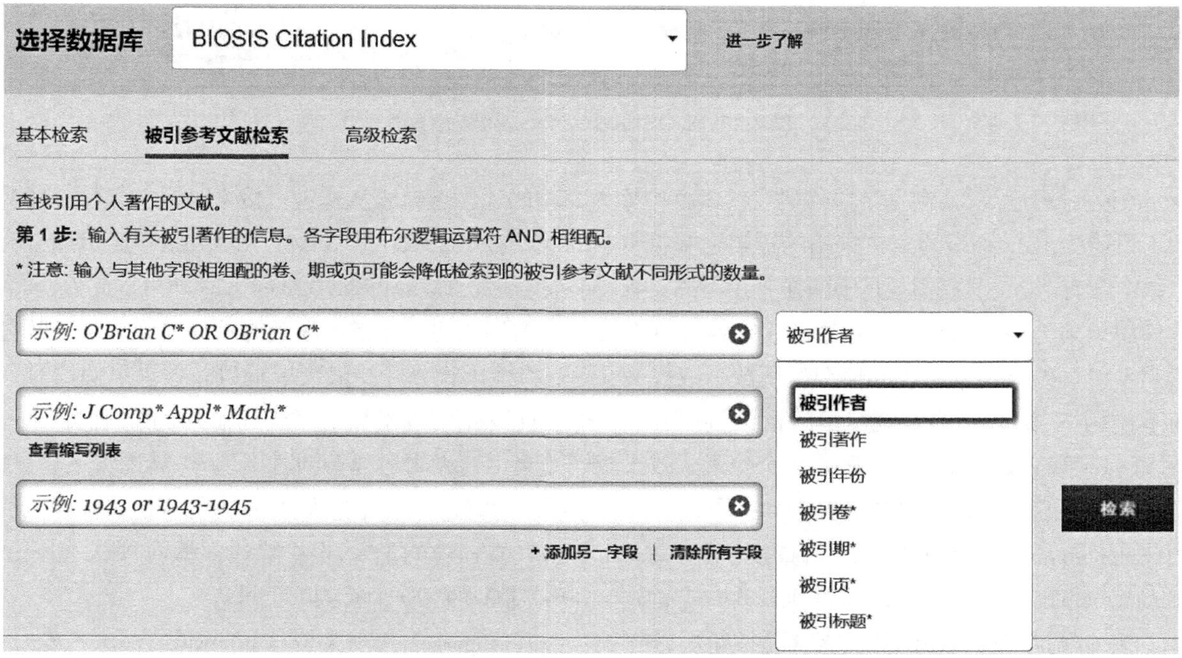

图 4-14　BIOSIS Previews 被引参考文献检索界面

Cited Author（被引作者）通常用被引文献的第一作者进行检索，输入格式为：姓在前（全称）. 名在后（缩写）。

Cited Work（被引著作）通常输入缩写的期刊标题，或者书籍标题的前一个或前两个重要的单词，后面跟星号或者直接输入专利号。

Cited year（s）（被引年份）指被引文献发表年代，只用代表年代的 4 位数字检索。被引年代单独检索没有实际意义，应与其他被引字段组配检索。提示：可在 Cited Year（s）检索提问框中不输入年份，这样可以扩展，把引用年份数据中因笔误造成的漏检也检索到。

被引卷 / 被引期 / 被引页码分别指通过被引文献的卷、期、页码来进行检索。

被引参考文献检索是把文献作为检索字段的体现，它实际是将所感兴趣文献当做一篇被引用的参考文献来看待，检索得到它的施引文献。通过"被引参考文献检索"可以追踪某篇文献的后续进展，也可以追踪某篇文献被引次数（Times Cited）的变化，了解某位作者发表文献的被引用情况。

### （三）高级检索

高级检索（Advanced Search）是 BP 提供的另外一个专业检索途径，是通过逻辑组配实现复杂的检索。高级检索界面上半部分提供一个检索框，如图 4-15 所示，下半部分列出检索历史。检索框右侧提供了 29 个字段标识，构建检索式时在 29 个字段标识（Field Tags）中选择合适的字段，用布尔逻辑运算符组配检索词构成复杂的检索式，以便完整地表达检索意图，完成检索。例：TS=（cancer SAME "gene therapy"）NOT AU=Smalley R E 表达的检索意图是：检索有关癌的基因治疗的文献，要求 cancer 和 gene therapy 在主题字段的同一句话中出现并且 gene therapy 以词组形式检索，同时排除作者是 Smalley R E 的文献。

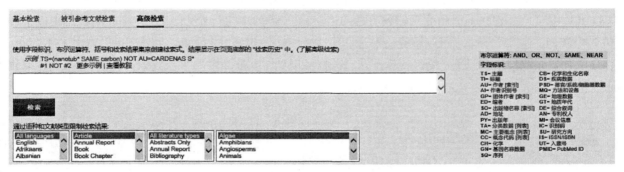

图 4-15　BIOSIS Previews 高级检索界面

相关逻辑运算符：利用字段代码在检索框中输入完整的检索逻辑表达式进行检索时，逻辑运算符的使用不可避免。BP 高级检索可采用的逻辑运算符有"AND"、"OR"、"NOT"、"SAME"和"NEAR"。例如：查找主题中含有"SARS"一词且是中国作者撰写的文献，输入检索式：TS=SARS AND AD=China 即可。此处，NEAR 的使用规则为：使用 NEAR/x 可查找由该运算符连接的检索词之间相隔指定数量的单词的记录，该规则也适用于单词处于不同字段的情况。用数字取代 x 可指定将检索词分开的最大单词数。如果只使用 NEAR 而不使用 /x，则系统将查找其中的检索词由 NEAR 连接且彼此相隔不到 15 个单词的记录。例如 salmon NEAR virus 和 salmon NEAR/15 virus 两个检索式效果相同。当上述逻辑运算符同时出现时，其逻辑运算先后顺序为 NEAR/x、SAME、NOT、AND、OR。不过使用括号可以忽略运算符优先级，括号内的表达式优先执行，如（cadmium AND gill*）NOT Pisces 可查找包含 cadmium 和 gill（或 gills）的记录，但排除包含单词 Pisces 的记录；（salmon OR pike）NEAR/10 virus 可查找 salmon 或 pike 与 virus 相隔不到 10 个单词的记录。

相关限定：在高级检索的"检索"按钮下，提供了语种（Language）、文献类型（Document Types）、文献处理类型（Literature Types）和分类注释（Taxa Notes）的限定，读者可根据需要选择相关项目限制检索结果。

检索历史：在高级检索界面下方的检索历史显示区，或者点击高级检索旁边的检索历史链接，可以看到之前所做的每一步具体操作的检索式,上方分别有保存检索历史 / 创建跟踪(Save History/Create Alert)和打开保存的检索历史(Open Saved History)图标(图 4-16),方便用户进行检索史保存操作或调用存贮在 ISI Web of Knowledge 服务器上的检索式。用户在将检索式保存于服务器上的同时,可根据系统提示创建 E-mail 定题服务信息。另外,用户通过查看检索操作史,可实现利用检索序号进行布尔逻辑运算以提高查全率和查准率。BP 的这一功能对于复杂的、需要多步骤检索才能完成的课题十分必要。

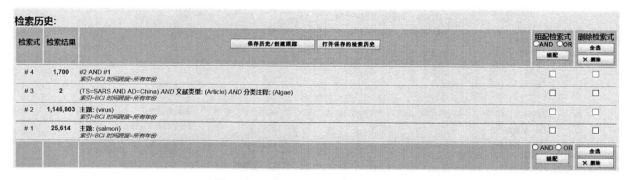

图 4-16　BIOSIS Previews 检索历史界面

## 三、检索结果处理

### (一)检索结果的排序

BP 的检索结果可按照不同的方式进行排序,如出版日期(降序)、出版日期(升序)、入库时间(降序)、入库时间(升序)、相关性、第一作者(升序)、第一作者(降序)、来源出版物(升序)、来源出版物(降序)、会议标题(升序)、会议标题(降序)。用户可以根据需要选择相关排序方式,默认的排序方式为出版日期(降序),如图 4-17 所示。

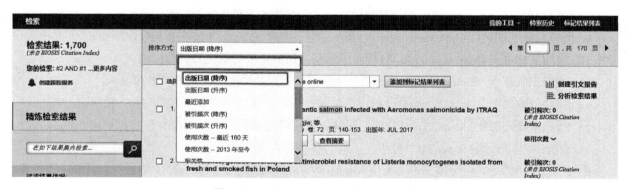

图 4-17　BIOSIS Previews 检索结果处理

### (二)检索结果的精炼

对于在 BP 中检索出的文献,用户若需进一步缩小检出的文献量,在检索结果页面左侧板块有"精炼检索结果"(Refine Results)栏目,见图 4-17。用户可以根据需要对主要概念、文献类型、作者、团体作者、编者、来源出版物、研究方向、出版年、专利权人、概念代码、Super Taxa、语种、文献类型、国家 / 地区等项目进行精炼,也可以"在结果中检索"的输入框中输入检索词,通过主题(标题、文摘、关键词和词组)在检索结果中进行二次检索。

### (三)检索结果的分析

在 BP 任一检索结果页面,点击屏幕右侧的"分析检索结果"(Analyze Results)按钮可以按照系统提供的

多种方式对检索结果进行分析,如图 4-18 所示。BP 提供的可分析字段有以下多种:

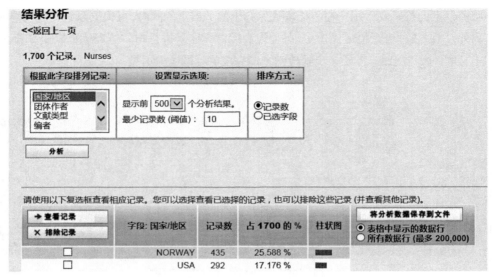

图 4-18　BIOSIS Previews 检索结果分析

1. **按照专利权人(Assignee)分析**　了解相关研究涉及的主要专利权掌握在哪些专利权人手中。
2. **按照作者(Author)分析**　了解某项研究的主要研究人员有哪些。
3. **按照概念代码(Concept Code)分析**　了解某项研究涉及的主要研究领域及相应的概念代码。
4. **按照国家 / 地区(Countries/Territories)分析**　了解不同国家和地区在某研究领域的文献发表情况。
5. **按照文献类型(Document Type)分析**　了解某个研究成果主要采用的发表途径。
6. **按照编者(Editors)分析**　了解不同编者发表相关研究成果的情况。
7. **按照团体作者(Group Authors)分析**　了解不同团体作者发表相关研究成果的情况。
8. **按照语种(Language)分析**　了解某项研究不同语种发表文献的情况。
9. **按照文献处理类型(Literature Types)分析**　了解某些研究文献的不同处理类型情况。
10. **按照主概念词(Major Concepts)分析**　了解某项研究主要的研究方向与区域。
11. **按照出版年代(Publication Years)分析**　了解某项研究按照时间的进展与分布情况。
12. **按照研究方向(Research Areas)分析**　了解某一研究主题在不同学科方向的分布情况。
13. **按照来源出版物(Source Title)分析**　了解某项研究的成果主要发表在哪些期刊上。
14. **按照生物学分类(Super Taxa)分析**　了解某项研究主要涉及的生物。

结果分析应用举例:利用 BP 分析 *New England Journal of Medicine* 杂志上 2000—2010 年来发文量最多的作者,并分析发文最活跃的研究领域。

检索思路分析:

BP 提供了出版物名称(Publication Name)字段,用于检索某一刊物上发表的文献或检索会议录、图书。检索时可以输入全称,也可使用通配符“*”或者“?”来替代部分字母。点击出版物名称检索项右边的“🔍”图标可浏览或者检索 BP 收录的所有出版物;在 BP 的结果列表页面的右上角,提供了“分析检索结果”的超链接,可以从“作者”、“研究方向”等 14 个角度对检出的相关文献进行分析,找出论文发表的活跃作者和科研热点领域等信息。

具体操作步骤:

第一步,在 BP 一般检索界面选择出版物名称(Publication Name)字段,输入 New England Journal of Medicine;在页面下方设置检索时间范围 2001—2010,点击“检索”。

第二步,在结果列表页面,点击"分析检索结果",在结果分析页面的"根据此字段排列记录"一栏,分别选择"作者"和"研究方向",设置显示最前 10 位的记录,就可以找出在 *New England Journal of Medicine* 发文最多的前 10 位作者和发文最活跃的研究领域。

### (四) 检索结果的输出

点击 BP 检索结果中每条命中记录的标题可获得较为详细的信息,点击全文链接 FullText 可获得机构已订购了的全文文献。用户可通过打印、发送电子邮件或直接保存到 EndNote Web 等方式输出记录。此外用户可根据需要,选择系统提供的各种文献输出操作。

第一步:选择输入记录。可以选择页面上所选记录、页面上所有记录和记录区间。

第二步:选择输出格式。主要有两种格式,"作者、标题、来源出版物"格式和全记录格式,"作者、标题、来源出版物"格式还可以选择是否包含摘要。

第三步:导出和保存。可以对选择输出的记录显示打印格式、发送到 E-mail、保存为 ENDNOTE WEB、ENDNOTE 或 ResearcherID,也可以选择其他格式进行保存,如保存到其他参考文献软件、保存为 HTML 格式、纯文本格式、制表分隔符格式 -win 等。这里 ResearcherID 是 ResearcherID. com,是面向全球多学科学术研究社区的免费资源,在注册之后,将分配给研究人员一个个人 ID 号码。无论研究人员姓名或是所属机构有何变更,这个号码在研究人员整个职业生涯中都将永久使用,ResearcherID 允许研究人员创建在线个人信息以展示研究论文发表历史,旨在将研究人员与学术作品结合在一起,确保准确记录学术成果和归属关系,通过它,学术同行可以快速找到某研究人员发表的作品。通过 ResearcherID. com 网站,研究人员可以随时更新书目(个人)信息,使用 Web of Knowledge、Web of Science、Distinct Author Clusters 或上传文件来建立出版物列表,使用 EndNote Web 管理出版物列表,像在 Facebook 和其他网站上那样控制是否公开或保密个人信息,查看 Web of Science 中找到的论文的引文指标,以及检索注册记录以寻找合作者,查看出版物列表以及探索研究成果在全球范围内的使用情况。

(张小曼)

# 第三节　英文全文数据库

## 一、Elsevier(SDOS)电子期刊全文数据库

### (一) Science Direct 简介

ScienceDirect 数据库由 Elsevier Science 公司出版。该公司是一家总部设在荷兰的历史悠久的跨国科学出版公司,是全球著名的科技与医学文献出版商之一,每年出版大量的学术图书和期刊,大部分期刊被 SCI、SSCI、EI 收录,是世界上公认的高品位学术期刊。

ScienceDirect 是 Elsevier 公司的核心产品,目前通过 Science Direct OnLine(SDOL)平台提供 Elsevier 公司出版的 3200 多种高质量的学术期刊、11 000 多种书籍的检索、浏览和下载服务,提供最全面的电子期刊全文文献在线服务,该数据库涉及众多学科:计算机科学、工程技术、能源科学、环境科学、材料科学、数学、物理、化学、天文学、医学、生命科学、商业及经济管理、社会科学等。SDOL 数据库涉及学科,包括:

Agricultural and Biological Sciences

Arts and Humanities

Biochemistry, Genetics and Molecular Biology

Business, Management and Accounting

Chemical Engineering

Chemistry

Computer Science

Decision Sciences

Earth and Planetary Sciences

Economics , Econometrics and Finance

Energy

Engineering

Environmental Science

Immunology and Microbiology

Materials Science

Mathematics

Medicine and Dentistry

Neuroscience

Nursing and Health Professions

Pharmacology , Toxicology and Pharmaceutical Science

Physics and Astronomy

Psychology

Social Sciences

Veterinary Science and Veterinary Medicine

校园网用户可访问图书馆订购的 1995 年以来的 2500 多种期刊全文的下载(标有 Full-text 全文图标)。Science Direct 采用校园网 IP 地址控制使用权限,无须输入账号、口令,无并发用户限制,通过图书馆链接直接登录 Science Direct 网站,校园网用户可线上查询、浏览、打印及下载所需期刊论文。

### (二) Science Direct 检索使用方法

Science Direct(SDOS)系统提供资源浏览、快速检索、高级检索和专家检索等多种方式。

**1. 浏览功能** 在数据库首页可以通过"Browse by title"按照刊(书)名字母顺序浏览,也可通过"Browse by subject"按照学科分类浏览。在数据库浏览页面可在选定的文献类型中检索,也可选择多个学科进行跨学科检索(图 4-19);在浏览页面可呈现选定期刊的卷、期索引及当期的文章目录内容以供快速链接;在期刊浏览页面可通过"Articles in Press"链接到已经接收但尚未正式出版的文献;可将期刊加入到个人喜爱的期刊,可以设定期刊卷定期提醒。

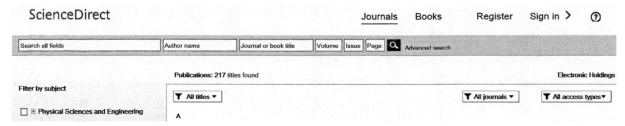

图 4-19 Elsevier SDOS 期刊浏览界面

**2. 检索功能** Science Direct(SDOS)系统提供三种检索功能:快速检索(Quick search)、高级检索(Advanced search)和专家检索(Expert search)。

（1）快速检索（Quick search）：快速检索仅提供所有字段（All fields）检索、作者检索（Author）、刊名／书名检索以及特定的卷、期及页码检索。快速检索入口出现在 Science Direct 的所有检索页面（图 4-20）。

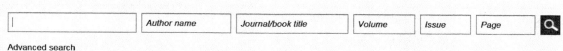

**图 4-20　Elsevier SDOS 快速检索界面**

（2）高级检索（Advanced search）：点击功能导航中的"Search"或首页右上角的"Advanced search"即进入高级检索页面，主要用于较为复杂的多主题检索。检索步骤为：选择资源类型、输入检索词、选择检索字段、选择学科范围、选择时间范围执行检索（图 4-21）。

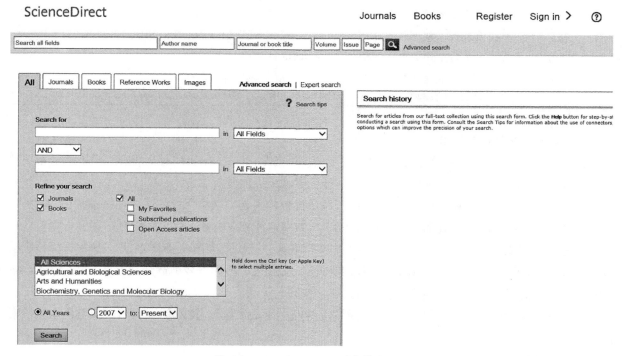

**图 4-21　Elsevier SDOS 高级检索界面**

（3）专家检索（Expert search）：在高级检索页面点击"Expert search"进入专家检索页面。检索时，需要用户按照规定的格式，运用布尔逻辑运算符和位置运算符编写检索策略进行检索，一般用于具有专业检索知识或具有检索经验的用户。

**（三）检索语言与技巧**

1. 支持希腊字母 α、β、γ、Ω 检索（或英文拼写方式）。

2. 单词复数：使用名词单数形式可同时检索出复数形式。

3. 拼写方式：当英式与美式拼写方式不同时，可使用任何一种形式检索，例如：behaviour 与 behavior、psychoanalyse 与 psychoanalyze。

4. 法语、德语中的重音、变音符号，例如 é、è、ä 均可以检索。

5. 增加"Specific author"字段，作者检索更加准确。限定 Authors 字段，则意味着检索词出现在 Authors

字段中,但可能来自不同人的名字;限定 Specific author 字段,则意味着检索词必须出现在同一个人的名字中。

6. 布尔逻辑运算符和位置运算符见表 4-3。

表 4-3 布尔逻辑运算符及位置运算符

| AND | 默认算符,要求多个检索词同时出现在文章中 |
| --- | --- |
| OR | 检索词中的任意一个或多个出现在文章中 |
| AND NOT | 后面所跟的词不出现在文章中 |
| 通配符<br>* | 代替单词中的任意个(0,1,2…)字母<br>如 transplant* 可以检索到 transplant, transplanted, transplanting… |
| 通配符<br>? | 取代单词中的 1 个字母<br>如 wom?n 可以检索到 woman、women |
| W/n<br>PRE/n | 两词相隔不超过 n 个词,词序不定　quick w/3 response<br>两词相隔不超过 n 个词,词序固定　quick pre/2 response |
| " " | 宽松短语检索,标点符号、连字符、停用字等会被自动忽略 "heart-attack" |
| { } | 精确短语检索,所有符号都将被作为检索词进行严格匹配 {information integration} |
| ( ) | 定义检测词顺序,例:(remote OR satellite) AND education |
| 作者检索 | 先输入名的全称或缩写,然后输入姓,例:r smith;jianhua zhang<br>邻近符可以用于作者检索,raymond W/3 smith 可检索到 Raymond Smith,Raymond J. Smith and Raymond J. |

### (四) 检索结果处理及输出

1. **二次检索**　在检索结果页面,左上方显示二次检索(Search within results)输入框,输入检索词,系统默认在所有字段中检索,即可进一步缩小检索范围,使检索结果更加准确。

2. **检索结果分析**　在检索结果页面左侧栏,系统提供检索结果聚类分析统计,包括文献出版类型、文献来源、文献学科主题及文献出版年度进行分类统计,并可选择相应内容进行二次检索。

3. **检索结果显示**　系统显示符合检索条件的文献题录,并自动按照相关度排序,用户也可选择按照出版日期排序;可通过点击"Show preview"显示文献摘要,点击 PDF 图标下载浏览全文,点击"Related articles/Related reference work articles"显示相关文献和相关参考资源。

4. **检索结果输出**　用户可对感兴趣的文献进行标记、E-mail 发送、引文输出,并且可保存检索和检索提示。

### (五) 个性化功能

注册个人账号,定制和享受个性化服务:可保存检索历史,收藏追踪关注的期刊/图书。登录后可管理、设置 E-mail 提示;添加主题提示;在文章主页面设置检索提示,随时获得最新文章通知,跟踪最新热点研究;设置引文提示;随时了解该篇文章的引用情况。

## 二、OVID 医学电子期刊全文数据库

### (一) OVID 简介

OVID Technologies 公司是世界著名的数据库提供商,1984 年成立于纽约,2001 年与美国银盘公司(Silver Platter Information)合并组成全球最大的电子数据库出版公司。目前已包含医学、生物、人文、科技等多领域数据库 300 多个,其中 80 多个是生物医学数据库:包括有 Books@Ovid(临床各科专著及教科书)、Journals@Ovid full Text(医学期刊全文数据库)、EMBASE(循证医学)、EBMReviews、MEDLINE、BIOSIS 等生物医学数据库。

OVID 全文数据库（Journals@Ovid）提供 60 多个出版商出版的 1000 余种医学期刊,其中包括 LWW（Lippincott, Williams & Wilkins）世界第二大医学出版社,出版的期刊以临床医学及护理学为代表;BMJ（British Medical Association Journals Collection：英国医学学会电子全文期刊）;OUP（Oxford University Press Journals Collection：牛津大学出版社医学电子全文期刊);Thieme（Thieme Journals Fulltext Collectio：德国知名医学出版社电子全文期刊）等核心医学期刊。OVID 全文数据最早回溯至 1993 年。目前 OVID 平台包含生物医学的数据库有临床各科专著及教科书、循证医学、MEDLINE、EMBASE 以及医学期刊全文数据库等。校园网用户通过 OVID 平台可访问以下数据库：

1. Journals@Ovid Full Text　提供 30 多个出版商出版的科学技术及医学类 1000 多种期刊摘要。

2. Xi'an JiaoTong University Journals（LWW&OUP）@ovid. 提供 LWW：Lippincott，Williams & Wilkins 出版社的 279 种期刊全文和牛津大学出版社 OUP（Oxford University Press）的 51 种期刊全文。

3. EBM Reviews-Cochrane DSR, ACP Journal Club, DARE & CCTR EBMR　循证医学数据库 EBMReviews 收录了医学中具有临床实证基础资料。临床实证医学评论资数据库汇集了重要的临床实证（或称证据医学）文献。

本节重点介绍 OVID 医学电子期刊全文数据库 Journals@Ovid full Text。

**（二）OVID 平台登录及其数据库**

OVID 提供一个功能强大的统一检索平台,操作界面直观方便。检索结果输出有多种文件格式和排序方式;提供多个语种和多种检索途径;可进行多库检索,并自动删除重复数据,并且为用户提供个性化服务。

OVID 平台登录　各大学图书馆 OVID 信息平台采用 IP 地址控制访问权限,在校园网内可直接登录。在学校图书馆电子资源中选择进入 OVID 数据库平台,再选择数据库子文档,进入检索主界面(图 4-22)。

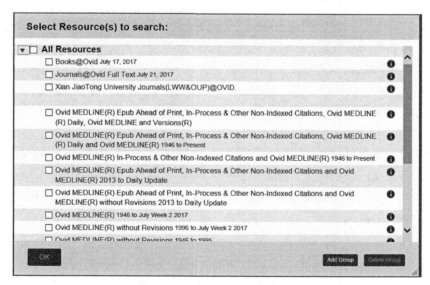

图 4-22　OVID 数据库选择界面

OVID 数据库订购用户在检索 Journals@Ovid 时,选择 Your Journals@Ovid 可直接查到本馆已购买的全文期刊;选择 Journals@Ovid Full Text 可查到 OVID 数据库 3000 余种期刊的摘要信息,点击"My Subscriptions"也可查到本馆已购买的全文期刊。例如:西安交通大学图书馆订购了 OVID 数据库中 480 种医学电子期刊全文,定制于"Your Journals@Ovid"中,即 Xi'an JiaoTong University Journals（LWW & OUP）@OVID,该校园网用户从 Journals@Ovid Full Text 或 Your Journals@Ovid 中检索到的全文期刊仅限于这 480 种期刊,其他均为目次、摘要信息。

## （三）检索方式

OVID 平台数据库检索主界面提供五种检索方式：基本检索（Basic Search）、特定文献检索（Find Citation）、字段限定检索（Search Fields）、高级检索（Advanced Search）和多字段检索（Multi-Field Search），用户可任意切换选择。

1. **基本检索（Basic Search）**  基本检索是 OVID 系统默认的检索方式，可直接输入自然语言检索，不必考虑检索规则，检索词尽量采用名词形式。在基本检索界面可勾选 "Include Related Terms" 对输入检索词进行扩展检索，包括同义词、首字母缩写及异体词的筛选查找；下栏是检索条件限制选择项，如最新记录（Daily Update）、全文记录（Ovid Full Text Available），原始论文（Original Articles），综述文献记录（Review Articles），文摘记录（Articles with Abstract），心理学记录（PsycARTICLES）等，点击 "Edit Limits" 可进一步限制在用户需要的 Journal Subsets（期刊子集）、Publication Type（出版物类型）、Star Ranking（星级）、Year Published（出版年）中。选择任一项都可对检索结果进行进一步限制。基本检索界面直观简洁，适用于检索主题单一的信息检索（图 4-23）。

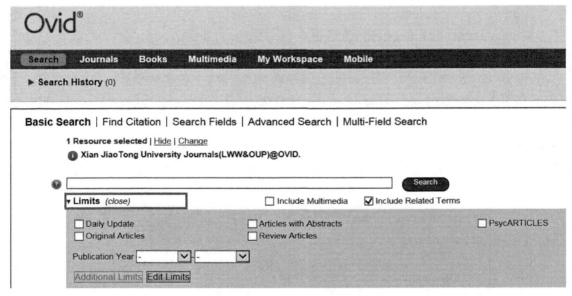

**图 4-23　OVID 数据库基本检索界面**

2. **高级检索（Advanced Search）**  高级检索界面提供四种检索途径，即关键词（Keyword）、著者（Author）、标题（Title）和刊名（Journal）。高级检索界面的默认检索途径为 Keyword（关键词检索），输入框下方提供检索条件限制栏（Limits）选择项。高级检索界面表现出强大的检索功能和灵活性，适用于检索主题概念较多，要求较高的信息检索（图 4-24）。

各检索途径如下：

（1）Keyword（关键词检索）：是 OVID 高级检索页面的默认检索途径，只需输入检索词即可。所谓 "关键词" 实际包括了篇名词、文摘词、登记号词和主题词，因此关键词检索面广，检索全面，不易漏检。例如，输入 "ecology" 可检索到标题、文摘、全文或图片带有 "ecology" 的相关文献。

（2）Author（著者检索）：直接输入著者姓名进行检索。使用该检索时需注意：输入格式为姓在前（全拼）、名在后（首字母）。例如：查找著者为 "Jack Smith" 的文献时，需在检索命令栏输入 "Smith J"。

（3）Title（标题检索）：输入的词或词组在文献标题中出现。如需检索文章标题中包括 "P57" 的文献，可在输入框中输入 "P57"，即可得到文献篇名中有该词的全部文献。

（4）Journal（刊名检索）：它将检索词限定在期刊名中进行检索。输入期刊名称（全部或前半部分）而不能用缩写形式。在显示期刊名一栏表中选一个或多个期刊，得到这些期刊的文献记录。

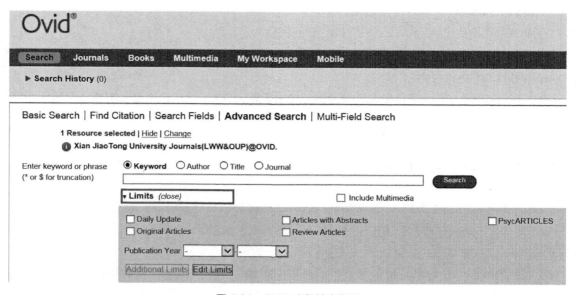

**图 4-24　OVID 高级检索界面**

**3. 特定文献检索**（Find Citation）　点击 Find Citation 按钮，即进入特定文献检索界面，在相应字段中，输入检索词或符号即可进行检索，包括：Article Title（篇名）、Journal Name（刊名）、Author Surname（著者）、Publication Year（出版年）、Volume（卷）、Issue（期）、Article First Page（首页码）、Publisher（出版者）、Unique Identifier（唯一标识符）及 DOI 等。各检索项之间为逻辑 AND 关系，以查询特定文献。该检索提高了检索的准确性，适用于对某一出版物或著者的长期跟踪检索。

**4. 字段检索**（Search Fields）　点击"Search Fields"按钮，即进入字段检索界面，选择所需的一个或多个字段检索，输入相应的检索词，系统将在所选字段中对输入词进行检索。如点击"Display Indexes"，还可选择系统提供的索引词进行检索。

**5. 多字段检索**（Multi-Field Search）　点击"Multi-Field Search"按钮，即进入多字段检索界面，在输入框中直接输入检索词，在"All Fields"下拉菜单中选择字段，限制检索词在所选字段中检索，各字段之间逻辑关系为 AND、OR、NOT。

**（四）检索结果的处理与输出**

**1. 检索结果处理**　OVID 系统提供检索结果的处理方式包括：显示（Display）、打印（Print）、E-mail 发送和保存（Export），加入我的课题（Add to My Projects），可以对输出记录的字段、格式和数量进行修改。

**2. OVID 链接功能**

（1）书目信息的链接：通过 Abstract Reference 或 Complete Reference 按钮查看记录的文摘页或全字段信息页，了解该文献的详细信息。

（2）Ovid Full Text 全文链接：Ovid 数据库的全文文件采用 HTML 格式和 PDF 格式。通过 Ovid Full Text 按钮可以查看 Ovid 数据库的全文，首先显示 HTML 格式，如果该全文有 PDF 格式则可以单击 Full Text（PDF）进行浏览、下载或打印。另外，也可通过 E-mail 将 Ovid 全文链接的 URL 发送到用户的电子信箱中，在浏览器的地址栏中输入此 URL 可以直接打开该文献的全文。

（3）期刊目次链接：欲浏览刊登某篇文献的期刊目次信息，可以通过 Table of Contents 按钮链接到该文献所在卷期的期刊目次页。

（4）馆藏链接：用户通过 Library Holdings 按钮可以链接到本馆馆藏目录，查看用户所在图书馆是否订购该期刊。

## （五）建立个人账号

1. 在主检索界面点击 My Account 进入个人账号功能。

2. 点击 Create a new personal account 建立个人账号。

3. 点击 CREATE 进行存档。

从个人账号登录后，可以保存个人检索历史和检索策略，同时还可以通过电子邮件获得最新的信息提醒（Alerts）服务。

# 三、其他外文期刊全文数据库

外文电子期刊全文数据库集题录、文摘、全文于一体，将期刊文献进行最大限度的整序，根据其内容进行专业知识结构的分类整合，并且通过网络提供多用户同时检索的平台，便于检索，可直接获取全文，极大地保障了高校外文文献资源的需求。

全文期刊数据库一般提供一家或多家出版公司出版的一定范围期刊全文的检索、浏览和下载服务。全文浏览格式应用最为普遍的全文浏览器 Acrobat Reader，该软件应为用户计算机内所必备。检索方法和检索结果输出基本相似。

外文电子期刊全文数据库价格昂贵，目前定购用户大多为高校图书馆联合集团购买，采用 IP 地址控制使用权限，因此用户只有在授权的校园网 IP 范围内免费使用。

## （一）Springer LINK 电子期刊服务系统

Springer 出版社于 1842 年在德国柏林创立，是全球第一大科技图书出版公司和第二大科技期刊出版公司，出版 8000 余种科技图书和约 2200 余种科技期刊。Springer 注重出版物内容水平、出版人员的专业性和服务质量，专注出版，服务科学是 Springer 一贯的准则和目标。截止至今，共有 200 位诺贝尔获奖者在 Springer 出版专著或发表期刊文章，约 50 位菲尔兹奖获奖者在 Springer 出版数学专著，70% 图灵奖获奖者选择在 Springer 出版专著或发表期刊文章。Springer 的业务遍布欧洲、北美和亚洲的 20 多个国家，旗下约有 7000 名员工。在全世界，Springer 获得了 300 余家学术协会及专业社团的出版授权。

德国施普林格（Springer-Verlag）是世界上著名的科技出版集团，LINK 是施普林格出版社和它的合作公司推出的科学、技术和医学（STM）方面的在线信息资源，2002 年 7 月开始，Springer 公司和 EBSCO/Metapress 公司在国内开通了 Springer LINK 服务。通过 Springer LINK 系统提供学术期刊及电子图书的在线服务。2005 年 Springer 与 Kluwer Academic Publishers（KAP）学术出版社合并，Springer 公司已开通所有 Kluwer 数据库的使用。生物医学期刊约有近 400 种。目前，Springer LINK 可访问的期刊种数有 2000 余种，其中 Springer Link 包含 1500 多种全文学术期刊（凡是在期刊列表前有"眼镜"符号，即表示可阅读全文），此外还将陆续添加 1997 年以前的过刊回溯数据，这些期刊是科研人员的重要信息源。按学科分为以下 11 个"在线图书馆（Online Libraries）"：

Behavioral Science

Biomedical and Life Sciences

Business and Economics

Chemistry and Materials Science

Computer Science

Earth and Environmental Science

Engineering

Humanities , Social Sciences and Law

Mathematics

Medicine

Physics and Astronomy

## （二）Wiley InterScience（WIS）全文数据库

John Wiley & Sons Inc.（约翰威立父子出版公司）创立于1807年,是全球历史最悠久、最知名的学术出版商之一,享有世界第一大独立的学术图书出版商和第三大学术期刊出版商的美誉（详见：www.wiley.com）。

Wiley InterScience--www. interscience. wiley. com 是 John Wiley & Sons Inc 的学术出版物的在线平台,提供包括化学化工、生命科学、医学、高分子及材料学、工程学、数学及统计学、物理及天文学、地球及环境科学、计算机科学、工商管理、法律、教育学、心理学、社会学等14学科领域的学术出版物。该出版公司出版的学术期刊质量很高,尤其在化学化工、生命科学、高分子及材料学、工程学、医学等领域。目前出版的近500种期刊中,2005年有一半以上被 SCI、SSCI 和 EI 收录。Wiley InterScience 提供的在线学术资源包括期刊（包括回溯）（Journal/Backfile）、在线图书（Online Books）、在线参考工具书（Major Reference Works）、实验室指南（Current Protocol）、数据库（Databases）、循证医学图书馆（The Cochrane Library）、InfoPOEMs*、IntroRetriever EBMG-Evidence Based Medicine Guideline。

Wiley InterScience 数据库服务特色如下：

1. Alerts service 通过电子邮件向用户提供新刊物的题录信息,所有个人注册用户,无论是否订阅期刊全文,均可享受这种免费服务。

2. Early View 是 Wiley 独有的服务,在文章尚未印刷出版之前,先提供给读者在线阅览,这些文章是完整和可被引用的。

3. Cross Ref 是创新的多出版商参考链接系统,能允许读者从一篇期刊文章链接到位于不同服务器和不同出版商出版的被引用出版物,也能链接到生物科学核心期刊的医学文摘。

4. Mobile Edition 允许 PDA 用户拥有一些 Wiley 最著名期刊的最新信息,使用 AvantGo 免费软件,就能随时收到题录和文摘。

5. Article Select 使读者可以获取非订购的期刊或电子图书的单篇全文。

## （三）EBSCOhost 全文数据库

EBSCO 是世界上最大的提供期刊全文、文献订购及出版服务的专业公司之一。EBSCOhost 系统是美国 EBSCO 公司的三大系统之一,是 EBSCO 公司于1994年开发的用于在线数据库检索系统（其他两个系统 EBSCO online 和 EBSCOnet 分别为电子期刊系统和期刊订购信息系统）,EBSCOhost 涵盖的范围广,有工商管理财经、生物医学、人文历史、法律等期刊的电子全文数据库以及部分知名的书目文献数据库（如 ERIC、EconLit、Medline、PsyclNFO 等）。是目前世界上比较成熟的全文检索数据库之一。

目前 EBSCO 可以提供 ASP、BSP、ERIC、EconLit、Medline、PsycINFO、EBSCO Online 等60多个数据库的服务,全文数据库10余个。其中,ASC（Academic Search Complete,学术期刊全文数据库）和 BSC（Business Source Complete,商业资源集成全文数据库）是 CALIS 中心1999年引进的美国 EBSCO 公司的两个综合性、数据大量的全文数据库,数据库每日更新,并将二次文献与一次文献整合在一起,为用户提供文献检索与原文获取一体化服务。EBSCO 公司通过国际专线提供检索服务,采用校园网 IP 控制访问。

EBSCOhost 提供了多种可选数据库,主要包括：

1. Academic Source Complete（学术参考类全文数据库） 美国 EBSCO Publishing 公司推出的 Academic Source Complete（ASC）是该公司原有 Academic Source Premier（ASP）的升级版本。收录年限1887年至今。除完全覆盖原 ASP 的所有收录内容外,ASC 比 ASP 多收录共计1641种全文出版物（2017年统计,其中1196种全文期刊;196专著书籍;2种 Conference Proceedings;1种 Country Report;151种 Educational Report;5种 Encyclopedia;2种 Government Document;2种 Health Report;1种 Industry Report;2种 Newspaper;1种 Working Paper）。ASC 为现今全球最大综合学科类数据库之一,涵盖多元化学术研究领域,包括：政治、信息科学、

物理、化学、科技、工程、教育、艺术、文学、语言学、医药学及妇女研究、护理、人文社会研究等刊物，收录逾13 000 种期刊的索引及摘要，9000 余种的全文期刊，其中同行评审（peer-reviewed）全文期刊逾 7900 种，ASC 共有 4200 余种全文期刊以及 500 余种全文书籍是 ASP 所没有收录的。

2. **Business Source Complete（商管财经类全文数据库）**　美国 EBSCO Publishing 公司推出的 Business Source Complete（BSC）是该公司原有 Business Source Premier（BSP）的升级版本。除完全覆盖原 BSP 的所有收录内容外，BSC 还在文献收录种类和内容上做了大幅度升级与扩展。

收录年限：1886 年至今，主题范畴涵盖商业相关领域之议题，如行销、管理、管理信息系统（MIS）、生产与作业管理（POM）、会计、金融、经济。除此之外，BSC 数据库亦收录非期刊的全文数据，包含图书、专题论文、参考工具资料、书摘、会议论文、个案研究、投资研究报告、产业报告、行销研究报告、国家报告、企业公司档案、SWOT 分析等。

BSC 为 EBSCO 最完整的商管财经全文数据库，现收录 5000 余种期刊索引及摘要，其中 3800 种全文期刊（2000 种为 peer-reviewed 同行评审）；另外 BSC 中包括 916 种书籍专著，超过 1010 万份的企业背景介绍，1260 种国家经济报告，近 7000 余份行业报告，9000 份对全球知名企业高层管理人员以及财经分析家的访谈录，2500 份市场研究报告，3600 余份 SWOT 分析等等。BSC 还特别收录了以下独家财经文献：Bernstein Financial Data 伯恩斯坦金融数据，Economist Intelligence Unit 全文出版物。

3. **免费提供以下数据库**　ERIC（教育），MEDLINE（医学），Library, Information Science and Technology Abstracts（图书馆与信息科学），GreenFILE（环境保护），Teacher Reference Center（教师参考中心），European Views of the America, 1493 to 1759（从欧洲看美洲），Newspaper Source（报纸全文库）。

（张小曼）

## 学习小结

本章主要涉及 PubMed、BIOSIS Previews 以及常用英文全文数据库的概况、检索方法和技巧、检索结果处理等内容。结合案例重点揭示了各个数据库的多项检索功能及使用技巧，为更好地掌握数据库检索，同学们在熟悉理论概念的基础上，应多加强操作练习和检索实践。

## 复习参考题

1. 简述 PubMed 收录文献的来源主要有哪些。

2. 简述 PubMed 的几种常用检索方式。

3. 在使用 PubMed 基本检索时应注意哪些事项。

4. 使用 PubMed 的 Mesh 主题词检索应考虑到哪些特殊情况。

5. 北京大学在生命科学领域有很强的研究实力，请查找 BP 数据库收录的北京大学 2000 年以来发表的文献，并写出其中发文最多的年份、作者和学科。

6. 一位基础医学专业的本科毕业生要报考细胞生物学专业的研究生，利用 BP 帮他收集相关领域的最新综述文献及本领域发文最多的前 10 位作者、载文最多的前 5 种期刊，并分析领域中的研究热点。

# 第五章　引文数据库

5

## 学习目标

**掌握**　引文、来源文献、引文索引、引文数据库、引文分析、影响因子的基本概念；影响因子的计算公式；SCI、SCIE、Web of Science 与 Web of Knowledge 等的含义及其之间的关系；Web of Science 主要检索方法及检索界面；中国科学引文数据库检索方法及检索界面。

**熟悉**　引文索引的编制原理；JCR 数据库概况及功用；影响因子的评价功能；ISI 系列引文检索数据库概况；Web of Science 概况；中国科学引文数据库概况；Web of Science 检索词输入规则。

**了解**　引文检索与传统检索的区别与联系；引文索引的作用与意义；Web of Science 检索结果的管理；中国科学引文数据库检索结果管理；中国引文数据库、中文科技期刊数据库（引文版）、NSTL 国际科学引文数据库、中国生物医学期刊引文数据库概况。

我们所学的大多数检索工具都是以文献内容的分类和主题作为主要检索途径。这种方式符合人们的思维习惯,因而成为最为常用的和传统的方式。全世界每年都会发表巨量的科技文献,这些文献都不是孤立的,文献之间相互影响、相互联系、相互引用,构成一个巨大的文献网,为人们提供了关联度极高的文献资源空间。当研究人员使用传统的主题词或关键词检索它们时,只能依赖本身研究领域或自己对该项目的理解所选的专业词汇,即使是最有经验的研究人员也常常会遗漏很多重要的文献资料,特别是在跨学科或边缘学科的研究领域。鉴于此,研究人员在实践中经常使用另外一种检索方式,就是通过引文索引工具检索文献的途径。

　　引文索引是对传统检索系统的一种补充和改革,它揭示了科学技术之间引证与被引证的关系,是从文献之间相互引证的角度,提供新的检索途径,提高检索结果的相关性。引文索引不仅仅提供资料信息,更重要的是提供研究的思路;引文索引将过去、现在以至将来的相关文献信息连接起来,将不同学科、不同领域的相关研究连接起来,研究人员由此可以发现许多过去不知道然而却非常重要的信息,从而产生许多新的创见与发现。

# 第一节　引文数据库的基本概念

## 一、引文、引文索引的基本概念

### (一) 引文

　　在科学著述活动中,作者往往要直接或间接地引用他人的著述,以提供文章的佐证,提供历史背景材料,加强论述的可信度,帮助读者更好地理解作者的观点。这些引用他人的著述就是引文(Citation)。引文是学术论著的一个很重要的部分,有关标准或规范对之有着明确的定义。引文可以描述为:在文献 A 中提到或描述了文献 B,并以文后参考文献或注释的形式列出文献 B 的出处,其目的在于指出信息的来源,提供某一观点的依据,借鉴、陈述某一事件、事实等。这时,我们称文献 B 为文献 A 的引文,称文献 A 为文献 B 的引证文献。引文通常也称为被引文献或参考文献,引证文献通常也称为来源文献(source item 或 source document)。从上述引文的定义描述中可知,引文有两种类型,一是参考文献,一是注释。参考文献是作者写作论著时所参考的文献书目,一般集中列出。根据援引的精确度,参考文献可分为引用性文献和参考性文献两种。而注释是对文献正文中某一特定内容进一步注释或补充说明,可分为:文中注、脚注、尾注和文中引等。注释一般排在该页的地脚;尾注也可列入参考文献的范畴。

### (二) 引文索引

　　创办 ISI(Institute for Scientific Information,美国科技信息研究所)的美国人尤金·加菲尔德(Eugene Garfield)可称为引文索引(Citation Index)的创始人。引文索引顾名思义就是引文的索引,是提供某一作者及其著作在别的作者的著作中被引用状况的一种索引,又称引证索引。引文索引是以语义稳定的引文作为文献的标引词,建立起能够展示文献之间内在联系的索引系统。标引词的选择可以是题名、作者、刊名、地址等。引文索引以被引用文献—引文为标目,继而列出引用过该文献的全部文献(来源文献),因此它也是以文献之间的引证关系为基础的一种文献索引。

　　引文索引的基本编制原理是根据文献的相互引用关系建立索引系统。文献之间的相互引用构成文献网络。使用这种方法建立的索引系统,可以检索到一族文献,且可通过不断追溯检索,能获得更多的相关文献。因此,引文索引最核心的部分是引证索引和来源索引。引文索引给出了原文参考,即引用该文的文献清单,可使用户能够找到与已知文献有关系的(近期)文章。根据引文在正文中的位置,可分为文内引文、页下引文和末尾引文(将引文放在篇章或书的末尾)。根据援引的性质,可分为书目引证和参见引证。

## 二、引文索引的作用

引文索引是按照论文之间引证与被引证的关系进行排列而编制的一种索引。引文索引遵循了科学研究承前启后的规律，从整体上说是把一篇具体的论文同全部发表过的论文之间的关系全部展示出来，打破传统的学科分类界限，不拘泥于一个选题或一个狭窄的知识领域，而是整个科学的任何一个门类，从多角度反映学科之间的相互交叉、相互渗透的关系。引文是科学交流的工具，它可以用来跟踪科学的发展方向。它还能够提供研究思路，将某一课题的过去、现在和未来的信息连接起来，将不同学科、不同领域的信息连接起来。还可以了解某一论点或某一发现的演进过程，了解这些论点或发现的应用情况，同时可以在更大的时空范围内了解某学科或技术的历史发展进程。

引文索引不同于一般概念上的索引，既是参考工具，也是一种独立的情报检索系统。它提供了一种新颖而实用的检索途径，是研究科学学和文献计量学必不可少的工具。对于引文的分析是一种科学的研究方法，也是研究科学的方法。引文分析是通过对某种学术期刊及其所载论文或某个作者及其所发表论文被引用的情况进行统计分析，来判断某种期刊或某项研究成果的影响力大小。它不仅反映科研成果的学术价值，还能系统反映某一领域的科研进展。通过引文索引，集中、重点研究引文，研究引文的数量、文献类型、语种分布、主题特点、时间及出处等，其主要作用在于探讨科学的结构、评价与选择期刊、确定核心期刊、明确科研人员文献使用习惯、考察学科著作与科学家的学术价值和社会影响。目前引文统计与分析被应用于职称评审、成果申报、机构评估、项目考核等众多领域，成为人们日益关注的一项科研活动。

引文检索是我国科技查新的一个重要内容和指标。评估和鉴别某一研究工作在学术界产生的影响力，从一个侧面反映科技成果被认可和利用程度及其学术价值，评价技术成果的影响力，为选拔优秀科技人才，科研课题立项和科研基金的合理投入寻求基于实证的科学依据。立项时的引文检索除起到查新效果外，还可同时提供课题组成员论文被引情况的引文分析，从而证明课题组成员的整体科研实力，也可为项目的成功中标增添一个有力的砝码。医学领域是自然科学的一个大领域，需要研究的课题非常广泛，通过考证引文之间的关系追溯其研究的理论基础、科学依据和研究价值，这在科学选题和科研立项等工作中是不可或缺的、具有重要意义的程序和环节。

伴随科学技术、特别是计算机技术和信息技术的发展，引文索引的载体形式从印刷型、书本式演变为现代化、网络化的数据库。目前数据库式的引文索引以其方便、快捷受到欢迎。引文数据库是特定来源和用途的文献集合体，是具有特殊检索功能的文献数据库。引文数据库是二次文献库，主要依据文后的参考文献为信息对象，由来源文献和被引文献两部分组成，揭示两者的有机联系，把一篇论文和其他论文之间有意义的联系凸显出来，服务于论著与科学的研究，是情报检索系统中非常重要的检索工具和情报评价工具。

## 三、引文分析计量指标：影响因子

引文分析就是利用各种数学和统计学的方法以及比较、归纳、抽象、概括等逻辑方法，对科学期刊、论文、著者等分析对象的引用和被引用现象进行分析，以揭示其数量特征和内在规律的一种文献计量研究方法。影响因子（Impact Factor，IF）是引文分析最常用的方法之一，它是美国 ISI（科技信息研究所）的 JCR（期刊引证报告）中的一项数据。一种期刊的影响因子，指的是该刊前二年发表的文献在当前年的平均被引用次数。即某期刊前两年发表的论文在统计当年的被引用总次数除以该期刊在前两年内发表的论文总数。计算公式为：影响因子 =（该刊前 2 年发表的论文在统计当年被引用的总次数）/（该刊前 2 年内发表的论文总数)。影响因子是 1972 年由尤金·加菲尔德提出的,现已成为国际上通用的期刊评价指标,它不仅是一种测度期刊有用性和显示度的指标,而且也是测度期刊的学术水平,乃至论文质量的重要指标。由于它是一个相对统计量,所以可公平地评价和处理各类期刊。通常,期刊影响因子越大,它的学术影响力和作用也越大。

在 1998 年,美国科技信息研究所所长尤金·加菲尔德博士在《科学家》(The Scientists)杂志中叙述了影响因子的产生过程。他最初提出影响因子的目的是为《现刊目次,Current Contents》评估和挑选期刊。目前人们所说的影响因子一般是指从 1975 年开始,《期刊引证报告》(Journal Citation Reports,JCR)每年提供上一年度世界范围期刊的引用数据,给出该数据库收录的每种期刊的影响因子。JCR 是一个世界权威性的综合数据库,它的引用数据来自世界上近 4000 家出版机构的 8000 多种期刊,专业范围包括科学、技术和社会科学。JCR 目前是世界上评估期刊唯一的一个综合性工具,因为只有它收集了全世界各个专业的期刊的引用数据,JCR 数据库有许多很好的界面,显示了期刊之间引用和被引用的关系。可以告诉人们,哪些是最有影响力的期刊,哪些是最常用的期刊,哪些是最热门的期刊。除影响因子外,JCR 还给出了引文和论文数量,立即影响指数,被引半衰期,引用半衰期,源数据列表,引用期刊列表,被引期刊列表,学科领域,出版社信息以及期刊题名变化。

JCR 内容分为两个版本,一是 JCR Science Edition,提供 SCIE 中所收录的科学技术领域 8336 种期刊的引文分析信息;另一是 JCR Social Sciences Edition,提供 SSCI 中所收录的社会科学领域 2966 种期刊的引文分析信息。JCR 对期刊之间的引用和被引用数据进行统计、运算,并针对每种期刊定义了影响因子等指数加以报道。一种刊物的影响因子越高,也即是其刊载的文献被引用率越高,一方面说明这些文献报道的研究成果影响力大,另一方面也反映该刊物的学术水平高。因此,JCR 以其大量的期刊统计数据及计算的影响因子等指数,而成为一种期刊评价工具。图书馆可根据 JCR 提供的数据,开发、管理期刊馆藏和制定期刊引进政策;出版商和编辑可根据 JCR 提供的数据来测定期刊的市场影响力和评审编辑策略;研究者可根据 JCR 提供的数据发现在哪里可以找到与他们各自领域相关的当前读物;论文作者可根据期刊的影响因子排名来确认刊登作者文章的期刊的学术地位,识别最恰当最有影响的期刊发表其文章。

《期刊引证报告》2015 年版包含了自然科学和社会科学领域的两个版本,涵盖了来自 82 个国家涉及 237 个学科大类的 11 719 本期刊。与 2014 年相比,53% 的杂志影响因子增加。美国《临床医师癌症杂志(CA:A Cancer Journal for Clinicians)》《新英格兰医学期刊(New England Journal of Medicine,NEJM)》与《化学评论(Chemical Reviews)》再次包揽了榜单的前三甲,影响因子分别为 115.84、55.873、46.568。著名的《柳叶刀(The Lancet)》杂志今年排到了第 4 位,影响因子 45.217,较去年上升了 4 个名次(去年影响因子 39.207);而《自然(Nature)》《科学(Science)》《细胞(Cell)》杂志分别排在第 7、16 和 20 位,对应的影响因子为 41.456、33.611、32.242。与去年相比,Nature 下降了 2 个名次、Science 上升了 1 个名次、Cell 下降了 4 个名次。排名靠前的还有《美国医学会杂志(The Journal of the American Medical Association,JAMA)》(影响因子 35.289、第 13 位),以及《Nature》旗下的诸多子刊。

一般来说学术期刊被引用得越多,影响因子通常越高,也就是说杂志被关注得越多。医学类好多杂志如《新英格兰医学期刊》《柳叶刀》等因为看的人比较多,影响因子有些是很高的,尤其是综述类杂志。但是,问题也不是绝对的。不能单单凭影响因子(IF)的高低来判断期刊的权威性,如美国科学院院报(PNAS)虽然每年的 IF 在 10.0 左右,但是大家都知道其在学术界的影响力和权威性与《Nature》《Science》等 IF 在 30.0 以上的杂志几乎旗鼓相当。而且几乎每个学术领域都有自己的顶尖杂志,如糖尿病学、肝脏学等,暂且不管其影响因子大小,公认的权威杂志就是含金量最高的。而古生物学、系统分类学等领域的很多杂志也有 SCI 收录的,但由于专业性太强,很少有人能看懂,也基本没什么应用价值,IF 就很低。但是在其自己的领域,也有可能是最权威的。

# 第二节 常用引文数据库介绍

## 一、ISI 系列引文检索数据库

### (一) 数据库概况

基于引文索引这一独特的检索技术,由尤金·加菲尔德所创建的科学信息研究所(ISI)建立了一系列引文索引数据库。这些引文索引数据库收录范围广泛,内容涉及科学技术的各个领域(包括医学和农业)。它们主要收录全球权威学术期刊和专利文献,同时也收录正式出版的会议录、论文集、专著丛书、通讯、摘要、评论等。它把每篇被收录文献后所附的参考文献,无一遗漏地认真著录,按照一定格式编排并索引。经由引文索引系统周期性报道,不仅可以最快速地回溯到某一研究课题的历史性记载,更可以追踪到最新的研究进展。

ISI 系列引文索引数据库经过不断发展,已经成为当今世界最为重要的大型数据库,是目前国际上最具权威性的、用于基础研究和应用基础研究成果的重要评价体系。这些系列检索数据库中,最为重要和著名的 SCI(Science Citation Index)是 ISI 1961 年编辑出版的一部世界著名的大型学科检索工具,它不仅是整个自然科学领域里四大检索工具之一,也是生物医学科学领域研究人员经常使用的检索工具之一。SCI 是迄今国际上最权威的科学技术文献的索引工具,收录了世界范围内自然科学领域最重要的文献,覆盖数、理、化、工、农、林、医及生物学等广泛的学科领域。它是目前衡量国内大学、科研机构和科学工作者学术水平的最重要的依据。最初为印刷版,后来发行了 CD-ROM 版,1997 年,Thomson 将 SCI、SSCI、A&HCI 整合,利用互联网的开放环境,创建了网络版的多学科文摘数据库——Web of Science。

目前,Web of Science 基于 Web of Knowledge 平台运行。Web of Science 是著名综合性引文数据库,其核心库由 SCIE、SSCI(社会科学引文索引)、A&HCI(艺术与人文引文索引)构成。通过 Web of Science 可以直接访问 ISI 的 5 大引文索引数据库与 2 个化学数据库。5 个引文索引数据库包括:Science Citation Index Expanded(SCI-EXPANDED,科学引文索引,以下简称 SCI-EXPANDED)、Social Sciences Citation Index(SSCI,社会科学引文索引)和 Arts & Humanities Citation Index(A&HCI,艺术人文引文索引)、Conference Proceedings Citation Index-Science(CPCI-S,科学会议论文引文索引)和 Conference Proceedings Citation Index-Social Science & Humanities(CPCI-SSH,社会科学与人文艺术会议论文引文索引);2 个化学数据库是 Current Chemical Reactions(CCR,最新化学反应数据库)和 Index Chemicus(IC,化学索引,检索新化合物)。5 个引文索引数据库的数据可以一直回溯到 1900 年。这一丰富的综合性信息来自于全球 12 000 多份权威的、高影响力的学术期刊和超过 170 000 种会议录。

Web of Science 收录范围广泛,内容涉及科学技术的各个领域,经过不断发展,已经成为国际上最具权威性的、用于科学研究的重要评价体系。Web of Science 还具备链接各种其他学术资源(学术会议录、专利、基因/蛋白质序列、生物科学信息、电子文献全文、期刊影响因子、图书馆馆藏文献系统)的功能。

在 Web of Science 系列引文索引数据库中,最为重要的是 SCI-EXPANDED(Science Citation Index Expanded)数据库,SCI-EXPANDED 是 SCI 的网络版。作为世界知名的引文索引数据库,SCIE 包含 176 个学科,自然科学和工程领域内的 8600 多种高质量学术期刊近百年的数据内容,使用 SCIE,能够轻松破解最新、最重要的科技文献在期刊与期刊之间、数据库与数据库之间以及出版社与出版社之间的壁垒,帮助科研人员能够轻松地找到世界范围内,自己研究领域最新、最相关、最前沿的科技文献,激发科研人员的研究思想,获取更多的研究思路。SCI 网络版通过 Web of Science 提供服务。ISI 通过严格的选刊标准和评估程序挑选刊源,而且每年略有增减,从而做到 SCI 收录的文献能全面覆盖全世界最重要和最有影响力的研究成果。鉴于网络版 SCI 检索使用的普遍性,下面以 SCI-EXPANDED 为例介绍 Web of Science 的检索方法。

### (二) 检索方法

1. **检索词输入规则** Web of Science 支持布尔逻辑检索、截词检索、位置检索等。常用的输入规则有:

（1）检索运算符：Web of Science 支持国内外检索系统通用的布尔检索法，包括逻辑与、逻辑或、逻辑非等。其运算符号有：AND、OR、NOT、SAME 和 NEAR/x。AND、OR 和 NOT 的用法与 MEDLINE 中的相同。这里，使用位置运算符 SAME 连接两个检索词，可将检索结果定在凡是同一个句子中或者一个关键词短语里包含这两个检索词（检索词前后顺序不限）的文献为命中文献。如输入检索词 SARS SAME diagnosis，可能会检索出包含 SARS diagnosis、diagnosis for SARS、SARS virus for diagnosis 等的记录。使用临近算符 NEAR/x 操作，NEAR 代表所链接的两个词之间的词语数量小于等于 x，默认的使用 NEAR 的缺省值是 15。例如：canine NEAR/10 virus、canine NEAR virus。

当使用多个运算符时可用括号决定优先顺序，一个检索式中最多可使用 49 个布尔运算符。当 AND、OR、NOT、SAME 和 NEAR/x 同时出现时，其运算顺序为（　）→NEAR/x→SAME→NOT→AND→OR。但当这些运算符不作为运算符，而作为检索词的一部分时，要用双引号标识检索词，将其作为一个整体进行检索。如，要检索由 O. R. Koechli 撰写的文章，用 KOECHLI "OR"。另外还要注意，在 "主题" 字段中，可以使用 AND，但在 "出版物名称" 或 "来源出版物" 字段中却不能使用；在多数字段中使用 NEAR，但不要在 "出版年" 字段中使用；在 "地址" 字段中可以使用 SAME，但不能在其他字段中使用。使用检索运算符时不区分大小写，例如，OR、Or 和 or 返回的结果相同。

（2）截词符：Web of Science 的截词符包括有限截词符 "？"、"$" 和无限截词符 "*"。一个有限截词符只代表一个字符，一般用在检索词中间；一个无限截词符可以代表 0 至数个，一般用在检索词末。用 * 号作为截词符，可将一个单词的不同拼写形式检索出来。如用 ENZYM*，可检索到 ENZYME、ENZYMATIC 等所有词首含有 ENZYM 的单词。如果要检索 IL*，至少可以检索出 IL1、IL-1、IL2、IL-2 直至 IL-30 等的几乎所有有关白细胞介素的文献。而有限截词符？与 $ 只能检索出那些包含 0~1 个字符或汉字的记录（？代表 1 个字符：如 Car？可检索到 Cars，Care 等词语；$ 表示 0~1 个字符如：Cell$ 可检索到 Cell，Cells 等词语）。

（3）姓名输入：当采用作者途径进行个人收录检索时，规范第一作者姓名的缩写是一项关键性的工作，但我们只要掌握了网络版 SCI 对姓名的缩写规则就能保证查全率。ISI 系列数据库采用特殊的作者著录形式：无论是外国人还是中国人一律是 "姓（全）—名（简）" 的形式，即姓用全部字母拼写，名仅取首字母。对于中国人的名字，有时 ISI 公司的著录人员难以区分出姓与名，或者各种期刊对作者形式的要求也不完全一致，所以检索时要注意使用各种可能出现的形式才会查全，以 "张建国" 和 "李岩" 为例，如表 5-1 所示。

表 5-1　SCI 中作者的著录形式

| 中文姓名 | 在 SCI 中的可能形式 | 注 |
| --- | --- | --- |
| 张建国 | Zhang JG（一般）；<br>Zhang J；Jianguo Z（较少） | * 大小写均可；<br>* 网络版中姓与名之间可用 "–" 号或空格 |
| 李岩 | Li-Y；Yan-L | |

显然，形式一样不意味着是同一作者，如张加刚、张季高、章菊歌等都是 zhang jg 的形式。所以检索时需要一一鉴别，最好用合作者、作者单位等已知字段来限制检索，提高查准率。

（4）其他符号：自 1998 年输入的数据开始，非字母数字字符和人姓名的空格都被存储在数据库的不同字段中，如要检索数年的文献，必须要确定所输入的检索词是否能将数据库中以不同方式表达的词汇检索出来。例如，要检索 C. D. O Brian 撰写的文章，要用检索式 O BRIAN CD OR OBRIAN CD。这样，才能把所要检索的文献查全。带有 "–" 连字符的单词或短语的检索，可通过使用运算符 "OR"，将不带连字符和用空格代替连字符的两种形式连接起来检索，以达到较高的查全率。

（5）补充说明：Web of Science 检索词输入可用大写、小写或大小写混用，检索结果都相同（如 AIDS、Aids 以及 aids 可查找相同的结果）；同时 Web of Science 没有规范化的主题词，因此若要追求文献查全，需要考虑同一检索词的不同表达形式并用 OR 连接,且尽量采用截词符,以减少漏检;并且对词组、短语实现精确检索时使用引号 " ",如 "bearing capacity"、"stem cell" 等;检索精确匹配的短语时,请不要在引号内部使用 $ 符号,否则将检索不到结果。

**2. 主要检索功能** Web of Science 数据库提供的检索方式主要有:基本检索、作者检索、被引参考文献检索、化学结构检索和高级检索。其中化学结构检索是针对 CCR 和 IC 数据库的,因此,这里不作介绍。首先,输入网址:http://www.webofknowledge.com 访问 Web of Science™ 平台,在 Web of Science™ 页面点击 "所有数据库" 右侧的下拉菜单,则可以看到所有可供检索的数据库,点击 "Web of Science™ 核心合集" 链接即可进入。

(1)基本检索:即利用主题、标题、作者、出版物名称等字段组配检索,这种检索方式适用于检索特定的研究主题、某个作者或机构发表的文献、特定期刊特定年代发表的文献等。Web of Science™ 数据库的默认检索界面为基本检索,在此界面可按如下步骤进行检索:①选择检索途径:可供选择的字段包括 Topic(主题)、Title(标题)、Author(作者)、Group Author(团体作者)、Editor(编者)、Publication Name(出版物名称)、Year Published(出版年)、Address(地址)、Conference(会议)、Language(语种)和 Grant Number(授权号)等字段。如选择主题途径,是指在文献的题名、摘要和关键词中检索。②输入检索词:确定检索字段后,在检索词输入框中输入单个检索词或由逻辑运算符连接多个检索词构成的检索表达式。如要检索 "SARS 诊断试剂方面" 的相关文献,可使用检索式 "SARS AND diagnostic agents" 进行检索。查找有关 "帕金森病基因治疗方面" 的英文文献,可在检索提问框中输入 "Parkinson* Disease* AND Gene Therapy"(图 5-1)。出版物名称检索时要求使用期刊的全称,此时可结合其他字段进行组配检索,如输入 Cancer* OR Journal of Cancer Research 可查找发表在《Journal of Cancer Research》或《Cancer》或《Cancer Letters》杂志上的文章。③确定检索时间范围:默认为 All Years,或直接输入时间范围。

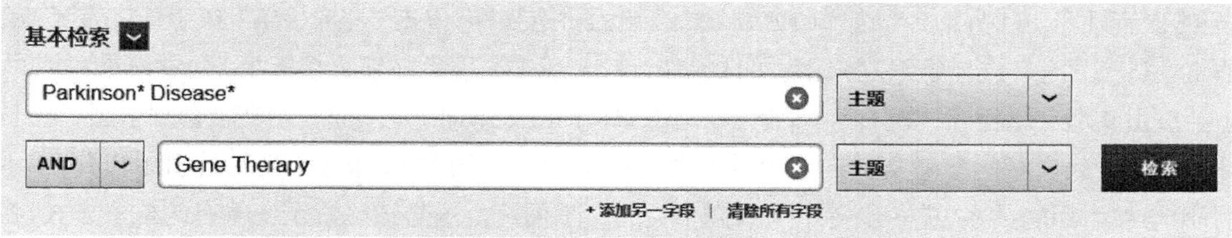

**图 5-1 Web of Science™ 基本检索界面**

这里,需要注意的是作者、地址字段的输入方法。

作者字段的输入方法为:国内作者,姓的全拼 + 空格 + 名的拼音首字母;国外作者,姓的全拼 + 空格 + 名的首字母。如检索汪和平教授论文收录情况,在作者字段对应的检索框中可输入:WANG HP(姓、名之间有空格)。如要检索钟世镇院士(Zhong Shi-Zhen)发表的文章被 SCI 收录情况,可输入 "ZHONG S*"。多个作者检索时可用 AND 或 OR 连接,如 "O'BRIAN C* OR OBRIAN C*"。利用通配符检索对于查找国内作者发表的文献特别有用,如要检索姚开泰院士(YAO Kai-tai)的论文是否被 SCI 收录,可考虑使用 "YAO K*" 进行检索以防遗漏。团体作者检索同人名作者,只不过团体名称使用简称,如 WHO、NIH。

地址字段的输入方法:选用地址字段时,要注意查看缩写列表,并优先选用。机构名称经常用缩写,例如 university 用 univ,college 用 coll,hospital 用 hosp。如检索东北师范大学的论文收录情况。首先,写出对应的英文:Northeast Normal University。然后,查看缩写列表,Northeast 的缩写为 Ne,University 的缩写为 Univ。最后,列出检索式:地址 =Ne Nor* Univ OR Northeast Nor* Univ*。为提高文献的查全,也要注意机构名的不同表达方式。例如,检索 University of California-Los Angeles 的学者发表的文献,可以在 Address 检索提问框内输入 UCLA OR Univ Calif* Los Angeles,检索时可用 SAME 连接机构及地点,如 "南方医科大学生物化学教研室",可输入 "South Med Univ SAME Dept Biochemistry"。

（2）作者检索：使用"作者检索"（Author Search）功能，可以简单方便地确认并检索出特定作者的所有作品。通过关注您了解的作者相关信息，"作者检索"功能可将同名的不同作者所著的作品区分开来。作者姓名的形式为：姓氏在先，名字首字母（最多四个字母）在后。姓氏可以包含连字号、空格或撇号。

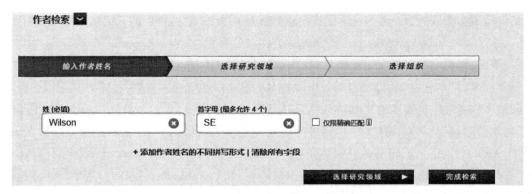

图 5-2　Web of Science™ 作者检索界面

例如：Wilson SE（图 5-2）；O'Grady AP；Ruiz-Gomez M；De La Rosa JM；Van der Waals JE。

检索步骤为：①在"姓氏"字段中输入作者的姓氏。②在"姓名首字母"字段输入作者姓名中的最多 4 个首字母。单击"添加作者姓名的不同拼写形式"显示另一行的"姓氏"和"姓名首字母"字段。此功能允许您检索作者姓名的多个不同拼写形式。您可以检索作者姓名的最多 5 种不同拼写形式。例如：Row 1=De La Rosa JM 和 Row 2=DeLaRosa JM。系统查找所有记录，其中该作者以其姓名的这两种不同拼写形式发表论文。③选中"仅限精确匹配"复选框。此步骤为可选操作。此功能将检索限定为与所输入的内容完全匹配的作者姓名。④界面中"选择研究领域"按钮为可选操作，单击"完成检索"按钮直接转至"检索结果"页面。⑤界面中"选择组织"按钮为可选操作，单击"完成检索"按钮直接转至"检索结果"页面。

（3）被引参考文献检索：被引参考文献检索（Cited Reference Search）是从被引用文献查到引用（施引）文献的过程，即用发表文章的参考文献作为检索点进行检索，主要用于查找作者论文的被引用情况，揭示文献之间引用与被引用的关系，进一步揭示与研究相关的文献信息。这是该检索系统特有的检索方式，将一篇文献作为检索对象，直接检索引用该文献的文献；特别适用于检索一篇文献或一个课题的发展，并了解和掌握研究思路。在利用该种检索方式时，一定要注意查看"被引著作"字段提供的"期刊缩写列表"。在检索结果的基础上，可进一步查看"引证关系图"，了解该文献引证与被引证情况，从而追踪课题的发展。

被引参考文献检索界面提供的可检索字段主要有：① Cited Author（被引作者）：输入格式为第一作者的姓（不超过 5 个字符）+ 空格 + 名的首字母（不超过 3 个字符）。② Cited Work（被引著作）：著作的标题，输入著作标题缩写的部分字符（不超过 20 个）。输入框下方点击期刊缩写列表可显示 ISI 来源期刊的缩写形式。③ Cited Year（被引年份）：即该被引用文献的发表年代。另外，被引参考文献检索界面还可以进行被引卷、期、页和标题检索。

被引作者检索是输入被引作者的姓名来进行检索，可参看被引作者索引（Cited author index）。被引作者的输入规则与作者检索的输入相同，检索时姓前名后，名用缩写，如 O'BRIAN C，为方便查全，可使用通配符 *，也可使用逻辑运算符，如 O'BRIAN C* OR OBRIAN R*。检索结果显示的为简单记录格式，包括论文被引频次、被引作者、被引期刊、年代、卷、起始页码。如为图书则只有被引频次、被引作者、被引期刊和出版年代。如为专利则只有被引频次、被引作者、被引专利号和专利授权国家。点击被引频次隐含链接，可获得所有引用该论文的来源文献。

也可输入期刊或图书名称进行检索，输入专利号可查专利的被引用情况。因为被检索的期刊或图书书名要求用缩略语，此时可参考被引文献索引（cited work index）或 ISI 期刊简称一览表（the Thomson ISI list of journal abbreviations）。如果对刊名的缩写和全称无把握时，可用截词符，如 brit* j* ophthalmol*、Chinese J Med*。

还可输入被引论文的出版年代，如 2003，也可输入某一时期发表论文的时间跨度如 2002—2005，这样就可检索该时间段内所有文章的被引用情况。

检索举例：下面以检索中山大学刘祖国教授发表在 British Journal of Ophthalmology 1999 年第 83 卷上的论文被人引用情况为例，介绍被引参考文献检索的简单步骤：①分别输入被引文献作者（liu zg）、被引期刊名（Brit J Ophthalmol）、被引文献发表年（1999），点击检索（图 5-3）；②检索返回为被引文献的索引列表（图 5-4），提供的信息分别是：被引作者、被引著作、出版年、卷、期、页、标识符、施引文献数和查看记录；③勾选相应条目后，点击完成检索，得到引用（施引）文献（图 5-5）。

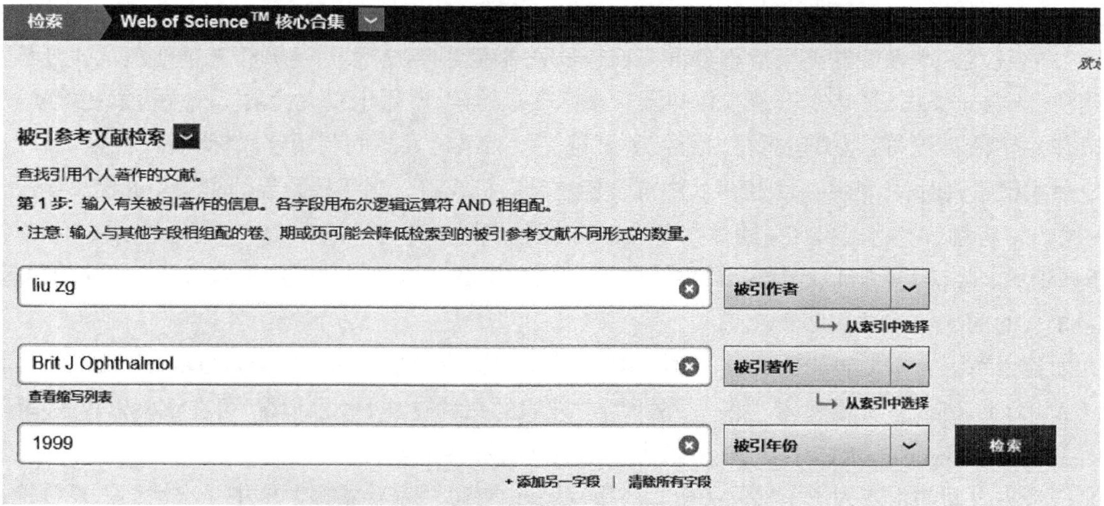

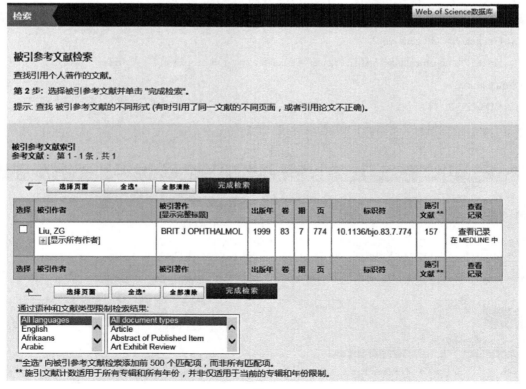

图 5-3　Web of Science™ 被引参考文献检索界面

图 5-4　Web of Science™ 被引参考文献索引列表界面

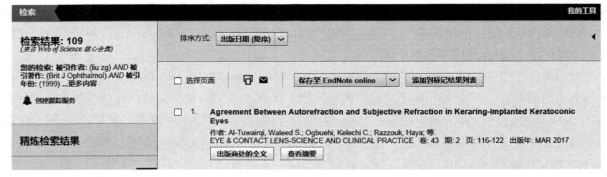

图 5-5　Web of Science™ 被引参考文献检索结果界面

（4）高级检索：本系统的高级检索（Advanced Search），指使用字段标识、运算符来创建检索式，只适用于经验用户。Web of Science™ 中的高级检索只限于来源文献检索，不用于引文检索。高级检索在检索表达式中可以使用字段标识符、逻辑运算符、括号、截词符等。高级检索界面利用字段标识符、检索词和运算符构建复杂的检索式时，不能在一个检索式中混合使用字段标识符。高级检索界面可使用的检索字段包括：TS= 主题、TI= 标题、AU= 作者、GP= 团体作者、SO= 出版物名称、PY= 出版年、AD= 作者地址、OG= 组织扩展、SG= 下属组织、SA= 街道地址、CI= 城市、PS= 省 / 州、CU= 国家 / 地区和 ZP= 邮政编码等。可使用的运算符包括 AND、OR、NOT、SAME 和 NEAR。

如要检索军医大学发表的论文，可以使用以下检索式进行检索：AD=mil AND AD=med AND（AD=univ OR AD=col）AND CU=China。如要检索"第一军医大学"发表的文章被 SCI 收录情况，可在该检索式的基础上用 AND 连接（PS=Guangdong OR CI=Guangzhou OR CI=Canton OR ZP=510515）。

高级检索页面的下方列出了检索历史。对于复杂的课题，可在检索提问框中一次性输入复合检索式，也可以先分步检索，然后通过检索式序号进行逻辑组配。

检索举例：利用 Advanced Search 检索有关"肝癌的基因芯片"的文献。

检索方法一：分别检索"基因芯片"和"肝癌"的文献，再进行逻辑组配。

#1 TS=（microarray* OR gene chip*）

#2 TS=（liver* OR hepatocellular）SAME（cancer* OR carcinoma* OR neoplasm*）

#3 TS=hepatoma*

#4 #1 AND（#2 OR #3）

检索方法二：一次性输入检索词和逻辑运算符（图 5-6）。

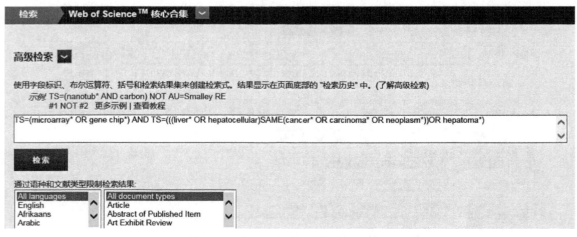

图 5-6　Web of Science™ 高级检索界面

TS=（microarray* OR gene chip*）AND TS=（（（liver* OR hepatocellular）SAME（cancer* OR carcinoma* OR neoplasm*））OR hepatoma*）

本例中，因肝癌有多种表达方式，为避免漏检，使用了同义词和位置符号 SAME（表示检索词出现在同一个句子中）。

该检索系统对高级检索中检索表达式的书写有一定的要求，只有那些熟练运用逻辑运算符和字段标识符的检索者才能获得满意的检索结果。

### （三）检索结果的管理

#### 1. 检索结果显示

（1）排序方式：可将检索结果按照出版日期、被引频次、第一作者、来源出版物名称、会议标题等升序或降序排列。

（2）每页显示记录数：默认每页显示 10 条记录，还有 25 条或 50 条记录可供选择。

（3）全记录显示格式：点击单篇论文标题，获得记录的详细内容（图 5-7）。SCI-EXPANDED 单篇文献的全记录显示内容主要包括：①文章标题：非英文文献翻译成英文；②所有作者姓名：第一个列出的作者是通讯作者，如果期刊提供通讯作者，通常还提供电子邮箱地址；③被引用频次：点击可显示引用该篇文献的一组相关文献；④引用的参考文献：点击可显示该篇文献的参考文献；⑤英文摘要：不收录非英文摘要；⑥关键词：为作者提供的关键词；⑦附加关键词：来自被引参考文献的标题，不是所有文章都有附加关键词；⑧作者地址：所有作者地址都被收录，并可进行查询；⑨此外，还有出版商、学科分类、ISSN 等内容。

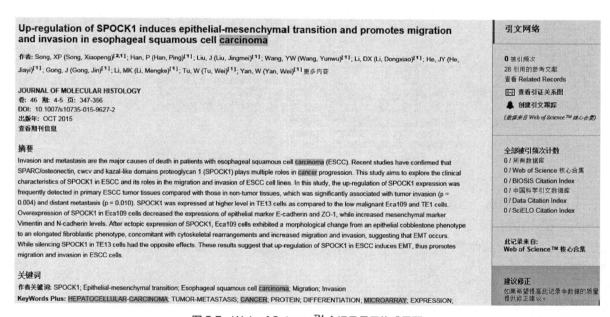

图 5-7　Web of Science™ 全记录显示格式界面

**2. 精炼检索结果**　在检索结果界面可选择多种方式对检索结果进行精炼，如按照学科领域、文献类型、作者、来源刊名、出版年、会议名称、机构名称、语种和国家／地区等方式进行操作（图 5-8）。

**3. 分析检索结果**　引文索引数据库不仅提供检索功能，还具备引文分析功能，可用来评价个人的科研学术成就，评价某种期刊的质量，评价某一组织机构的科研水平，评价某一学科的发展状况和趋势等。在检出文献的基础上，可从多个角度对文献进行分析（图 5-9），检索结果可按照作者、国家／地区、文献类型、机构名称、语种、出版年、来源出版物名称等对检索结果进行分析，在分析结果列表界面可对分析结果进行保存。

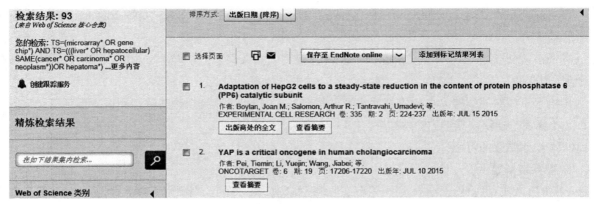

图 5-8　Web of Science™ 精炼检索结果界面

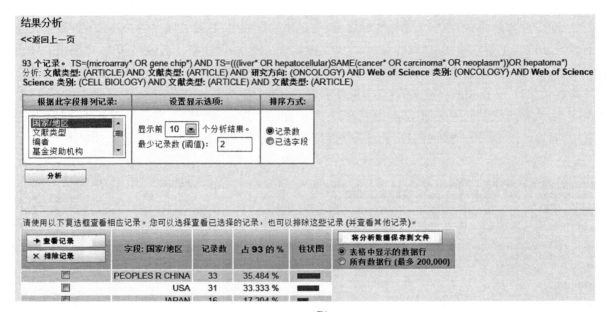

图 5-9　Web of Science™ 分析检索结果界面

**4. 检索结果输出**　选择输出记录范围,可勾选记录前的复选框,将切题文献做标记。也可以选择列表中的所有记录,或页面上的所有记录,或某一范围内的记录。然后选择输出方式,系统输出主要有将所选记录打印、通过电子邮件发送所选记录、将所选记录添加到标记结果列表、将所选记录保存到 EndNote online 等多种方式。

## 二、中国科学引文数据库

### (一) 数据库概况

中国科学引文数据库(Chinese Science Citation Database,简称 CSCD):1989 年由中国科学院国家科学图书馆创建,收录我国数学、物理、化学、天文学、地学、生物学、农林科学、医药卫生、工程技术和环境科学等领域出版的中英文科技核心期刊和优秀期刊千余种,目前已积累从 1989 年到现在的论文记录 4 700 483 条,引文记录 58 184 351 条。中国科学引文数据库内容丰富、结构科学、数据准确。系统除具备一般的检索功能外,还提供新型的索引关系——引文索引,使用该功能,用户可迅速从数百万条引文中查询到某篇科技文献被引用的详细情况,还可以从一篇早期的重要文献或著者姓名入手,检索到一批近期发表的相关文献,对交叉学科和新学科的发展研究具有十分重要的参考价值。中国科学引文数据库还提供了数据链接机制,支持用户获取全文。中国科学引文数据库具有建库历史最为悠久、专业性强、数据准确规范、检索方式多样、完整、方便等特点，自提供使用以来，深受用户好评，被誉为"中国的SCI"。

中国科学引文数据库是我国第一个引文数据库，曾获中国科学院科技进步二等奖。1995年CSCD出版了我国的第一本印刷本《中国科学引文索引》，1998年出版了我国第一张中国科学引文数据库检索光盘，1999年出版了基于CSCD和SCI数据，利用文献计量学原理制作的《中国科学计量指标：论文与引文统计》，2003年CSCD上网服务，推出了网络版，2005年CSCD出版了《中国科学计量指标：期刊引证报告》（表5-2）。2007年中国科学引文数据库与美国Thomson-Reuters Scientific合作，中国科学引文数据库以ISI Web of Knowledge为平台，实现与Web of Science的跨库检索，中国科学引文数据库是ISI Web of Knowledge平台上第一个非英文语种的数据库。

表5-2  CSCD数据更新情况

| 覆盖时间范围 | 数据情况 | 年增长情况 |
|---|---|---|
| 1989-2001年 | 期刊论文题录及中文（中国人）引文数据 | |
| 2002年- | 期刊论文题录、文摘及全部引文数据 | 年增长论文记录20余万条，引文记录约250万余条 |

中国科学引文数据库已在我国科研院所、高等学校的课题查新、基金资助、项目评估、成果申报、人才选拔以及文献计量与评价研究等多方面作为权威文献检索工具获得广泛应用。主要包括：自然基金委国家杰出青年基金指定查询库；第四届中国青年科学家奖申报人指定查询库；自然基金委资助项目后期绩效评估指定查询库；众多高校及科研机构职称评审、成果申报、晋级考评指定查询库；自然基金委国家重点实验室评估查询库；中国科学院院士推选人查询库；教育部学科评估查询库；教育部长江学者查询库；中科院百人计划查询库。

CSCD分为核心库和扩展库，其数据库的来源期刊每两年遴选一次。每次遴选均采用定量与定性相结合的方法，定量数据来自于中国科学引文数据库，定性评价则通过聘请国内专家定性评估对期刊进行评审。定量与定性综合评估结果构成了中国科学引文数据库来源期刊。核心库的来源期刊经过严格的评选，是各学科领域中具有权威性和代表性的核心期刊，扩展库的来源期刊经过大范围的遴选，是我国各学科领域优秀的期刊。CSCD来源期刊（2015-2016年版）共遴选来源期刊1200种，其中中国出版的英文期刊194种，中文期刊1006种；核心库872种（以备注栏中C为标记）；扩展库328种（以备注栏中E为标记）。

检索CSCD可登录中国科学文献服务系统平台（Science China，http://sdb.csdl.ac.cn）。该平台由CSCD、中国科学文献计量指标数据库（CSCD-ESI）、中国科技期刊引证指标数据库（CSCD-ESI）、中国科学院学位论文数据库等数据库组成，是中国科学院国家科学图书馆创建的一个基于文献检索、引文链接、全文获取、网络咨询为一体的信息服务平台，该平台为这些数据库检索提供了统一的检索界面。下面以中国科学文献服务系统平台为主，介绍CSCD的使用方法。

**（二）检索途径和方法**

中国科学文献服务系统平台提供了简单检索、高级检索、来源刊浏览等功能。

1. 简单检索简单检索界面为该平台的默认界面（图5-10）。用户可根据下拉菜单，直接在选定的检索字段中输入检索词，进行快捷检索，并可以进行多个检索字段的组合检索。简单检索提供引文检索和来源文献检索。

（1）简单引文检索：引文检索是指以参考文献的被引作者、被引第一作者、被引来源、被引机构、被引实验室、被引出版社、被引文献主编为检索词来查找文献的检索方法。在简单引文检索界面，平台提供了多检索词及多字段的组合检索。检索时，首先根据检索要求在检索字段下拉框中选择检索字段，检索字段可为被引作者、被引第一作者、被引来源等，然后在文本框中输入检索词，选择完毕，在限定论文被引年份和

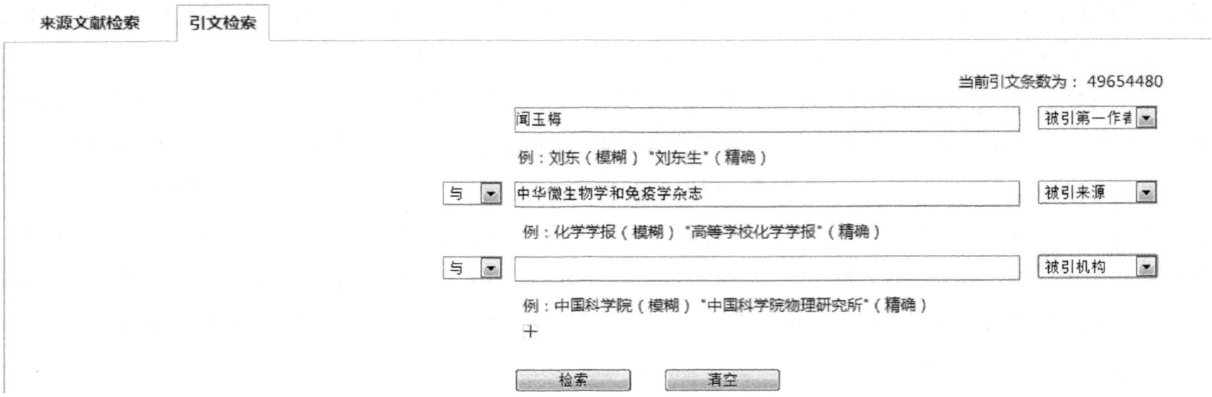

图 5-10　中国科学引文数据库简单引文检索界面

论文发表年份文本框内输入限定年限,就可以进行检索。平台支持 3 个检索词的组合检索,选择多个检索词时需选择检索词之间的逻辑组合关系"与"或者"或"。

检索举例:检索闻玉梅教授发表在"中华微生物学和免疫学杂志"上的文献被人引用(引证)的情况,检索步骤如下:

点击 http://sdb.csdl.ac.cn,进入中国科学引文数据库,选引文索引,在第一个检索提问框内输入"闻玉梅",字段选"被引第一作者",运算符选"与",第二个检索提问框内输入"中华微生物学和免疫学杂志",字段选"被引来源"(见图 5-10),点击"查询",检索结果得到若干条记录,点击每篇被引用文献后的"引证文献",就可得到引用文献的题录一览。

(2) 简单来源文献检索:来源文献检索是指以本文(来源文献)的作者、第一作者、题名、刊名、ISSN、文摘、机构、实验室、关键词、基金名称为检索词来查找文献的检索方法。简单来源文献检索的界面与简单引文检索类似,只是在限定条件上增加了"学科范围"的选项。其检索方法同引文检索。

2. **高级检索**　点击导航栏上的"高级检索"标签进入高级检索界面,高级检索提供了两种检索式构造方式,用户可以根据检索系统提供的检索点,任意组配检索式进行检索。高级检索也提供引文检索和来源检索。

(1) 高级引文检索:高级引文检索界面分为两部分,上部分为检索式直接输入区,下部分为检索词组合输入区。检索时可在检索界面上部的检索式输入框中直接输入"字段名称"和"布尔连接符"以及检索内容,直接构造检索式进行检索;也可利用平台提供的 9 个检索点,在检索界面下部的检索词组合输入框内填入相应检索词,点击增加,使平台自动生成检索语句进行检索。高级检索默认为模糊检索。如检索作者刘东生发表的文献有哪些被源自"第四纪研究"的文献引用,可以使用检索式:citation_author:刘东生 and citation_derivation_gf:第四纪研究(图 5-11)。

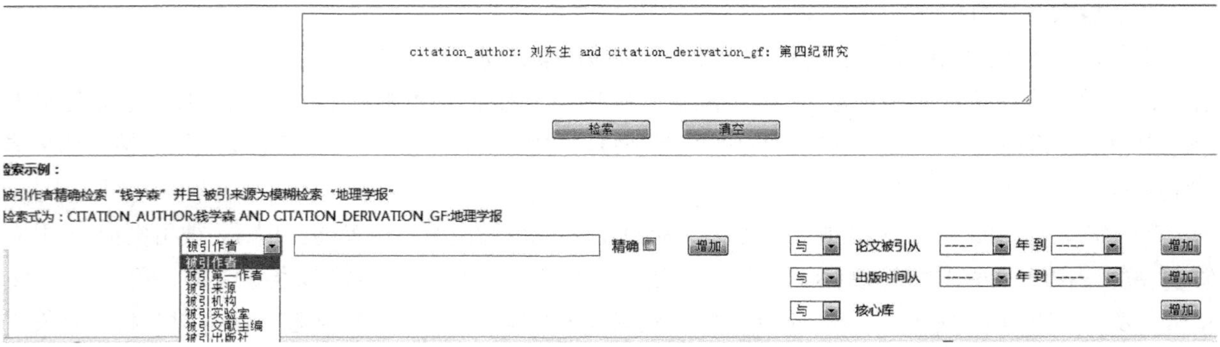

图 5-11　中国科学引文数据库高级引文检索界面

检索举例:检索闻玉梅教授发表在"中华微生物学和免疫学杂志"上的文献被人引用(引证)的情况,检索步骤如下:

点击 http://sdb.csdl.ac.cn,进入中国科学引文数据库,点击高级检索,选引文检索,在被引作者框内输入"闻玉梅",在被引来源框内输入"中华微生物学和免疫学杂志",分别点击两个输入框后的"增加"按钮,点击"查询"按钮,检索结果得到若干条记录,点击每篇被引用文献后的"引证文献",就可得到引用文献的题录一览。

(2) 高级来源检索:高级来源检索界面类似于高级引文检索,高级来源检索提供了十一个检索点,在检索框中输入"字段名称"和"布尔连接符"以及检索内容构造检索式;也可以在最下方的检索框填入相应检索词,点击增加,将自动生成检索语句。

3. **来源刊浏览**　点击导航栏上的"来源刊浏览"标签进入来源刊浏览检索界面。来源刊浏览主要是提供中国科学引文数据库来源期刊浏览,来源刊浏览检索界面提供按刊名字顺浏览检索和按刊名、ISSN检索的功能。检索时可选择期刊名称的首字母,浏览找到所查期刊进行检索;也可在期刊检索的下拉框中选择检索字段,在文本框中输入相应的检索词进行检索。在检索结果界面,点击"刊名",可查看该期刊的详细信息;点击该期刊的卷期,查看该期刊相应卷期的具体来源文献信息。平台提供来源刊文献的详细信息,这些信息包括题名、作者、机构、文摘、出处、ISSN、关键词、学科、基金、参考文献、引证文献和相关文献等。

例如检索期刊"现代临床医学"。第一步:打开 http://www.sciencechina.cn 页面;第二步:选择来源刊浏览;第三步:在期刊检索的下拉框中选择检索字段"刊名",在文本框中输入"现代临床医学",点击"检索"(图 5-12)。

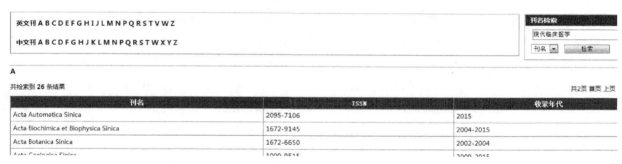

**图 5-12　中国科学引文数据库来源刊浏览检索界面**

### (三) 检索结果管理

1. **检索结果限定**　来源检索和引文检索的检索结果可以通过"结果限定"来限定检索结果。引文检索结果可以从被引出处、年代和作者三个方面来进行结果限定;来源检索结果可以从来源、年代、作者和学科四个方面来进行结果限定。

2. **检索结果排序**　来源检索和引文检索的检索结果可以进行排序,点击结果输出列表中相应字段名称,可以实现相应字段的排序,来源检索结果可以按照题名、作者、来源和被引频次进行排序,引文检索可以按照作者、被引出处和被引频次进行排序。

3. **检索结果细览**　点击检索结果列表中每条记录题名中的"详细信息",可以查看该条记录的详细信息。检索结果详细信息界面可以查看该条记录的题名、作者、作者机构、文摘、来源、ISSN、关键词、基金、参考文献、引证文献、相关文献和其他链接。其中,作者、关键词、基金都可以进一步链接,进行检索。

在该界面的右栏还可查看来源文献的引证文献,检索查看与来源文献作者相关、关键词相关和参考文献相关的文献。

**4. 检索结果输出**　检索结果提供三种输出方式：E-mail、打印和下载。检索结果可以通过勾选每条记录前的选择框，或者直接选中"本页"或者"所有记录"进行输出结果的选择，对选中的结果直接点击E-mail、打印和下载即可进行相应操作。

## 三、其他可检索引文的数据库

### （一）中国引文数据库

《中国引文数据库》(以下简称《引文库》)来源于 CNKI 收录的源数据库的参考文献，主要包括期刊（中外文）、图书、学位论文、会议论文、专利、标准、报纸和年鉴等文献类型的引文数据。《引文库》通过揭示各种类型文献之间的相互引证关系，不仅可以为科学研究提供新的交流模式，而且也可以作为一种有效的科研管理及统计分析工具。它提供客观、准确、完整的引文索引数据。这是目前中国最大最全的引文数据库。针对某一对象或主题提供相关统计分析数据，通过数据分析器得到的相关比较分析数据，可以供相关研究人员和科研管理部门使用，为相关评价工作提供基础数据。

《引文库》的主要功能包括引文检索、检索结果分析、作者引证报告、文献导出、数据分析器及高被引排序等模块。访问途径：直接访问网址 http://ref.cnki.net，或通过 CNKI 主页导航，点击"引文"链接访问。检索功能包括：文献检索、作者检索、机构检索、期刊检索、基金检索、学科检索、地域检索、出版社检索。检索结果分析有：结果显示、结果统计、结果排序、结果分组、结果筛选、结果分析。文献导出：可选择记录条数，选择导出文件格式，支持参考文献、E-learning、Refworks、Endnote、BIB、自定义格式。

### （二）中文科技期刊数据库（引文版）

《中文科技期刊数据库（引文版）》(Chinese Citation Database)，简称 CCD，是维普在 2010 年全新推出的期刊资源整合服务平台的重要组成部分，是目前国内规模最大的文摘和引文索引型数据库。CCD 以全文版为基础开发而成，数据库涉及源文献 480 多万篇，参考文献 1830 多万篇。该库可实现参考文献与源文献之间的切换检索，用户若同时购买了全文数据库和引文数据库，还可以通过开放接口将引文功能整合在全文数据库中，实现引文检索与全文检索的无缝链接操作。该库采用科学计量学中的引文分析方法，对文献之间的引证关系进行深度数据挖掘，除提供基本的引文检索功能外，还提供基于作者、机构、期刊的引用统计分析功能，可广泛用于课题调研、科技查新、项目评估、成果申报、人才选拔、科研管理、期刊投稿等用途。

《中文科技期刊数据库（引文版）》收录文摘覆盖 8000 多种中文科技期刊，引文数据加工追溯自 2000 年，是全新的引文索引型数据库，能帮助客户实现强大的引文分析功能，并采用数据链接机制实现同维普资讯系列产品的功能对接定位，提高科学研究的效率。《中文科技期刊数据库（引文版）》广泛适用于教学、科研、情报分析等领域，帮助科研人员、编辑出版人员、科研管理人员、图书馆员在其工作流程中极大地提高工作效率。它汇集海量科技文摘与引文数据，追踪和揭示中文期刊文献引证关系全貌；有全新的引文索引型数据库，一键式双重检索来源文献和被引文献；集信息查询、引文分析、数据统计三重功能于一体；支持图书、学位论文、标准、专利等文献的被引统计，深入解析期刊引文价值；检索入口多，检索方式灵活，让引文分析更轻松；基于引用关系的多途径数据分析方法，更快更准获取信息；提供作者、机构、期刊元素的引文数据统计功能及 H 指数计算；提供自定义文献集合的引用追踪、排除自引等分析功能。

《中文科技期刊数据库（引文版）》有灵活的检索方式，包括：基本检索、作者索引、机构索引、期刊索引。基本检索针对所有文献按被引情况进行检索，提供 8 个检索入口，快速定位相关信息，检索对象不区分源文献或参考文献。《中文科技期刊数据库（引文版）》有强大的分析功能，含有多种文献类型引用统计、参考文献汇总、引证文献汇总、引用追踪、H 指数、知识节点链接、全文链接、高影响力元素揭示、合著作者、合作机构。

### （三）NSTL 国际科学引文数据库

国际科学引文数据库（Database of International Science Citation，DISC）是国家科技图书文献中心（National Science and Technology Library，NSTL）自 2006 年开始历时三年投入建设的以科学引证关系为基础集文献发现、引文链接、原文传递为一体的外文文献数据服务系统。系统集成了 NSTL 外文期刊文献数据库（来自 17 000 多种外文期刊）和优选的理、工、农、医各学科领域的部分优秀西文期刊（来自 3000 多种西文期刊）的引文数据，并揭示和计算了文献之间的相关关系和关系强度，为科研人员提供了检索发现世界上重要的科技文献，是了解世界科学研究与发展脉络的强大工具，在全国范围内为用户提供参考文献检索、原文传递、参考咨询等服务。

系统提供文献发现的功能，用户可以从集成的大规模的外文文献数据集合中检索和浏览信息。为帮助用户更好地定位需要的文献，系统提供了检索结果的可视化分析功能，可以通过检索结果分组、关键词云图、论文发表年代分布、被引年代分布、作者合作关系状态、引用强度等可视化分析图形，实时联机分析检索结果，帮助用户在大量的检索集合中根据文献间的相关关系找到自己需要的文献。同时系统也提供引文检索的功能，以发现一篇文献的被引用情况、一个作者的论文影响力、一种期刊、图书、专利等文献的影响力，从而获取在科学研究中产生重要影响的有价值的文献信息。系统与 NSTL 文献原文传递和代查代借系统无缝链接，支持用户快速获取文献全文。

目前数据库包含外文期刊篇名数据 1400 余万条，并以年 200 万条的速度增长；外文引文数据 5000 万条，并以年 3000 万条的速度增长。NSTL 国际科学引文检索系统的网址为：http://disc.nstl.gov.cn/disc/view/m01/A0100.xhtml，其检索界面提供了文献检索、引文库收录文献检索、参考文献检索和检索历史。

### （四）中国生物医学期刊引文数据库

中国生物医学期刊引文数据库（Chinese Medical Citation Index，CMCI）是由解放军医学图书馆数据库研究部研制开发的我国第一个生物医学领域规模最大的专业引文数据库。CMCI 收录了 1994 年以来中文生物医学期刊 1700 余种，累积期刊文献题录摘要信息 470 余万篇，并含有参考文献，涵盖了该领域的核心期刊和重要期刊，全面再现了我国生物医学期刊的引文全貌，涉及基础医学、临床医学、预防医学、药学、医学生物学、中医学、医院管理及医学情报等多个学科。该数据库数据每月更新，一年出版 12 期光盘。实现了发表文献查询、引文查询、出具引证报告等功能一体化。该库自 2004 年正式推出以来，已被全国医学院校、医院、科研机构、出版编辑部门广泛使用，尤其成为卫生查新单位的必备检索工具之一。该库主要用于文献检索、查新报奖、学术绩效评价、职称评定、优秀人才评价、期刊评优、科研决策等。该查询系统比较系统全面地反映了我国中文医学期刊文献的引用和被引用情况。

该数据库检索途径多，有作者检索、刊名检索、复合检索、期刊目录检索等多个检索入口；具有作者 / 年、作者、题名 / 年、题名、出处等扩展检索方式，可检出更多的相关引文，扩大了选择范围，提高了查全率和查准率；为使用户能够方便有效地利用国内几大期刊全文数据库的文献，实现了全文链接，最大限度保障用户的文献需求；数据库具有医学同义词概念扩展检索功能，系统检索时会自动寻找所输入检索词的同义词，并以逻辑或的关系进行运算。例如，用户需要检索"小儿麻痹症"方面的文献，只要输入下面同义词中的任何一个词（脊髓灰质炎；脊髓前角灰质炎；小儿麻痹症；小儿麻痹；脊灰；小儿惊瘫；poliomyelitis；infantile paralysis；polio；central myelitis），系统即可自动检索到所有含有小儿麻痹症同义词的文献；具有引证报告输出功能，方便查新报奖。提供两种输出格式：详细格式和简要格式，操作简便。例如，查找出某一课题组发表的文献，可以一键输出其全部被引用情况，生成引证报告；具备文献计量统计分析功能。可对检索结果直接进行文献计量分析，系统提供对文献的发表情况、文献的被引情况、期刊的被引情况的统计功能，便于读者从中发现高影响力的论文、作者和期刊，把握科学研究的热点和动态。

## 汤森路透"引文桂冠奖"与年度诺贝尔奖得主预测

汤森路透是使用定量数据来分析和预测年度诺贝尔奖得主的唯一机构。每年,汤森路透都会根据全球最重要的囊括自然科学、社会科学和人文艺术领域的研究发现平台 Web of Science™ 平台中的权威引文数据库,基于对科研论文的被引用情况的全面考察和多种量化分析方法,确定诺贝尔奖颁发的学科领域(即医学、物理、化学和经济学)中最具影响力的科研人员,并授予这些高影响力的科研人员被学术界视为预测诺贝尔奖"风向标"的汤森路透"引文桂冠奖"(Citation Laureates),同时预测他们可能在当年或者将来获得诺贝尔奖。

2013 年诺贝尔奖获得者中,有 8 位曾经获得汤森路透引文桂冠,其中希格斯和恩格勒是 2013 年的引文桂冠得主,当年即"命中"诺奖。截止到 2016 年汤森路透已成功预测了 39 位诺贝尔奖得主,被誉为诺贝尔奖的"风向标"。截至今年,共有 8 位华裔科学家摘得汤森路透引文桂冠奖,首位获此殊荣的华裔科学家钱永健(Roger Tsien)在获奖当年(2008 年)即得到了诺贝尔化学奖。

为什么汤森路透能够如此准确地预测出诺奖获得者? 这来源于汤森路透的诺奖预测方法,预测考察主要是四个步骤:一、在不同领域中统计出科研人员 30 年内的总被引次数和高被引论文数。通过统计过去三十年里每个小领域内各个重要作者的总引用量、单篇引用量、高被引文章总数,以及领域内每篇论文的平均被引次数,或每位作者的平均被引次数,作者是否拥有多篇高被引论文等多个指标,决定哪些领域是热门领域,这些高被引作者是不是该领域的开创者,这些作者是否曾经因该项工作多次获奖。二、评估该科研人员的研究内容,发掘被引频次背后的特征。关注科研人员的被引频次是集中在某一项研究成果上,还是散布于多项研究成果中? 哪些领域是热门领域? 该科研人员是不是该领域的开创者,是不是高被引论文的主要贡献者? 研究成果是否在领域内具有重大的意义,是不是具有理论前瞻性,是革命性的发现还是扩展了已有的基础研究成果? 确定其成果与其他候选人相比是否具有优势。最后,需要特别注意的一点是,该研究领域是否已经授予过诺贝尔奖。三、识别重大研究成果的主要贡献者。根据诺贝尔的遗愿,每一个奖项的获奖者不能超过三位,所以必须精简候选人名单。四、参考同行的尊重与认可。除了定量分析,还需要考虑到一些非研究因素。比如,相关学科的一些重要奖项往往具有重要的指向作用,可以作为诺贝尔奖的"风向标",拉斯克医学奖、沃尔夫奖、日本京都奖、克拉福德奖等都是很好的"标尺"。

(朱卫东)

本章学习了引文、来源文献、引文索引、引文数据库等基本概念;了解了 SCI 网络版和我国常见的一些引文数据库的概况和检索方法;知道了引文检索是传统检索系统的一种补充和改革,引文索引不仅仅提供资料信息,更重要的是提供研究的思路;引文索引将过去、现在以至将来的相关文献信息连接起来,将不同学科、不同领域的相关研究连接起来,研究人员由此可以发现许多过去不知道却非常重要的信息,从而产生许多新的创造与发现。

## 复习参考题

1. 陈老师的研究领域是健康评估,想了解国外健康评估都在做什么研究,主要的研究人员有哪些及哪些 SCI 期刊收录这类研究比较多,该如何入手解决这样的问题呢?

2. 小张是一名护理方面的教研人员,想了解国外护理方面都在做哪些高水平的研究,哪些杂志是护理方面的 SCI 收录期刊。要想在护理学方面发表 SCI 收录论文,该如何入手呢?

3. 吴医生在申报某省国际合作项目时需要查找国外合作方提供的一篇文章被引用情况(TI=The destruction of the lower urinary tract by ketamine abuse:a new syndrome？),以便了解课题相关的后续研究进展。请你帮助查找相关信息。

4. 侯金林教授是南方医科大学附属南方医院传染科医生,曾先后获国家科技进步二等奖、军队科技进步二等奖、广东省丁颖科技奖、总后科技新星等多种奖励。侯教授现拟申报国家科学技术进步奖,在报奖材料中需要提供相关论著的被引用情况。怎样获得侯教授论文的被引情况呢?

5. 请使用SCI检索一下中国作者2012—2016 年发表的文献,哪个机构发表的文献最多? 在哪个杂志发表文献最多?

# 第六章

# 免费网络信息资源

| 学习目标 | |
|---|---|
| **掌握** | 常用医学搜索引擎的使用方法；世界卫生组织等重要政府信息资源；国内外的重要临床医学网站；主要开放存取资源及利用方法。 |
| **熟悉** | 网络信息资源的特点和常见类型；网络信息资源检索的一般方法；熟悉获取免费网络医学信息资源的途径。 |
| **了解** | 根据需要选择专业对口的网站资源；利用网络资源的优势，获取多种类型、内容丰富的医学文献信息资源。 |

# 第一节　网络信息资源概述

随着互联网的快速发展,特别是移动互联网的快速兴起,网络在人们生活和工作中发挥着越来越重要的作用,通过互联网获取信息已经成为人们生活和工作不可或缺的一部分。互联网上的信息资源非常丰富,特别是其提供的大量免费学术信息可以帮助用户便利地获取信息。对于科研人员来说,互联网是了解科技动态,获取新信息和进行学术交流的重要工具。其主要特征是信息的数字化和网络存取。通过网络这个巨大的平台,将原本互相独立、分布于世界各地的信息连接到一起,形成一个内容与结构全新的信息整体。

## 一、网络资源的定义

网络信息资源,一般是指通过互联网络可以利用的各种信息资源的总和。即以电子资源数据的形式,将文字、图像、声音、动画等多种形式的信息储存在光、磁等非印刷质的介质中,利用计算机通过网络进行发布、传递、储存,并通过网络、计算机终端等方式再现出来的资源。

网络信息资源极其丰富,包罗万象,其内容涉及农业、生物、化学、数学、天文学以及旅游、音乐和电影等几乎所有领域,它是知识、信息的巨大集合,是人类的资源宝库。网络学术信息资源是指与学术研究相关的互联网中的资源,主要包括政府信息、科研信息、教育信息和文化信息。就生物医学领域的资源而言,包括生物学、医学、药学等学科资源。

## 二、网络资源的特点

在网络环境下,信息资源在数量、结构、分布和传播范围、类型、控制机制和传递手段方面都与传统的信息资源有了显著差异,呈现与传统的信息资源不同的鲜明特点:

1. 存储数字化,以网络为传播媒介。信息资源由纸张上的文字转变为磁性介质上的电磁信号或者光介质上的光信息,信息的存储和查询更加方便,而且存储信息密度高、容量大,可以无损耗地被重复使用。以数字化形式存在的信息,既可以在计算机内高速处理,又可以通过信息网络进行远距离传送。

2. 数量巨大,增长迅速。仅从中国的互联网发展就能充分体现互联网的快速发展。中国互联网信息中心(China Internet Network Information Center, CNNIC)每年发布两次中国互联网发展情况统计报告,全面反映和分析中国互联网发展状况,截至 2016 年 12 月底,中国网民数量达到 7.31 亿,手机网民达到 6.95 亿,互联网普及率达到 53.2%,中国".CN"域名总数为 2061 万,".CN"网站数量 482 万个,网络信息资源呈指数增长,数量庞大。

3. 内容丰富、覆盖面广,表现形式多样化。传统信息资源主要以文字形式表现处理,而网络信息资源则可以是文本、图像、音频、视频、软件程序、数据库等多种媒体形式存在,涉及各个领域及行业,包含的文献类型从电子期刊、电子图书、商业信息、新闻报道、书目数据库、文献信息索引到统计数据、图表、电子地图等。

4. 信息具有动态性和实效性,变化频繁。网络上的信息具有高度动态性,不仅各种信息处于不断生产、更新的状态,同时信息所连接的网络、网站、网页也都是处在变化之中,任何网络资源都有可能在短时间内建立、更新、更换地址或者删除,同时网络还有非常多的专业论坛、讨论组等供用户参与问题的即时讨论和交流,使得网上的信息资源变化很快,发布到网络上的信息在数秒后就能传递到世界各地。

5. 共享和交互程度高,使用方便,获取途径多样。网络信息资源的数据信息都具有开放性的特点,各个不同资源可直接实现互相连接和互相交互操作等功能,也有网站允许发布用户上传和分享信息,信息资源因此更加容易互相链接和共享。

6. 信息来源复杂,质量难以控制。网络共享性与开放性使得人人都可以在互联网上获取和上传信息,信息的提供者有机构、协会、公司以及个人,新观点、假说、研究笔记等都可以自由发布。相对传统资源而言,互联网的信息来源分散,由于没有统一的管理机构和发布标准,网站信息的变化、更迭等难以控制,因此互联网信息出现相对分散、无序、不规范的特点,但是就某个局部的资源或者网站看,信息可以做到有管理和控制,相对集中、有序和规范。由于没有统一的质量控制和管理机制,网络资源就整体而言,缺少传统的审核、过滤机制,导致大量的信息没有经过严格审核和编辑整理就发布到网络上,因此导致信息质量良莠不齐,也有各种不良和无用的信息大量充斥在网络上,形成了一个纷繁复杂的信息世界,给用户选择、利用网络信息带来了挑战。

正是这些特点使得网络信息资源在信息时代中占有很重要的地位,无所不在的网络信息资源的充分利用进一步地促进了信息时代的发展,但是它在带给人们充分的信息价值的同时也产生了一系列的问题,人们在利用网络信息时应该注意信息的来源是否可靠,确保信息的准确性。

## 三、网络信息资源的种类

通过网络可以利用的信息资源是多种多样的,并没有统一的分类标准,因此可以从不同的角度、根据不同的分类标准,将网络信息资源分为不同的类型。

1. **网络信息按照信息加工层次和发布形式分类**

(1) 参考数据库:指为用户提供信息线索的数据库,它可以指引用户获取原始信息,即反映各种数据、信息或知识的原始来源和属性的网络数据库。

(2) 全文数据库:即收录有原始文献全文的网络数据库,包括期刊论文、会议论文、专利文献、学位论文、政府出版物、研究报告、法律条文和案例、商业信息等,如中文科技论文在线等资源。

(3) 事实数据库:指包含大量数据、事实,直接提供原始资料的数据库,又分为数值数据库、指南数据库、术语数据库等,相当于印刷型文献中的字典、辞典、手册、年鉴、百科全书、组织机构指南、公式与数表等,如电子版百科全书、网络辞典等。

(4) 电子期刊:又名数字化期刊,是具有连续出版物的一般特征,以数字化形式存在,并且仅能通过电子媒介获取的连续出版物,如 Free Medical Journals、PubMed Central 电子期刊等。

(5) 电子图书:是相对于传统的纸质图书而言的,是数字化的、以电子文件形式存储在各种磁盘或网络平台中的图书。它是直接在网上以数字形式出版的图书,如 AMEDEO 提供的 FreeBooks4Doctors 全文的免费电子医学图书等。

(6) 电子报纸:是多媒体技术、网络技术和通信技术的产物,它是将电子技术应用到出版、发行、利用的全过程。

(7) 搜索引擎 / 分类指南:是指根据一定的策略、运用特定的计算机程序从互联网上搜集信息,在对信息进行组织和处理后,为用户提供检索服务,将用户检索的相关信息展示给用户的系统。搜索引擎包括全文索引、目录索引、元搜索引擎、垂直搜索引擎、集合式搜索引擎、门户搜索引擎与免费链接列表等。在经过复杂的算法进行排序后,这些结果将按照与搜索关键词的相关度高低依次排列。现在的搜索引擎已普遍使用超链分析技术,除了分析索引网页本身的内容外,还分析索引所有指向该网页的链接的 URL,甚至链接周围的文字。常用的搜索引擎有百度、Google 等。分类指南是将搜索到的网页按照主题内容或学科范围组织成等级结构(主题树),用户按照这个目录逐层深入,直到找到所需信息。通常搜索引擎与分类指南是结合在一起的。

(8) 网络学术资源学科导航:是对互联网上的开放信息加以甄别、筛选和科学整理,按学科组织起来,构成的一个完整的学科导航系统,为教学、科研、技术人员提供各类学术信息。

**2. 按照网络资源的生产途径和发布范围分**

（1）商用网络电子资源：由正式的出版机构或者出版商、数据库运营商出版发行，如电子期刊、全文数据库、参考数据库和电子图书等正式电子出版物。其学术信息含量高，具备检索系统，出版成本高，以商业运作模式向社会公众开放。

（2）网络公开学术资源：包括各种学术团体、行业协会、政府机构和相关商业部门等在网上正式发布的网页及其信息。使用这部分信息主要依靠搜索引擎及学科资源导航等，面向公众免费开放。

（3）特色资源：主要基于各教育机构、政府机关、图书馆的一些特色收藏制作，又称为灰色资源，如古籍特藏、学位论文、教学课件等。

（4）其他：如文件传输协议（file transfer protocol，FTP）资源、微信等社交媒体信息（博客、微信个人用户或公众号、Facebook 等社交媒体）。

**3. 从对网络信息资源的可使用程度以及网络信息资源的安全级别划分可以将它分为三类：**

（1）完全公开的信息资源：这一类信息资源每个用户均可使用，例如各类网站发布的新闻和可以通过免费注册而获得的信息等。

（2）半公开的信息资源：这一类信息资源可以有条件的获得，比如注册以后通过缴纳一定的费用才可以获得的较有价值的符合你自己需要的信息资源等。

（3）不对外公开的信息资源：这一类信息资源只免费提供给有限范围内的具有一定使用权限的用户使用，例如某些机构会给本专业有资质的人员提供免费使用，某些资源仅限于高校用户访问等。以上三类网络信息资源均面临着不同的安全问题，都需要通过一定的措施来保证信息的准确性、完整性和实时性。

由于网络资源的开放性以及来源广泛、信息发布比较随意自由的特点，我们在利用网络上的生物医学相关信息时，要特别注意信息来源的可靠性与可信度，特别是要注意网站主办者的学术背景、专业信誉度，既要充分利用网络获取全面的新进展信息，也要注意鉴别信息的准确性与可靠性。

（赵云艳）

# 第二节　常用医学搜索引擎

## 一、概述

面对互联网上的量大、无序、质量不均衡的信息，如何有效利用这些信息成了信息检索领域的热点问题，目前解决这一问题的最佳途径是利用搜索引擎（search engine）。2017 年 1 月中国互联网信息中心（CNNIC）发布的《第 39 次中国互联网络发展状况统计报告》中显示，截至 2016 年，中国搜索引擎用户规模达 6.02 亿，使用率为 82.4%，用户规模较 2015 年增长 3615 万人，增长率为 6.4%，搜索引擎依旧是仅次于即时通信的第二大网络应用，是互联网时代的必备应用。

搜索引擎根据搜索范围分为综合搜索引擎、垂直搜索引擎与站内搜索引擎。按其检索方式可分为分类目录式搜索引擎、全文式搜索引擎与元搜索引擎。

互联网作为一个庞大的信息资源库，在包罗万象的信息资源中获取所需的信息，是搜索引擎的主要功能。搜索引擎是互联网上的信息检索系统，它通过网络搜索软件或网站登录等方式，按照一定的策略将互联网上大量网络信息进行收集，经过加工处理建立索引数据库，并提供信息检索服务。搜索引擎其实就是一个网站，是提供信息检索服务的网站，尤其是搜索引擎提供的导航服务是互联网上非常重要的网络服务务，搜索引擎站点也被称为"网络门户"。

## 二、医学专业搜索引擎

### (一)国外医学专业搜索引擎

1. HON(http://www.hon.ch) HON(Health On the Net Foundation),健康在线基金会,1995 年创建于瑞士日内瓦,其为联合国经济及社会理事会所承认的一个非政府组织,同时也是国际性非营利性组织,其宗旨为"在全球范围内,促进新技术在远程医疗保健领域的有效和可靠使用"。HON 在 1996 年建立了 www.hon.ch网站,成了最早为普通用户、医学专业人员及 web 出版者提供可靠的在线健康信息的网站之一。HON 与日内瓦大学附属医院和瑞士生物信息研究所密切合作,提供了相当丰富的医学资源和服务。

目前,该网站提供英语、法语、德语、中文、西班牙语、波兰语、荷兰语共七种语种的网站版本。HON 网站可提供四大类服务,为 HONcode、HONsearch、HONtools、HONtopics。并且根据用户的不同身份(普通用户、医疗专家和 web 出版者)而提供不同的资源与服务。其中最重要的是两个被广泛使用的医学检索工具:MedHunt 和 HONselect。Medhunt 提供了 140 000 多个医学网页的全文搜索,HONselect 则提供了 33 000 个医学主题词解释和 5 种语言的可靠信息源。以中文网页为例,见图 6-1。

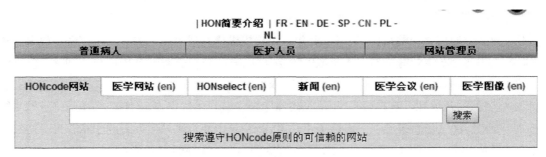

图 6-1  HON 的中文网页

检索方法:MedHunt 和 HONselect 这两个医学搜索引擎的特点是收录资源丰富、数据组织结构严谨、检索功能强大,下面分别介绍这两个引擎。

(1) MedHunt 医学网站搜索,它致力于医药卫生领域网页的一个全文式垂直搜索引擎,使用 robot 技术自动从网上搜索医药卫生信息资源,可搜索 14 万多个医学网页全文。目前该引擎有英文、法文、西班牙文和德语、中文五种语言的网页,以中文网页为例,见图 6-2。

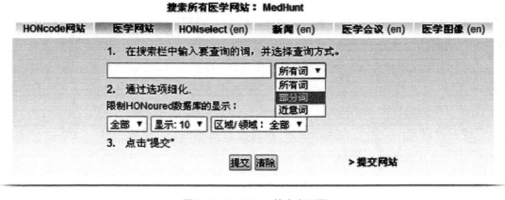

图 6-2  MedHunt 的中文网页

检索方法:该搜索引擎提供了关键词检索,检索功能强大,能够识别医学术语,并提供了 HONoured database 和 Auto-Indexed database 两个独立的数据库,检索结果按各自的数据库检索的内容及医学主题的相关性分别显示。

　　例如:首先在搜索栏中输入要查询的词,并选择查询方式。查询方式有所有词、部分词和近义词,然后选择各个检索选项,点击提交按钮进行检索。例如在检索框中输入"Parkinson disease",选择所有词和全部选项后,点击提交按钮,出现检索结果网页,该网页列出了与该检索词有关的被 HON 认证的各个网页,并对这些网页进行了描述(图 6-3)。

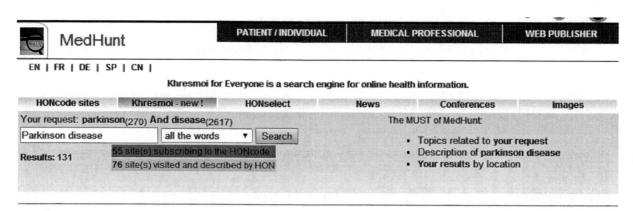

图 6-3　MedHunt 的检索结果界面

　　(2) HONselect 是一个全文式的垂直及站内搜索的搜索引擎,是其整合网络资源后的新的医疗与健康搜索引擎,即 HONselect 能通过一个统一的界面检索 MeSH 词、权威科技论文、卫生领域新闻、图片、其他网站等多种类型的信息资源。具有英文、法文、德文、西班牙文和葡萄牙文等五个版本。以英文网页为例(图 6-4)。

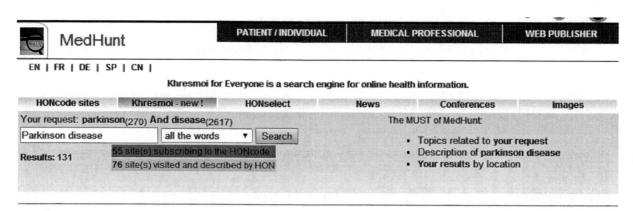

图 6-4　HONselect 英文主页

检索方法有两种:①主题分类检索,按主题划分为 4 个检索入口:Diseases(疾病)、Viruses&Drug(病毒和药物)、Anatomy(解剖)、Psychiatry and Psychology(精神病学和心理学)。并在下拉框中提供下位主题词列表。共可提供 330 000 主题词的检索。点击主题词便可实现相关主题词的检索。②关键词检索,可以在"按照医学术语检索"下方,输入一个单词或单词的一部分,也可以是词组,其中的虚词一般会被忽略;同时通过下拉式菜单设定检索"整个单词"、"单词一部分"和"仅在 MeSH 词表"、"在 MeSH 词表及其描述"、"在法语MeSH 词表"的检索模式。通过点击检索,它列出与检索词有关的主题词,点击相应的主题词,进入该主题词的网页,实现主题词检索。

该网页还提供 Most frequently used search terms(常用检索词)和 List of rare diseases(罕见疾病主题词列表)两种词表入口。

例如:在"Enter a specific word or just a part of the word"文本框内输入关键词"Parkinson disease"后,点击 Search按钮,出现 MeSH 选择的网页,点击"Parkinson disease"这个主题词链接,进入该主题词网页(图 6-5)。

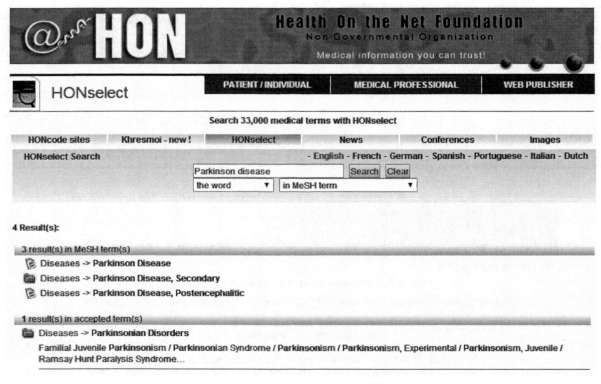

图 6-5　HONselect 主题词检索界面

检索结果:包括 Hierarchy、Web resources、Medical image(s)、Medical News、Scientific articles from MEDLINE、Clinical Trials、Medical Conferences/Events、Refine the search 等各个资源链接,内容丰富。其中 Hierarchy 显示出检索主题词的定义、相关词等。Web resources 给出检索主题词相关的全部网站的列表,对于每一个网站,都有网站介绍(HON 的描述或者 robot 的描述)、网页名称、是否是 HONcode 认证的网站等。Medical image(s)列出了检索主题词相关的医学图像的缩略图和名称,图像的版权所属等。Medical News 给出近期相关的医学新闻列表,点击标题阅读新闻,题目后是时间和来源。Scientific articles from MEDLINE 列出了 PubMed 中检索主题词相关的最新的文章链接。Clinical Trials 列出了来自 Clinical Trials. gov 网站的临床试验方面的信息。Medical Conferences/Events 列出了近期相关会议或事件的列表,有时间、名称、性质、开会的国家等。Refine thesearch 列出了检索主题词后可以标引的副主题词,同时显示出检索主题词的树状结构表(图 6-6)。

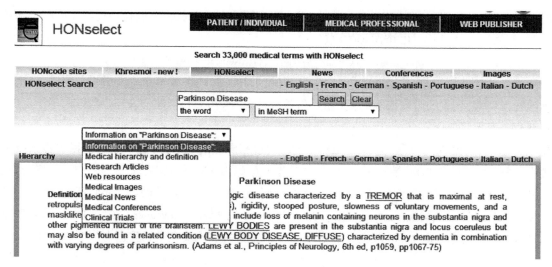

图 6-6　HONselect 检索结果界面

2. Medscape(医景 http://www.medscape.com/) Medscape 目前属于 WebMD Health Professional Network 的一个部分。由美国 Medscape 公司于 1994 年研制，1995 年 6 月投入使用，由功能强大的通用搜索引擎 AltaVista 支持，Medscape 是全球领先的医学在线全文式站内搜索引擎，目的是为医生和医疗保健专业人员在全球范围内提供最新的医学及相关信息。

目前该搜索引擎有英语、德语、西班牙语、法语、葡萄牙语五个语言版本，Medscape 网站可提供四大类服务栏目，分别为新闻与观点、药物与疾病、继续教育、学院教育。并根据用户的四种不同身份(医学生、护士、药剂师、住院医师)提供了不同的主题界面，提供不同的资源与服务(图 6-7)。

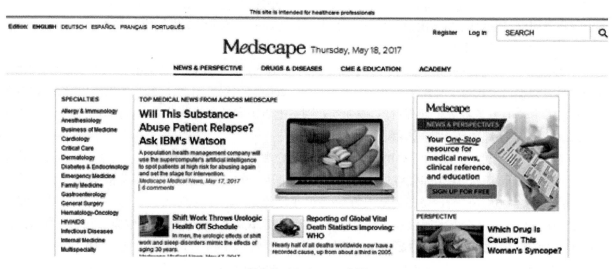

图 6-7　Medscape 主页

检索方法：Medscape 提供了关键词和分类主题检索两种检索途径。

1) 关键词检索：在检索框中直接输入检索词即可，结果界面可选择新闻与观点、药物与疾病、继续教育、Medline 四个栏目进行分库浏览结果，默认是 All(全部)。还可根据设定按相关度或出版日期排序以及根据主题及信息类型进行再精炼。

2) 分类主题检索：为新闻与观点、药物与疾病、继续教育三个栏目提供了主题检索，每一个栏目的主页设有分主题项目导航栏，网站根据疾病名称、所属学科和内容性质等设定主题检索，以英文首字母顺序排列,称为"Specialties",点击主题实现检索,每一主题界面又可再细分。根据不同栏目提供不同的站内信息的结果界面,例如新闻、期刊、CME资源等的浏览。

3. Optum(https://www.optum.com/) Optum 网站由美国 Medical Network 公司于 1994 年开发,是因特网上一个功能强大的免费医学信息全文式站内搜索引擎,收录的信息均经医学专业人员手工编排,保证了搜索的准确性及方便性,收集的内容每周更新。提供数据和分析、医药福利管理、人口健康管理、卫生保健服务、医疗保健业务五大服务栏目。

检索方法:可对站内网页信息实现关键词检索,大小写无区别,并针对五大服务栏目的检索结果提供信息类型选择,如文章和博客、情况说明、成功的故事、视频和播客、白皮书、简报、电子书、网络研讨会等,及信息来源的选择,如供应商、健康计划、雇主、生命科学、政府等。检索结果按时间或字顺排序。

4. MedExplorer(http://www.medexplorer.com/) MedExplorer 由美国 MedExplorer 公司于 1996 年研制,集网址分类目录式导航,主题分类检索和关键词检索于一体的分类目录式及全文式垂直型医学搜索引擎,网址分类导航分为管理、护理管理、专职医疗、非传统医学、社区卫生、计算机软件、牙科、疾病、教育、药品、研究等28 个网址导航,疾病主题分类检索将医学主题按字顺排列,主要检索来自不同网站的相关主题信息。该搜索引擎主要收录了美国和加拿大的医学资源,还有少量其他国家和地区的资源。

5. OmniMedicalSearch(http://www.Omnimedicalsearch.com/) OmniMedicalSearch 网站被 About.com 和华盛顿报推荐为较快和富有成效的医学搜索引擎,是典型的垂直型分类目录式医学搜索引擎,它将医学网站按照医学协会、在线医学期刊、病人论坛、医学图像四个方向进行整理,从而通过相关链接得到高质量的医学信息。

6. Oncolink(http://www.oncolink.com) Oncolink 由美国宾利法尼亚大学癌症中心(University of Pennsylvania Cancer Center)的肿瘤专家于 1994 年开始创办,免费为专业医生、癌症患者、家庭、保健专业人员及大众提供肿瘤相关信息。主页有关于肿瘤类型的综合信息、相关新闻、最新研究进展等信息,每日更新。Oncolink 最大的特色是提供了大量的肿瘤学相关文献综述,且可免费浏览全文。Oncolink 属于全文式垂直、站内混合型医学搜索引擎,其提供了方便的信息检索方式,即提供主题分类检索和关键词检索方法。

**(二)国内医学搜索引擎**

1. **39 健康网**(http://www.39.net/) 39 健康网网站是强大的垂直站内混合型中文健康专业搜索引擎,且同时具有分类目录式与全文式两类搜索引擎的功能。2000 年一经推出,就以强大的搜索引擎、及时的专业动态信息和交互性的社区论坛等特点,成为专业网站上点击率最高的网站之一。拥有超过 12 000 个健康类网址,并在不断地增加,网罗全球健康网址。

检索方法:该网站有关键词检索和分类主题检索及分类目录式浏览三种方式。关键词检索时可以选择综合、疾病、药品、医院、医生等栏目。输入关键词查询即可,并支持布尔逻辑等专业检索技巧,检索结果主要针对其整合的优质的健康资讯的站内信息;分类主题检索可选择男性、女性、老人、育儿、诊疗、药品、保健、新闻、名医等栏目分类主题检索其站内信息。分类目录式浏览是其对收集的健康类网站提供的分类浏览并链接的检索方式,可帮助你找医院类、药企类、药店类等网站的主页网址链接(图 6-8)。

2. **放心医苑网**(http://www.fx120.net/) 一个全文式站内医学专业搜索引擎,是目前国内极具影响力和发展潜力的医疗健康服务网站,也是 AL-EXA 第三方流量认证第一的中文专业健康类网站,日访问流量达到 500 万次以上。放心医苑网提供疾病、医院、医生、药品、健康资讯等健康领域的搜索服务,用户查阅到其所需的任何生活健康信息。

检索方法:放心医苑网提供关键词检索和分类主题检索两种方式。

3. **导医网**(http://www.999120.net/) 导医网创建于 1999 年 7 月 1 日,于 2000 年 1 月 15 日跃身为全国卫生健康类十大优秀网站之一。有预约挂号、导医问吧、陪诊看病、远程会诊、健康管理、查医院、查医生、查疾病、药品指南、国外就医、资讯等多个专业医学和健康栏目,可为用户提供电子健康档案、健康检测评

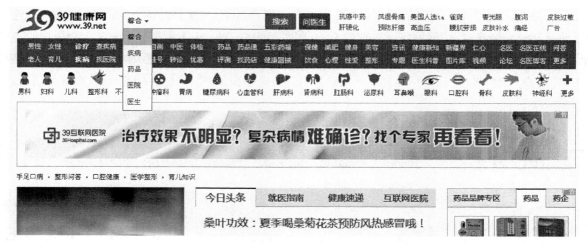

图 6-8　39 健康搜主页

估、远程咨询会诊(远程心电监护)、就医康复指导、就医引领陪同、预约诊疗、健康教育培训、居家养老关爱及健康产品供应等一系列健康管理服务。

　　检索方法：导医网提供关键词检索和分类主题检索及分类目录式浏览三种方式。

　　4. 医学导航(http://www.meddir.cn)　医学导航是分类目录式垂直型搜索引擎,提供的网站资源十分全面,已收集网址资源 172 326 个,涉及医学资源的各个方面,具体网址分为"组织机构"、"资源分类"、"求职求学"、"学科分类"和"疾病大全"等不同类别。并根据医务工作者对医学信息的需求,每一个主题下又设置了若干小类。

（郭　　乐）

# 第三节　国内外重要临床医学网站选介

　　互联网上的临床医学信息站点很多,有综合性的也有专业性较强的网站,很多网站有高校和协会的支持,并提供非常丰富的医学继续教育(Continuing Medical Education,CME)资源,能够为国内的临床医学工作者提供高质量、内容丰富、及时更新的相关专业信息。本节针对临床医生的实际需要,主要选取一些重要的国内外的临床医学网站进行介绍。

## 一、内科学网络资源

### （一）Internal MDLinx

　　MDLinx(网址为 http://www.mdlinx.com/)是国际医学领域的知名网站,于 1999 年建立,多次获得专业奖项。网站信息主要选自于可信度高、有影响力的医药学专业期刊,由医学专家定期推荐优秀的文章,以反映出各学科领域的最新研究成果和进展。MDLinx 通过医学知识连接医学专家和病人,以快捷的速度和方式把最新的、可靠的医学出版物上的最新和最优的文章、报告按专业分类提供给临床医生,是临床医生获得医学信息资源的首选网站之一。

　　MDLinx 提供不同学科领域的专题信息,MDLinx 目前有 39 个面向医生的不同医学专业网站,为临床各学科从 2000 多种同行评审期刊中选取结论性摘要,并提供全文链接。MDLinx 在主页默认的学科显示为

"Internal Medicine"，点击后即可显示39个不同专业方向供用户选择。在主页的各个专栏下都提供专业选择，可以快速切换到所需专业，网站页面顶部的Menu和底部的Site Map点击后都显示全部专业版块的链接。MDLinx内科学部分是非常知名的内科学网站。该网站由内科临床医师自发组织创建，其主要读者对象为临床医师、护士，免费注册后即可使用。其目的是为内科医生提供各种内科疾病的诊断、治疗等信息。该网站包括以下主要内容（图6-9）：

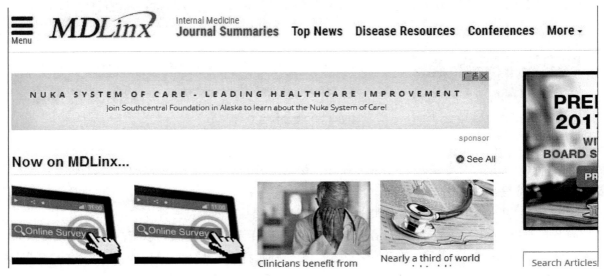

图6-9　MDLinx Internal Medicine

1. **Now on MDLinx**　本栏目由Top News、Journal Articles、Last 30 days、Full Text等几部分组成，每日提供全世界范围内的相关学科的行业、学术动态重要新闻和经过专家推荐的最新医学文献报道、最近30天内的热门学术论文，使用户每天用很短的时间就可以了解2000种医学杂志的动态，关注和阅读热点文献。这些文献都选自著名的医学杂志，读者可以免费阅读文摘，部分全文免费。该部分信息可以通过EMAIL的方式发送给经过注册（免费）的用户，网页列出的期刊全文都提供免费下载。

2. **Smartest Doc Quiz and Review**　本栏目由Today's Quiz、Quiz Bank、Board Exam Prep、CME等专栏组成。该测试是一个有趣又竞争激烈的游戏，所有的医疗保健专业人士可以参与其日常的测验。每次测试5个与专业有关的特定主题的临床问题，以测试用户的专业知识，以呈现临床的相关重要技能，并促使用户关注和了解目前的新文献和热门话题，并提供针对Board Exam考试和继续医学教育的相关资料。用户可以根据专业的不同，在右侧的下拉菜单中选择具体的专业，题目因用户选择设置专业的不同而不同，例如有Smartest Internist，Smartest Neurologist等。测验的内容为回顾最近发表的文献中涉及的临床事实，根据用户回答问题的速度和准确性给出分数，目的是通过快节奏的、有趣的和教育性质的测验使医生们跟上研究领域的最新进展，每月还会给每个专业的优胜者发奖。

3. **Disease Resources**　这是Mdlinx提供的一个直观且范围广泛的各种疾病的相关信息的专栏，在同一个版块位置呈现概览信息，方便用户使用。疾病专题的相关内容包括各个相关领域最新发现的新闻报道、科研信息、期刊文献内容摘要、期刊全文、教育工具和会议信息等。肺炎、老年痴呆、注意缺陷多动障碍、抗生素耐药性、癌症等各个专题的基本名称和简要介绍外，还提供了详情链接，进入后会提供针对该疾病的期刊论文摘要、该疾病相关测试、临床试验、会议和专业资源的信息。

4. **Physician and Healthcare Career Center**　该职业中心的栏目设计了简单易用的数据库，以帮助时间紧张的医护人员寻找新的就业机会。界面提供了按照专业、医院、雇主和招聘者三种检索途径，易于使用的搜索功能可以帮助用户找到理想的工作。申请者可以网上申请MDLinx，添加或上传简历。网站还提供就业指导中心通讯,注册后可以接收到不断更新的个性化工作的建议。

5. Clinical Trials　本栏目是一个搜索各个学科临床试验和医学研究与临床试验的导航系统,能够帮助医生更容易、更快地为他们的病人找到当地的临床试验项目和地点等信息。提供按照医学学科、关键词、地点、相距的距离、所处阶段、名额、评级等途径来检索相关的项目。为了更直观地让使用者获得信息,在页面的下半部分列出了与使用者距离比较近的全部临床试验的项目名称、所处阶段、名额、评级等。

6. Highlights　提供来自 New England Journal of Medicine、The Lancet、Archives of Internal Medicine 等知名期刊的热门文章。

7. Medical Conferences　提供搜索世界会议和继续医学教育课程的数据库,能够根据举办的国家和国际会议名称、CME 的项目、发言者和新闻,快速地找到相关会议和信息。检索结果提供会议列表,按照专业组织分类,提供会议 CME、标题、日期、地点,点击后可显示会议的详细内容,如地址、电子邮件、描述等。

（二）美国内科医师学会

美国内科医师学会（American College of Physicians , ACP）（网址为 https : //www. acponline. org/）成立于 1915 年,是国际影响最大的内科学团体,也是美国第二大的国家级医师组织,目前拥有 14.8 万成员,包括内科医生与研究人员,其使命是通过分享最新的医学知识,提供一流的教育资源,通过提供优质的、专业的内科学临床诊疗服务来提高医疗水平,通过这些信息来支持内科医生成长为卓越的医生。美国内科医师学会（ACP）历来有制定各种内科疾病诊疗指南的传统。国际上第一个慢性稳定型心绞痛诊疗指南便是由美国内科医师学会（ACP）发起的。该网站的主要读者对象为内科医生和内科各专业的医务人员,包括心血管学、胃肠病学、肾病学、肺病学、内分泌学、血液学、风湿病学、神经学、肿瘤学、传染病学、变态反应和免疫病学、老年病学等学科。该网站提供的服务很多,内容涉及临床、科研和教育各方面（图 6-10）,有下列主要栏目:

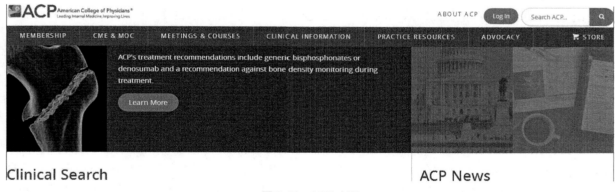

图 6-10　ACP 主页

1. Clinical Information　提供资料检索、临床指南等服务,如临床指南、针对病人的资源、专题和倡议,以及相关的书、刊、音像材料、会议教学资料等。其中的 Journals & Publications 部分包括 ACP 的四种机关刊物:

（1）Annals of Internal Medicine : 该年鉴发表临床相关的文章,目的是促进医学向卓越发展,并关注病人护理等。它是世界上被广泛引用的同行评审的医学期刊之一。该刊的主要目的是促进内科及其密切相关学科的临床实践,主要刊登原始论文、综述、评论、讨论来指导临床医师、临床研究人员、管理人员及其他相关人员的临床实践并为他们提供医学信息。

用户可在"LATEST"、"ISSUES"及"ARCHIVES"栏目下查找相应的文献进行浏览,也可以利用网站提供的强大检索功能来检索信息。提供快速检索和高级检索两种方式,高级检索提供关键词检索及限制性检索,限制性检索主要包括输入著者姓名、刊名中的某一个或几个词、发表时间等来进行检索。

（2）ACP Journal Club : 1991 年创刊,双月刊,其宗旨是为关注内科学最新进展的内科医师搜集报告原始研究的论文和系统性综述文献。该刊的文章选自 100 多种期刊,所有文献都有严格的选择标准,一般由临床专家推荐。网上提供 1991 年以来的文献,读者可免费阅读文摘及专家对该文章的评论。此外,还可输入关键词进行检索。

(3) ACP Hospitalist:针对住院病患服务,发表有关内科疾病的研究和临床实践方面的原始论文和病例报告,特别侧重临床工作实践,关注最新趋势。网上提供 2007 年至今的文献,可免费阅读全文和获取 PDF 格式的文件。

(4) ACP Internist:发表与内科有关的医学实践、政策、产品和活动的 ACP 新闻和信息。关注内科的新护理模式、新展望、实践管理、传染病及医疗技术等。为月刊,网上提供 1995 年以来的文献,可免费阅读全文。

2. Practice-resources 医学实习资源,包括商业资源、监管资源、质量改进、病人教育资源与工具等。在病人教育部分,患者教育相关资源能够为更好地维护和加强医患关系提供指导。资源是按相关条件进行组织的,可按照多种格式提供输出。

3. CME & MOC 本栏目包含 CME、MOC,Certification preparation 等信息,获得继续教育学分等资源。从 ACP 这一窗口,可以了解关于继续医学教育的有关内容、获得继续教育学分、美国内科学会研究生教育计划与课程摘要、ACP 的教育服务项目和开发的产品,如医学知识自我测试程序、临床技巧训练等。

4. Performance Measures 该绩效评估栏目由两部分组成:各个疾病的具体绩效评估建议与 ACP 绩效考核委员会的论文。评估提供了必要的医疗实践管理领域内的最新信息,ACP 正积极开展绩效评估领域工作,让人们认识到它在不断变化的医疗保健环境中的重要性,并希望对医疗产生影响。

5. Clinical Guidelines & Recommendations 在临床循证医学的基础上,ACP 指南旨在实现国家医学院和国际准则指南规定的发展标准,提供标准报告表,以提高其指导方针的透明度和可信度。ACP 的目标是为临床医生提供建立在最佳可用证据基础上的建议,在临床医生没有临床循证证据的时候提供指导和建议,以帮助临床医生提供尽可能最好的医疗服务。通过提供出版物、教育项目,以及相关的书、刊、音像材料、讨论组等,帮助医师达到最佳医疗效果的服务。在此栏目中可以了解到 ACP 发表的关于各种内科疾病的官方诊疗指南,如 ACP 关于正确使用抗炎药的原则等。所有诊疗指南均可免费阅读全文和获取 PDF 格式的文件。

### (三) 美国心脏协会

美国心脏协会(American Heart Association,AHA,网址为 http://www.heart.org/HEARTORG/)是心脏病学领域的重要学会之一,于 1924 成立,是美国历史最悠久同时也是最大的志愿组织,有 2250 万多名志愿者和支持者,是具有较大国际学术影响的心血管学术团体,后又创立了其下属的美国脑卒中协会(American Stroke Association,ASA)。美国心脏协会致力于心脏病和卒中的预防与治疗,提供相关继续教育、流行病学年度报告。每年举办学术年会报道中的临床试验结果等,有官方杂志《美国心脏协会杂志》,提供心血管疾病和卒中相关的指南及专家共识,资助创新研究,争取更强有力的公共卫生政策,并提供关键工具和信息,以改善生活质量。网站提供了丰富的科研、医疗、教学资源和信息,更新得比较快。包括如下信息服务:

1. HEALTHY LIVING 健康生活栏目介绍保持健康需要关注的各个方面知识,激励用户在健康和生活中创造持续的进步。提出的原则很简单:吃得明智并且多运动来保持健康。本栏目提供了健康的饮食、体育锻炼、儿童健康、体重控制、压力管理、戒烟和职场健康等相关内容。

2. Conditions 提供更多的对心脏或心脏疾病有影响的其他疾病和症状的专题信息,如心律失常、胆固醇、儿童和成人先天缺陷、心脏病发作、心脏衰竭、高血压、脑血管健康、儿童心血管疾病、脑卒中、代谢综合征、外周动脉疾病(PAD)等,并提供心脏和脑卒中方面的新闻和专题文章,使民众更好地了解自己的疾病症状,确定是否需要治疗,以帮助民众制定治疗措施,降低心脏病发作的风险。

3. Professional 提供面向心血管方面专家和脑卒中专家的专用内容,由 Professional Heart Daily 和 AHA/ASA 两个协会的专栏组成,前者提供了最新的学科内容,聚合临床医生和研究者的观点,内容来自期刊、科学新闻和医学继续教育信息,组织成 28 个心血管和脑卒中疾病的交流社区。访问这里还可以访问美国心脏协会/美国卒中协会指南、期刊、教育和会议、专业会员和研究计划等。后者链接到美国卒中协会网站，提供来自顶尖科研人员的最新观点，并帮助将患者与预防、治疗和康复的教育联系起来。提供包括卒中治疗指南等信息。

Professional 部分提供了下列信息丰富的子栏目：

（1）Statements-Guidelines：美国心脏协会和美国脑卒中协会（AHA/ASA）发布的关于各种心血管疾病和脑卒中领域的医疗科学的报告和指导。发表 AHA/ASA 的科学家志愿者和医疗保健专业人士写的声明。以科学研究工作为支撑的报告可以在得到协会认可的期刊上发表，并有严格的审查和批准过程。科学的报告一般包括在一个特定的主题的数据综述，它涉及关系到整个心血管疾病的科学的评价，该评价往往是建立在 AHA/ASA 的评估的基础上。

（2）Journals：美国心脏协会和美国脑卒中协会的科学期刊学术质量很高，如 *Circulation Research*、*Hypertension* 和 *Stroke* 等期刊，还包括下列杂志：

*Circulation*：*Arrhythmia and Electrophysiology*；

*Circulation*：*Cardiovascular Genetics*；

*Circulation*：*Cardiovascular Imaging*；

*Circulation*：*Cardiovascular Interventions*；

*Circulation*：*Cardiovascular Quality and Outcomes*；

*Circulation*：*Heart Failure*；

JAHA——*Journal of the American Heart Association*。

（3）RESEARCH PROGRAMS：本栏目为专业人员提供了研究计划、应用信息、战略重点研究计划、研究合作伙伴、精密心血管医学研究所、科技加速器、同行评审、奖励政策、研究成果、助学金等相关信息。

4. CPR & ECC（Cardiopulmonary Resuscitation & Emergency Cardiovascular Care） 介绍心肺复苏的基本情况和心血管急诊急救计划的教育和培训课程、专家情况等。

**（四）《默克诊疗手册》**

《默克诊疗手册》（*The Merck Manual of Diagnosis and Therapy*）（http：//www. merckmanuals. com/）是世界上最为广泛使用的医学参考书，是著名的疾病诊断和治疗手册，距今已有一百多年的历史。1899 年，美国药品制造商默克公司第一次出版了《默克手册》，当时是服务于社区医生和药剂师的一本小参考书，随着手册的发展，它的规模和范围不断扩大，同时不断扩大其提供的范围和深度，是世界上使用最广泛的医学信息资源之一。它后来被称为《默克诊疗手册》，成为了医疗界深受喜爱的医学参考工具。在美国加拿大地区被称作《默克诊疗手册》，在世界其余地区被称作《默沙东诊疗手册》。

《默克诊疗手册》作为美国默沙东公司（在美国称为默克公司）对医疗界提供的非营利性服务，目前网站提供中、英、法、德等 9 种语言的界面，提供专业版与大众版两种版本。专业版默克诊疗手册的使用对象为医生与医学生，提供浏览用户检索功能，查找为卫生保健专业人员撰写的医学专题、症状、药物、手术、新闻等信息，是目前在全世界使用最广泛的医学教科书，已经提供中文版本。该书涵盖了各科疾病，如内科、外科、小儿科、妇产科、精神科、眼科、耳鼻喉科、皮肤科和口腔科。一些特殊病症，如烧伤、高温损害、放射反应及损伤、运动损伤等书中也有所述及。

由于《默克诊疗手册》的权威性，在国外，一直是作为临床医学工作指南，是临床医务人员的必备参考书。由于内科学在该书中所占篇幅非常大，而且内容权威，因此放在内科学部分介绍。

该书共分 24 部分，308 章，内容包括营养疾病、内分泌（代谢疾病）、胃肠疾病、肝胆疾病、肌肉骨骼结缔组织疾病、呼吸疾病、耳鼻喉疾病、眼疾病、口腔疾病、皮肤病、血液和肿瘤、免疫学、特殊疾病、中毒等。如呼吸疾病，该手册介绍各种呼吸疾病的诊断治疗方法，包括肺功能检查、呼吸衰竭、成人呼吸窘迫综合征、急性支气管炎、支气管扩张等多章内容，读者可以免费阅读全文。该网站提供对手册的内容进行关键词检索,供专业人员来获取疾病的医疗主题、症状、药物、操作规程等信息。

《默克诊疗手册》不仅是服务于医务工作者的临床工作指南,也向广大患者和大众提供医学知识,其大众版能够使读者及时了解国际医学界主流观点和可靠治疗方法,能有助于同医生进行更有效的交流,能够更完全地了解他们的情况和医生的治疗过程,在我国目前情况下,客观上有利于减少医患纠纷的发生,建立良好的医患关系。《默克诊疗手册大众版》目前已经在其官方网站已经提供简体中文的版本,供免费在线浏览,地址是 http://www.msdmanuals.cn/。

## 二、外科学网络资源

外科的网站中提供的临床资料常常大量运用多媒体技术,资料易学易用。外科专业网站中,以 Cardiothoracic Surgery Network(心胸外科网)较为突出,许多重要网站与之互为链接。

### (一) 心胸外科网

心胸外科网(The Cardiothoracic Surgery Network, CTSNet)(http://www.ctsnet.org)由心胸外科专业的三个主要学会,即胸外科医师学会(The Society of Thoracic Surgeons)、美国胸外科协会(American Association for Thoracic Surgery)、欧洲胸心外科协会(The European Association for Cardio-thoracic Surgery)主办,其他多个胸心外科组织协办,是世界上最大的心胸外科网站。该网站的主要用户为临床心外科医师及其相关专业人员,同时也向患者及家属介绍心、肺、食管等疾病的诊治信息。

CTSNet 是一个开放的综合性的网络知识库,蕴涵了丰富的临床医学资源,包括相关的学术机构、会议消息、期刊及图书出版物、病例影像资料、产品信息、求职信息等。因其为用户提供全方位的服务,是心胸外科重要网站。

该网站主要包括以下几个重要栏目:

1. Videos  提供临床实践的影像,图片以及医学美术资料,包括外科手术录像、病例照片、教学图谱等,特别是心脏外科、先天性心脏病、胸椎外科、巨大心胸外科手术、外科创新等类别的视频。各种视频资源有三种排序方式,分别是按照时间的顺序、按照视频名称的字母顺序,按照主题排列,资料多采用 flash 格式。网站还提供 Video app,方便读者利用移动设备来运用本网站的影像资料,随时学习交流。

2. Journals & Books  收集了该专业的 16 种期刊、4 本图书和 4 种特色书评。期刊分别为 *The Annals of Thoracic Surgery*(《胸外科纪事》)、*European Journal of Cardio-Thoracic Surgery*(《欧洲胸心外科杂志》)、*The Journal of Thoracic and Cardiovascular Surgery*(《胸外科与心血管外科杂志》)、Annals of Cardiothoracic Surgery(心胸外科纪事)、*AORTA Journal*(主动脉杂志)、Asian Cardiovascular and Thoracic Annals(亚洲心血管和胸科纪事)、*Interactive CardioVascular and Thoracic Surgery*(《心血管和胸外科互动》)等。该栏目下的 Journal and News Scan 提供新闻和期刊的最新信息浏览,可以直接了解相关的新动态,方便、快捷,堪称其主要特色。

在线电子图书有 4 本,分别是 *Lung Cancer*(《肺癌》)、*Perspectives in Cardiothoracic Surgery*(《心胸外科视角》)、*The Pericardial Heart Valve*(《心包心瓣膜》)、*State of the Heart*(《心脏的状态》),用户可免费浏览上述图书的全文内容。心胸外科的这些图书都具有很高的学术质量,其作者都是该领域的专家,书中以内容丰富的视频和图画来描述和说明文章中的重要问题。

3. Techniques  是心胸外科专家的专业技能介绍,有关成人心外和一般胸外科方面的手术步骤、提示等,并可链接到相关的重要文献。配有彩色插图,有些文献还附有影像片段。本栏目提供分类检索,读者可以选择下拉检索框中的词来选择相关的术语,如麻醉、主动脉、分子生物、冠心病等,系统即可提供分类检索,并且可以在页面右侧限制学科领域,限定检索结果在心脏、胸、血管、重症监护等方面,来提供更加精练的信息。

4. Search  可以通过页面上方的检索框对 CTSNet 的录像、期刊等进行检索,同时还可以利用 Google

search feature 对本网站信息进行检索。

5. RESIDENTS 本栏目为住院医师提供心胸外科相关的学习资料,在页面提供精选的病历及相关手术等资料供浏览。本栏目提供按分类检索功能,可以根据限定的学科范围及选择的名词进行方便的分类检索。

心胸外科网的最大优势在于它的临床专业服务上,在向专业人员传送临床信息的过程中,该网站充分发挥了多媒体的优势,在临床资料中使用了各种具体的病历信息和大量的视频和声频资料,形象、全面地为心胸外科人员提供专业信息。

**(二)胸外科医师学会**

胸外科医师学会(The Society of Thoracic Surgeons, STS)(网址为 http://www.sts.org)是胸外科专业领域里的老牌学会,在促进学科发展上起着举足轻重的作用。其主要栏目见图 6-11。

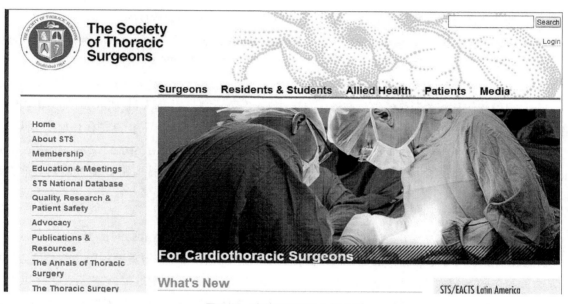

图 6-11 胸外科医师学会(STS)

1. STS National Database 成立于 1989 年,是以心胸外科医生的质量改进和病人安全为出发点的数据库。STS 按专题收集其相关数据,如手术成功率、辅助检查指标等,并进行分析、汇总,建立成各种数据库。分别侧重于不同区域的心胸外科领域,包括:Adult Cardiac Surgery(成人心脏外科)、Congenital Cardiac Surgery(先天性心脏病外科)、General Thoracic Surgery(普通胸外科)等,在成人心脏外科和先天性心脏病手术这两部分,数据库中还有相关麻醉科参与的工作的内容。

2. Quality, Research & Patient Safety 本栏目提供关于提升质量、科研与病人安全性的资源和网站的链接和介绍,以帮助其外科医生成员给做了心胸外科手术的病人提供最高质量的医疗,质量、技术和病人安全的措施被认为是高质量医疗的最重要组成部分。STS 数据库有超过 580 多万例的手术记录,在此基础上做质量评估,并大力推进国家认可的质量措施以及质量改进措施。建立在 STS 数据库数据的基础上的科研工作的成果,发表在 100 多种同行评审的出版物中,在心胸外科领域有着显著的先进性。

3. Publications & Resources 提供期刊、图书及临床实践指南、影像资料等相关资源的链接,还包括当前 STS 的新闻和信息发布。其中 *The Annals of Thoracic Surgery*(《胸外科年鉴》)是胸外科领域两个最大协会的官方期刊,创立于 1965 年,学术质量很高,被 SCI 收录。胸外科年鉴提供的最新进展,突出胸部和心血管外科及相关领域的原始报道。

4. Search 用户通过该检索可实现对特色图片、病例、手术报告、录像、医院及工作群组的检索,提供普通检索和高级检索两种方式,并嵌入 Google 搜索。

### (三) 创伤网

创伤网(The Trauma Network,网址为 http://www.trauma.org)是由国际创伤麻醉与急救协会、英国创伤学会及澳大利亚创伤学会于 1995 年联合创办的国际性创伤外科专业网站,其宗旨是为该领域的临床医生、研究学者、护理及相关从业人员及时、准确地提供创伤外科最新信息。该网站拥有浓厚的学术背景,重视教育和社会服务功能,为医务人员提供了丰富的学习资源,主要栏目有:

1. Library　包括 Articles、Images、Moulages 和 Case Presentations 四个部分。提供创伤相关的文章和病例报道,按照创伤的院前处理、神经创伤、脊柱创伤、胸腔创伤等提供文章和资料。Image 收录了高质量的、实用的创伤图像供专业人员免费使用。图像资料按创伤部位进行了分类,用户可通过选择创伤部位进入浏览。这些资源有两种使用方式,一是通过页面右侧的目录来浏览,二是通过检索框进行关键词的检索。

特色的栏目“Moulages”是一个临床实践的角色表演软件。在程序中预设好病人,让读者按步骤对其进行判断和处置。通过采取交互式学习的策略,提高临床医生和护士的专业技能。

2. Resource　包括 Conferences、Advanced trauma life support、Training 以及 Elective、Links、研究生课程等内容,其中 Elective 是创伤网独有的医院数据库,为医学生提供创伤医疗领域护理的经验。

3. Community　由全球 2700 多名会员建立的一个基于 E-mail 的论坛,成立于 1995 年,同时提供 Trauma List Archives,提供创伤及相关学科的信息交流。它旨在汇集医生、护士、护理人员、研究人员、政策制定者和所有与创伤管理直接或间接相关的群体的知识和经验,连接到彼此,互相学习,提高创伤护理的实践。

4. Categories　由 Injury Prevention、Prehospital Care、Resuscitation、Neurotrauma、Spinal Trauma、Thoracic Trauma、Abdominal Trauma、Vascular Trauma 等 14 个主题组成。这些主题下面既有专家撰写的文章,也有对其他网站的链接。

### (四) 美国整容整形外科学会

美国整容整形外科学会(The American Society for Aesthetic Plastic Surgery,ASAPS,网址为 http://www.surgery.org/)现在美国、加拿大等地区拥有很多会员,均为擅长美容整形外科,并获得美国整形外科委员会(ABPS)或加拿大皇家医师学会认证的专业医师。ABPS 在其专业领域内占有重要的地位,该学会是一个以教育为主的研究机构,同时又非常重视科学研究。该网站与新闻媒体合作,向网络用户提供及时、准确的信息。网站分为不同版本来满足普通用户与专业人员的需求,其主要栏目如下:

1. Newsroom　提供最新的科研尖端信息、大事纪要等,有推荐新闻的链接,部分还有视频资料。

2. Statistics　美国整容整形外科学会自 1997 年以来,通过与相关公司合作,提供大量的统计图、表、会议消息以及患者病历信息,如提供吸脂、眼睑整形等项目的实施数量排名等,数据来源于会员,数据包括完整的图表,包括全国总数、变化百分比、性别分布、年龄分布、国家平均费用、经济区域和族裔信息。

3. Photo Gallery　该栏目存放大量的真实图片,有的是手术前后对比图,有的是单纯的术后效果图。可以根据手术名称或器官部位的类目来浏览。

4. COSMETIC PROCEDURES　按照身体不同部位的手术的名称排列,概述其治疗方法、手术技巧等。在躯体、头颈部、乳腺、皮肤四个大的类别之下再分别列出相关的美容手术,供读者浏览。

5. Medical Professional　为本专业及相关专业人员提供继续教育与从事科研的机会,并且提供 Aesthetic Surgery Journal 的链接。学会的刊物 Aesthetic Surgery Journal 是本专业的最重要的期刊之一,是以美容外科的科学发展和临床技术为重点的国际医学期刊,也是加拿大美容整形外科协会和鼻整形学会的官方杂志,该期刊被 PubMed 和 SCI 收录。

国内目前较少有学(协)会支持的临床医学方向的学术网站,互联网上出现的诸多医学网站维持时间较短,仅有丁香园和生物谷等综合性的医学网站发展比较稳定,这些网站大多内容比较丰富,栏目众多,一般都有医学专业人员可利用的资源和大众医疗保健的相关内容,同时还能提供用户对医学信息进行搜索,因此兼备医学搜索引擎的功能。

（赵云艳）

# 第四节　重要政府机构信息资源

## 一、世界卫生组织（WHO）

世界卫生组织（World Health Organization，WHO，网址 http://www.who.int/en/）是联合国系统内国际卫生问题的指导和协调机构，是国际上最大的政府间卫生组织，现有 194 个会员国，总部位于日内瓦，成立于 1948 年 4 月 7 日。世界卫生组织负责对全球各国的卫生事物提供指导和技术支持，负责拟定全球卫生研究议程，制定规范和标准，促进变革和可持续的发展，并负责监测卫生情况和评估卫生趋势，WHO 目标是为世界各地的人们创造一个更健康的未来。

WHO 网站提供多语言界面，有阿拉伯文、中文、英文、法文、俄文、西班牙文六种版本（中文版首页见图 6-12），主要内容有：

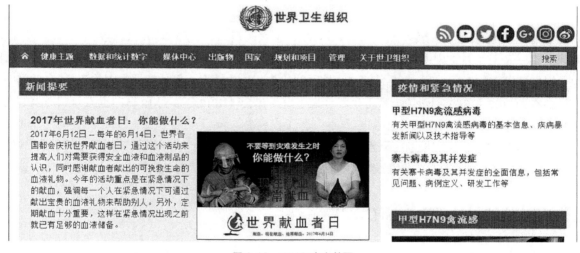

图 6-12　WHO 中文首页

1. **健康主题**　包括癌症、艾滋病、老龄化、耐药性、传染病等疾病的有关公共卫生主题的具体信息，提供按卫生和发展主题组织的世卫组织项目、行动、活动、信息产品以及联系人的链接。

2. **数据和统计数字**　提供全球卫生观察站数据，全球卫生观察站是世卫组织关于世界各地卫生相关统计数据的网站，提供国家数据和统计信息，重点为对照性估计数；世卫组织为监测全球、区域和国家情况与趋势作出的分析。此栏目发布关于重点卫生问题的分析报告，包括每年出版的《世界卫生统计》，其中汇总了主要卫生指标的统计数据。分析报告处理妇女和健康等涉及方方面面的主题。此栏目还提供了一个世界各地卫生相关统计数据的交互性的卫生统计数据储存库。用户能够显示选定指标、卫生主题、国家和区域的数据，并能以 Excel 格式下载按需要定制的表格。

3. **媒体中心**　包括新闻、要闻、多媒体等，主要发布世卫组织新闻、疫情和危机、实况报道、疾病防治宣传活动、实况报道以及近期的会议和活动等要事。

4. **出版物**　世界卫生组织的出版物和文件具有多种语言版本，可以从世界卫生组织的图书馆数据库

（即将改版为信息共享数据库 IRIS http：//apps. who. int/iris/，见图 6-13）免费下载。重要的出版物有：世界卫生报告（每份报告关注一特定主题，刊载有对全球卫生，包括统计数据的专家评估）、国际卫生条例、国际旅行和健康、国际疾病分类、国际药典、世界卫生组织简报、东地中海卫生杂志、疫情周报、世界卫生组织药物信息等。疫情周报是对病例和疫情的流行病学信息快速准确的播报的重要工具，关注对公共卫生有重要影响的传染病的流行病学信息。每周五会出版一期英/法双语的疫情周报，并支持免费下载。

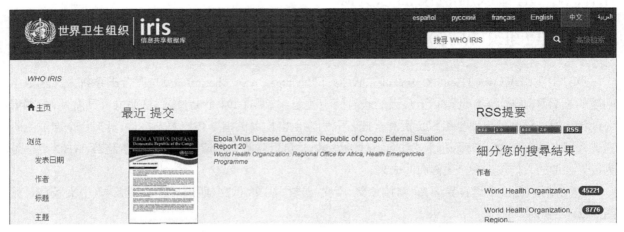

**图 6-13　世界卫生组织的信息共享数据库**

5. **国家**　提供按照字母顺序排列的 194 个 WHO 会员国目录，可了解其人口总数、期望寿命、不同年龄段死亡率以及卫生总支出占国内生产总值的百分比和国家卫生概况以及疾病负担等各项统计信息，同时也会提供该国家的新闻特写，主要是关注该地区的传染病发生情况。例如查看中国的资料，在新闻特写部分就会看到 2017 年各个月份原国家卫生和计划生育委员会于 2017 年 5 月 19 日向世卫组织通报的人感染甲型 H7N9 禽流感病毒病例的动态数据。

6. **规划和项目**　按照字母顺序列出世界卫生组织的组织规划、伙伴关系以及其他项目的信息，包括癌症、艾滋病、暴力和伤害预防、传染病、健康问题社会决定因素、糖尿病规划以及疫苗安全等。

## 二、美国疾病控制和预防中心（CDC）

美国疾病控制与预防中心（Centers for Disease Control and Prevention，CDC，网址为 https：//www. cdc. gov/），是美国卫生及公共服务部所属的一个机构，总部设在乔治亚州亚特兰大。作为美国的政府机构，为保护公众健康和安全提供可靠的资料，除传染性疾病以外，还负责很多慢性病、职业性身体失调以及诸如暴力和事故等社会问题的管理，该中心的重点在于发展和应用疾病预防和控制、环境卫生、职业健康、促进健康、预防及教育活动，旨在提高人民的健康。

CDC 主页上的栏目有疾病与风险、健康生活、旅行者健康、应急准备、卫生专题等资源栏目。

1. Diseases and Conditions（**疾病与风险**）　本栏目下提供了 ADHD（注意缺陷/多动障碍）、Cancer（癌症）、Diabetes（糖尿病）、Heart Disease（心脏病）、Flu（Influenza）（流感）、Sexually Transmitted Diseases（STDs）（性传播疾病（标准））、Data & Statistics（数据和统计），以及自闭症、哮喘、慢性疲劳综合征、癫痫、单纯疱疹病毒、艾滋病、寨卡病毒等流行的健康话题栏目。在每一个栏目下有细分为更小的栏目，例如从 ADHD（注意缺陷/多动障碍）专题中，就可以得到关于多动症方面的症状与诊断、治疗、材料与多媒体、科研、统计数据、文章、诊断和治疗建议等 8 个小的专题，提供了关于如何诊断 ADHD，行为治疗、药物治疗和家长教育，关于该种疾病的数据、视频、图表、多媒体插件、按钮、播客、网络多媒体资料，科学论文和主要发现以及诊断和治疗建议等详细的资料。

值得关注的是 Data & Statistics（数据与统计）栏目，集中了 CDC 收集的美国国内大量卫生统计数据。这些数据来源于出生记录与死亡记录、医疗病历、体检、实验室检查、调查统计等。具体内容有：饮酒率、关节炎、哮喘、自闭症（ASD）、出生缺陷、出生和出生率、母乳喂养率、慢性疾病、预期寿命、超重和肥胖、体育锻炼、生殖健康、病毒性肝炎、死亡和死亡率、环境卫生、食源性疾病、基因组学、心脏病、健康老龄化、伤害和暴力（wisqars）等相关统计数据。

2. Healthy Living（健康生活）　本栏目主要关注青少年与学校健康、食品安全、健康体重、超重和肥胖、吸烟、疫苗与免疫等小的栏目，还包括酒精和公共卫生、抗生素耐药性、关节炎、出生缺陷、体重指数、钙和骨骼健康、预防癌症、CDC 健康差异和不平等的报告、糖尿病预防、食品安全、心理健康、伤害、暴力和安全、环境卫生以及健康社区等主题的相关信息。

3. Travelers Health（旅行健康）　提供与旅行健康相关的各种资料查询，根据旅游的目的地，网站就可以提供针对该地区的旅游注意事项、诊所、病种种类查询等。包括当地的多发传染病以及所需要的疫苗、如何保证饮食安全、防止蚊虫叮咬、保持户外安全、旅行时如何得到医疗保健、选择安全运输、保持个人安全等。

4. Emergency Preparedness（应急准备）　本栏目主要是针对在自然灾害、最近的暴发事件、生物恐怖、突发化学事件、突发辐射事件、大规模伤亡以及灾难中如何关照儿童等应对信息。本栏目针对医疗专业人员，提供了紧急卫生专业人士资源，包括临床医生外联与沟通活动（COCA）、危机与紧急风险沟通（CERC）、实验室信息、近期爆发和事故等。实验人员可以通过找到相关标本，检测未知物质来回应网络的相关信息。公共信息官员和疾病预防控制中心的合作伙伴可以通过健康预警网络找到有关紧急公共卫生事件的信息。

5. More CDC Topics（CDC 卫生专题）　本栏目提供各个相关二级专题的链接，包括数据与统计、伤害、暴力与安全、环境卫生、工作场所安全与健康、全球卫生状况、地方和区域疾病等多领域的信息，同时还提供相关的出版物、数字工具、移动应用和 CDC 工作的专题文章等。在相关的二级专题下面提供相关数据库，供读者免费检索，例如在 Injury Prevention & Control 专题下提供的 wisqars™（基于 Web 的损伤统计查询和报告数据库）是一个交互式的在线数据库，提供来自可靠信息源的各种伤害及暴力致死等数据。研究人员、媒体、公共健康专家和公众可以使用此数据库检索相关数据，来获取关于公共健康和相关损伤导致的社会经济负担等数据。

其中的 Publications（出版物）小栏目下，提供了 CDC 下属机构和其他卫生机构提供的出版物信息资源，供阅读和下载。主要有 3 种电子期刊：Emerging Infectious Diseases、Preventing Chronic Disease 和 MMWR（The Morbidity and Mortality Weekly Report）。其中的 MMWR 是系列刊物，包括 MMWR Weekly、MMWR Recommendations and Reports、MMWR Surveillance Summaries、MMWR Supplements 四种刊物，是政府出版物，每个周五出版，报道美国各州卫生部门上报的各类疾病的最新数据，包括传染病、慢性病、环境危害、自然灾害与人为灾害、职业病、损伤等方面的报告。

## 三、美国食品与药品管理局（FDA）

美国食品与药品管理局（U. S. Food and Drug Administration，FDA）的职责是通过对食品药品等产品的安全性和有效性进行监督管理来保护大众的健康，负责全美药品、食品、生物制品、化妆品、兽药、医疗器械以及诊断用品等的管理，也是国际医疗审核的权威机构。FDA 下设药品局、食品局、兽药局、放射卫生局、生物制品局、医疗器械及诊断用品局和国家毒理研究中心、区域工作管理机构。FDA 网站（https://www.fda.gov/）内容丰富，其日常发布的行政、公告、会议信息、相关参考资料等是医药工作者重要的信息来源，FDA 网站主要包括食品、药品、医疗设备、放射产品、疫苗、血液和生物制品、动物与兽医、化妆品和烟草制品等九个栏目：

1. Foods（食品） 此栏目包含关于食品方面的若干二级栏目资源：

（1）食品的召回、疫情暴发和紧急情况（Recalls，Outbreaks & Emergencies）：涵盖食品召回，安全警示和咨询，疫情调查，以及紧急情况下保持食品安全。

（2）食源性疾病与污染物（Foodborne Illness & Contaminants）：提供食源性疾病的预防和病原体、化学品、农药、天然毒素和金属元素的信息。

（3）配料、包装和标签（Ingredients，Packaging & Labeling）：FDA 规定食品添加剂的安全性，转基因植物类食物的安全性，以及食品应该如何加工、包装和标识。

（4）膳食补充剂（Dietary Supplements）提供使用膳食补充剂和 FDA 在调节补充产品和膳食成分方面的作用。

（5）食品科学与研究（Science & Research（Food））涵盖食品方面的科学研究，提供的信息包括实验室方法，风险和安全评估，监测计划，参考数据库和出版物等。

在食品专栏中还提供关于食物的指导与调控政策文件，食品注册，还包括牛奶、海鲜、果汁、能量饮料等流行的食品相关热点话题的信息。

2. Drugs（药物信息） 此栏目囊括了最为重要的药物信息，包含以下几个子栏目：

（1）应急准备（Emergency Preparedness）：提供针对生物恐怖主义，药物准备和自然灾害反应相关事件的药品指导信息。

（2）药物审批和数据库（Drug Approvals and Databases）：提供来自 FDA 的药物相关数据库和药品审批信息。对于医药工作者而言，其中药品相关数据库和药品批准信息、药物科学研究是重要的信息源。主要提供缩略语搜索、生物研究监测信息系统（Bioresearch Monitoring Information System，BMIs）检索、临床研究者检查清单（Clinical Investigator Inspection List，CLIIL）搜索、溶出方法数据库搜索、药品安全标签的变化（SLC）数据库、FDA 药品检索数据库（Drugs@FDA Search），FDA 不良事件报告系统（faers）的季度数据文件、非活性成分搜索核准药品搜索、国家药品代码目录检索、批准的药品与治疗等效性评价（Orange Book）搜索，批发分销商和第三方物流供应商报告等多个数据库，提供药品相关各个方面的信息。

1）Drugs@FDA：是 FDA 批准药物的数据库，包括 1939 年以来 FDA 批准的大部分药物产品，包含通用处方和非处方药物以及生物治疗产品的信息，提供批准函、评论等，1998 年以后批准的药品可以提供更多的信息，数据库的数据为每日更新。该数据库可以按照药品的名称、活性成分和申请号来检索，也可以按照药品名称字顺浏览，也可以按照年月份，按照新药、仿制药等类别来逐月浏览药物批准信息。

2）Orange Book：Approved Drug Products with Therapeutic Equivalence Evaluations（桔皮书：经批准的具有治疗等同疗效的药物产品），截至 2017 年 6 月，最新版本为第 37 版，数据为月更新。桔皮书中包含的信息有：①批准的具有治疗等效性评价的处方药产品；②批准的非处方药品（OTC 药物）；③已批准的由生物制品评估和研究中心的管理药品。

提供 5 种检索途径：按专有名称、有效成分或应用编号搜索、申请人（公司）检索、按照剂型检索（例如：药片）、按给药途径检索（例如：口服）以及按专利号检索。选择其中一种方式后，进入该途径的检索界面（图 6-14），输入检索词，从下面的药品类型中选择处方药、非处方药或者淘汰药，即可执行检索。

检索结果（图 6-15）提供药品活性成分（Active Ingredient）、商品名称（Proprietary Name）、药品申请号（Appl No）、剂型（Dosage Form）、给药途径（Route）、规格（Strength）、治疗等价编码（TE Code）、是否属于参考目录药品（RLD）、是否属于参考标准（RS）、申请者（Applicant Holder）等信息。检索结果可以表格的形式导出保存。

3）National Drug Code Directory（药品编码目录）：美国自 1972 年起，要求注册的药品机构向 FDA 提供目前列出的所有药品的生产、配方等，药物产品识别和报告使用独特的三段数，称为药品代码（NDC），作为药物的通用产品标识符。National Drug Code Directory 提供 NDC 号码途径的检索，信息每日更新。

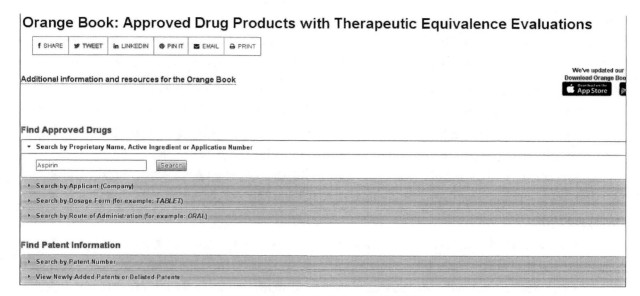

图 6-14　Orange Book Search 检索界面

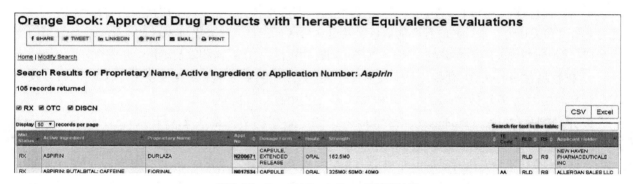

图 6-15　Orange Book Search 检索结果

（3）药物安全性和可用性（Drug Safety and Availability）：提供药物指南，药物短缺，药物安全通讯和其他安全公告。

（4）药品开发和批准程序（Development & Approval Process（Drugs））：提供进行临床试验，药物应用类型，表格和提交要求，标签计划，药物和生物批准报告。

（5）指南，合法性和法规信息（Guidance，Compliance & Regulatory Information）：包含行业指南，警告信，上市后监测程序，规则和条例。

（6）药物科学研究（Science & Research（Drugs））：本栏目提供 FDA 科研人员关于药物评估和提高药品安全性的科研信息。FDA 科研人员进行实验室，临床和统计研究，解决药物开发和医疗保健技术进步所产生的问题，或解决在上市后药物监测中出现的安全问题，即药物监管工作。主要是利用先进的分析工具和技术来解决应用于产品安全性，有效性和质量评估的问题。科研人员使用多学科方法，其中包含基于实验室和计算机的分析方法来解决监管问题。他们的发现通过同行评审的手稿和专业会议被提交给科学界。FDA 科研人员的科学研究获得的知识增加了监管决策的确定性和一致性，有助于制定制药公司的监管指导文件和最佳实践标准。

（7）药物安全（Drug Safety）等子栏目：包括安全地购买和使用医药、药物安全通讯、药物特异性信息指标、药物指南、药物健康欺诈、面向患者和供应商的上市药物安全信息。

还有面向消费者、公共卫生专业人士和企业的信息专栏。提供相关的新闻事件，药品批准上市，会议和会议信息，以及咨询委员会（药物）、警告信和违反药品公告的通知、用药指导、儿科相关药物产品的开发等。

此部分还提供 FDA 的下属机构药物评估和研究中心（Center for Drug Evaluation and Research，CDER）的链接。作为美国食品和药物管理局（FDA）的一部分，CDER 监管非处方药和处方药，包括生物药和仿制药。该中心工作不仅仅包括药品。含氟牙膏，止汗剂，去头皮屑洗发水和防晒霜都被认为是"药品"。

3. **医疗设备（Medical Devices）** 此栏目涵盖各种医疗设备方面的监管和指导信息，包括家庭使用，外科手术，植入物和假肢，体外诊断的产品，医疗设备安全方面信息，例如警报和通知、召回、报告问题，急救情况等。同时还关注数字健康方面的医疗网络安全，移动医疗应用，无线医疗设备等。

4. **放射产品（Radiation-Emitting Products）** 提供医学影像、外科和治疗、家庭、商业和娱乐方面的产品相关信息，指导工厂认证和检验电子产品辐射控制程序，以及电子产品辐射控制程序，将产品推向市场的相关法规和指南。

5. **疫苗、血液和生物制品（Vaccines，Blood & Biologics）** 本栏目提供血液，血液成分，血库设备，献血者筛选试验，细胞与基因治疗产品，基因治疗，细胞治疗，克隆，干细胞，精子，心脏瓣膜，疫苗，儿童和成人用疫苗，异种器官移植，非人类细胞、组织或器官移植到人体内的相关审批、研发和管理的信息。并提供关于细胞及基因治疗产品等的批准审核信息，供消费者和专业人员进行检索。

6. **动物与兽医（Animal & Veterinary）** 提供有关批准的动物药物产品、动物食品/饲料（包括宠物食品）、进出口和公认为安全（通知）程序的信息。并提供 FDA 的工作人员来支持 FDA 的动物卫生监管部门需求的研究，对包括售前的药物审查，动物药物产品问题的审批、上市后监测以及动物饲料安全等。

7. **化妆品（Cosmetics）** 包括化妆品注册程序、化妆品制造商、包装和经销商使用的报告系统，以及有关化妆品的法律、法规和政策问题的资源和 FDA 有关化妆品法规的信息等。

8. **烟草制品（Tobacco Products）** 包括烟草相关的产品、指导和规章以及执行等信息，FDA 规范烟草产品的方法是以科学为基础，并充分利用法律保护公众健康；FDA 密切监控零售商、制造商、进口商和分销商的遵守情况，并在违规发生时采取纠正措施。并提供相关的公共卫生教育，寻找健康信息，包括烟草使用的健康影响，以及 FDA 的烟草预防运动，这些活动旨在教育年轻人吸烟对身体的有害影响。此栏目下提供了 FDA 下属的烟草产品中心（Center for Tobacco Products）的链接，FDA 烟草产品中心（CTP）管理烟草产品的制造、销售和分销，目标是使与烟草有关的死亡和疾病成为美国过去的一部分，而不是美国的未来，以确保每个家庭都过上健康的生活。该栏目提供该中心的成就、使命、工作内容以及联系方式等信息。

（赵云艳）

# 第五节　开放存取资源

## 一、概述

### （一）开放存取的内涵

开放存取（open access，简称 OA）是通过互联网将科研成果进行自由传播的一种机制，又被称为开放获取、公开获取等，目前在科技研究领域、学术出版领域、信息传播领域普及效果较好。OA 起源于 20 世纪 90 年代美国 Los Alamos 国家实验室创建的一个用以公布原创高能物理学论文研究成果的网站。之后，随着网络的高速发展，OA 这一新的理念受到国内外研究者更多关注并得以发展。

有关 OA 的内涵，被广泛引用的是著名的 3B 定义，即：布达佩斯开放存取倡议（Budapest Open Access Initiative）；关于开放存取出版的贝赛斯达宣言（Bethesda Statement on Open Access Publishing）；对科学和人文领域知识开放存取的柏林宣言（Berlin Declaration on Open Access to Knowledge in the Sciences and Humanities）。

开放存取是基于订阅的传统出版以外的另一种模式。对某篇科研或学术论文而言，开放存取通常是指在互联网上可以被免费获取，并允许任何用户阅读、下载、复制、传递、打印、搜索、链接等合法用途。用户在使用该文献时不受金钱、法律或技术的限制，只需在存取时保持文献的完整性和准确性，并对所使用文献标明来源即可。

### （二）开放存取的特征

**1. 在内容方面**　OA 既可以是期刊论文、会议论文、电子图书以及个人学术博客、学术论坛等，也可以是专利文献、研究报告等；既可以是文本文件，也可以是多媒体文件；对 OA 资源的内容只有质量上的控制，而没有形式上的限制。

**2. 在获取方面**　OA 允许任何人、在任何时间、任何地点无障碍地平等、免费、自由获取和使用资源；它强调开放传播，交流范围覆盖整个互联网，没有国家和地域的限制。

**3. 在权限方面**　除作者需要标明文献来源，保证文献的完整性外，没有其他任何限制，任何人都可以任意进行出于合法目的的阅读、下载、复制、打印、传播、演示等，极大地扩充了读者对科研成果和学术文献的使用权限。

**4. 在交流方面**　它缩短了学术文献出版的周期，增强了学术交流的时效性。

### （三）开放存取的类型

开放存取资源主要分为两类，分别是开放存取期刊和开放存取知识库。

**1. 开放存取期刊**

（1）定义：开放存取期刊（open access journals）也称 OA 期刊、金色 OA，是论文经过同行评审的、网络化的免费期刊。

OA 期刊多以网络电子形式为主，因此可有效降低出版与传播成本。OA 期刊与传统期刊不同，其为文章评审、出版和出版社运营维护中产生的费用，由作者或作者所在机构承担，读者免费使用。另外，OA 期刊也逐渐得到传统文摘索引服务商的承认和认可，很多 OA 期刊中的论文已经被收录。比如在 PubMed 检索系统中可以对 PMC、HighWire Press 等 OA 资源进行检索，浏览题录和文摘，并提供全文链接。

（2）分类：完全 OA 期刊（Open Access Journals），指期刊中全部的文献在任何时间、地点都可以无偿使用。部分 OA 期刊（Partial Open Access Journals），指期刊中的文献只有一部分是可以无偿或是被一部分国家地区无偿使用；延时 OA 期刊（Delayed Open Access Journals），指无偿使用是在期刊出版的一段时间之后，如 3 个月、6 个月等。

（3）特点：作者付费、读者免费是开放存取期刊的最基本特点。OA 期刊依托网络技术、有严格的同行评审制度、部分期刊有相关机构的赞助，处于不断发展和壮大阶段。

**2. 开放存取知识库**

（1）定义：开放存取知识库（open access archives）是开放存取的新兴实践方式，也称 OA 知识库、e 印本文库（或称为 OA 仓储、OA 存档库等）、绿色 OA，是为用户提供电子版学术文献存储和检索的数据库。

早期的 OA 知识库通常称为"电子印本库"或者"电子文档库"，它不仅包括预印本，也提供后印本。预印本要求文献未公开发表过，只是为了方便学者间的内部交流而在网络上发布，对于论文而言，从未投稿、投稿了但是没有被录用、或录用了但还没有被刊出等情况都属于预印本的范畴。后印本与预印本不同，它特指的文献必须是已经公开发表过的，比如已经录用并刊出的论文。OA 知识库本身不开展同行评审，但是他们可以存储已经通过同行评审的论文。

（2）分类：OA 知识库分为学科知识库和机构知识库两种。学科知识库的主要侧重点是收集某一特定学科领域的所有资源，而机构知识库则倾向于收集某一特定机构的所有资源。这两种形式的知识库对提交的信息内容都不进行同行评审，只是由作者本人将论文按照数据库要求，放到文档服务器上供读者免费获取。

(3) 特点:OA 知识库的特点是自主上传、存储和管理,无同行评审制度。OA 知识库大多由政府机构、科研机构、学术团体或高等院校建设维护,成本较低,作者基本不用付费,该方式也是 OA 出版一种比较理想化的模式。

3. 开放存取期刊与开放存取知识库的比较

(1) 在资源质量方面,OA 期刊有质量保证,OA 知识库有经济优势。OA 期刊比 OA 知识库的运行费用要高得多,这是因为 OA 期刊通过同行评审(peer review)模式来对其资源质量进行控制。同行评审费用是 OA 期刊的主要成本。OA 知识库则不然,它主要采用公众审查(public peer review)的方式,即学者们可以自由地进入 OA 知识库表达自己的看法,与原创作者互相交流想法和意见。这种方式相比于 OA 期刊的同行评审模式而言,节省了评审经费,但对其质量的控制还处于探索阶段。

(2) 在存储资源方面,OA 知识库所存储的资源类型比 OA 期刊要丰富。学科知识库所包含的学术资源通常覆盖到某一个或某几个学术领域,对于机构知识库而言,通常包含的就是某一所大学、研究所等单位的研究人员所创造的科研成果。

(3) 在内容方面,OA 期刊主要用来收集和存放学术论文。而 OA 知识库的覆盖面就要大得多,它在存放论文资料的基础上,通常还会涵盖如预印本、科技报告、原始数据信息、研讨记录等多种形式的学术资料。

(4) 在存储类型上,OA 期刊存储主要为文本型资源,形式较为单一;而 OA 知识库在存储文本型资源的基础上,还涉及图像、影像、音频等各种多媒体类型。在资源格式方面,OA 期刊一般包括 PDF 格式,而 OA 知识库还会涵盖 Word,PowerPoint,Excel 等多种格式的资源。

4. 其他开放存取资源　除以上两种开放存取资源的类型之外,人们通过互联网还可以获取到大量可供无偿使用的其他数字信息资源,这些资源符合开放存取的思想和理念,将来也有很大的潜力发展成为重要的开存取资源。具体资源类型包括个人网站、免费电子书、博客和微博、维基百科、各大交流论坛中的信息资源,此外还有 RSS 种子、P2P 的文档共享网络中的资源等多种形式的开放存取资源。

## 二、国外主要开放存取资源

### (一) PubMed Central(PMC)

PubMed Central(http://www.ncbi.nlm.nih.gov/pmc,简称 PMC),是美国国立卫生研究院(NIH)提供的一项服务,PMC 于 2000 年 2 月份获得美国国家医学图书馆 NLM(National Library of Medicine)的授权,收录生物医学及生命科学方面的文献,以电子副本的形式储存。目前由美国国家生物技术信息中心 NCBI(NLM's National Center for Biotechnology Information)负责系统的开发与维护。

PMC 的主要任务是确保该平台期刊所收录文章的完整性,并保证其在全世界范围内可以被无偿使用。PMC 不会强制要求任何期刊和个人的加入,一切本着自愿的原则,但是只要是确定加入的期刊,必须承诺出版后一定时期内将其全文提交给 PMC,由 PMC 提供访问和免费全文检索与利用。

截至 2017 年 5 月,PMC 已经收录提供所有论文全文免费的期刊 2012 种,收录仅提供 NIH 资助免费全文的期刊 327 种,收录仅选择性提供免费全文的期刊 4277 种,文章共计 430 万篇,其中大部分在出版后允许立即下载全文,少数在出版后 1~36 个月开放(图 6-16)。

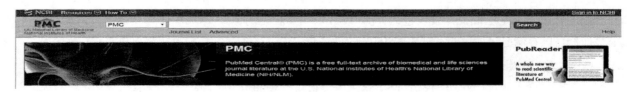

图 6-16　PubMed Central(PMC)主页

## (二) HighWire Press

HighWire Press(http://highwire.stanford.edu),由美国斯坦福大学图书馆于 1995 年创立,是全球最大的提供免费全文的学术文献出版商。截至 2017 年 5 月,收录生物科学、人文科学、医学、物理学及社会科学等方面文献 765 万多篇,其中可以免费获取全文的文献有 243 万多篇。HighWire Press 期刊被 PubMed、Scirus 和 Google 等多个检索平台和搜索引擎收录、检索和链接。读者可以通过 PubMed 等数据库及搜索引擎直接获取 HighWire Press 平台上的研究论文。值得一提的是 HighWire Press 平台中有许多影响因子非常高的期刊。

Highwire Press 的论文发表速度快,经过同行评审专家最终评定并返回到期刊平台的审稿系统后一个小时,编辑就可以处理完成并将文章在线刊出。而文章的发表格式主要包括 HTML 和 PDF 两种,与此同时,文章还会发表在所投期刊上或者收录到 PMC 数据库中。

可以说 HighWire Press 是生物医学研究者信息来源的重要网站,目前中国的 Highwire Press 用户人数仅次于美国,排名世界第二(图 6-17)。

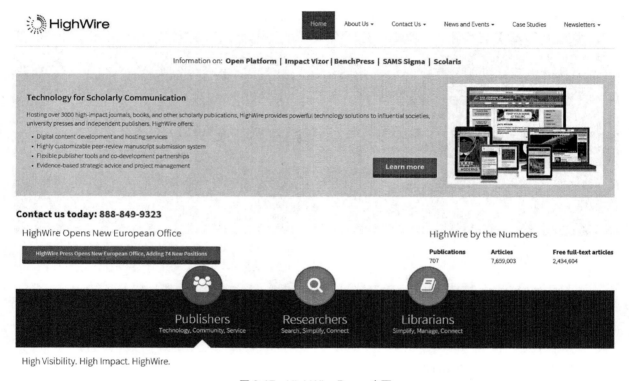

**图 6-17　HighWire Press 主页**

## (三) Directory of Open Access Journals(DOAJ)

Directory of Open Access Journals(http://www.doaj.org,简称 DOAJ)开放存取期刊名录,是 2003 年由瑞典隆德大学图书馆建立的开放存取期刊检索系统,不包括预印本资源。截止至 2017 年 5 月,网站共收录 9457 种期刊,251 万多篇开放存取文章。DOAJ 收录的均为研究性期刊,其中的论文均经过同行评审,或经由期刊编辑对论文质量进行严格的把关控制。DOAJ 收录的期刊根据研究方向不同可以划分为:农业与食品科学、艺术和建筑、生命科学、商业与金融学、生物化学、地球和环境科学、医学和健康科学等 17 个大类。

DOAJ 收录的各类期刊、论文均可自由存取,且不排斥任何商业用途,这样做的目的是最大程度地改善学术期刊的可搜索性和使用性,提高论文的影响力。DOAJ 的论文多以 HTML、PDF 的格式存储。

## (四) BioMed Central(BMC)

BioMed Central(http://www.biomedcentral.com,简称 BMC),是位于英国的一家独立商业出版机构,是重要

的 OA 期刊出版商。BMC 发表的所有文章均经过同行评审,在发表之后立即可在网上永久免费访问。截至 2017 年 5 月,BMC 提供检索的期刊有 290 多种,内容涵盖生物学和医学的主要领域,一半以上都被 SCI 所收录。

### (五) The Public Library of Science(PLOS)

The Public Library of Science 公共科学图书馆(http://www.plos.org,简称 PLOS),是由美国生物医学科学家哈罗德·瓦尔缪斯(Harold E. Varmus)、帕克·布朗(Patrick O. Brown)和迈克尔·艾森(Michael B. Eisen)创立于 2000 年 10 月,是一家由众多诺贝尔奖得主和慈善机构支持的、为科技和医学人员服务的非营利性学术组织,它试图使全世界的科学和医疗领域发表的研究论文成为任何人都可以无偿使用的公共资源(图 6-18)。

PLOS 采取严格的同行评审制度,以保障其发表的论文质量。截至 2017 年 5 月,PLOS 出版发行了 7 种生命科学与医学开放存取期刊,分别为 PLOS Biology、PLOS Medicine、PLOS Computational Biology、PLOS Genetics、PLOS Pathogens、PLOS ONE、PLOS Neglected Tropical Diseases,这七种刊物都被 SCI 所收录。

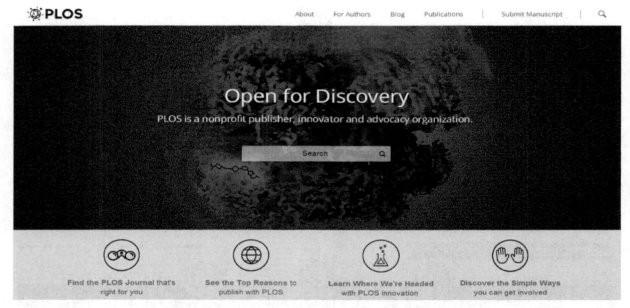

图 6-18　The Public Library of Science(PLOS)主页

### (六) Free Medical Journals

Free Medical Journals(http://www.freemedicaljournals.com/),是由法国 Bernd Sebastian Kamps 于 21 世纪初提议建立的、可提供免费存取的医学期刊信息资源网站。截止到 2017 年 5 月该网站共收录的 5088 种生物医学期刊,可以按照学科主题(Topic)、免费期刊影响因子排名(FMJ Impact)、免费资源站点(Free Access)、题名字顺、语种等方式进行浏览或查询。重要的期刊还标注了最新影响因子。在该网站通过“Free Books”链接可以直接进入到该公司的 OA 医学图书馆网站——FreeBooks4Doctors。

## 三、国内主要开放存取资源

### (一) 中国预印本服务系统

由中国科技信息研究所与国家科技图书文献中心联合建设的中国预印本服务系统(http://prep.istic.ac.cn),是用来提供预印本文献资料的便捷式学术交流平台,主要包括国内预印本服务子系统和 SINDAP 子系统。前者收录的大多为理工农医等领域的研究人员自行上传的研究成果的预印本文章,它主要包括对文章的搜索、阅览、总结、评论等功能。而 SINDAP 子系统则实现了对全球预印本文献资料的一站式检索,用户通过输入相应的检索式即可实现对全部 16 个知名预印本系统的全面检索,并可同步得到预印本全文。

### (二)开放阅读期刊联盟

开放阅读期刊联盟(http://www.cujs.com/oajs/),涵盖清华大学学报自然版、东南大学学报自然科学版、西安交通大学学报自然版、西安电子科技大学学报自然版等四十二家学报期刊,包含的各类期刊论文均可免费使用;或者应读者要求,在 3 个工作日之内免费提供本期刊发表过的论文全文。读者也可以登录各会员期刊的网站,免费阅读或索取论文全文。

### (三)中国学术会议在线

中国学术会议在线(http://www.meeting.edu.cn/)是经教育部批准,由教育部科技发展中心主办,面向广大科技人员的科学研究与学术交流信息服务平台。该平台具有学术会议网上预报及在线服务、学术会议交互式直播 / 多路广播和会议资料点播三大功能,为读者提供学术会议信息预报、会议分类搜索、会议在线报名、会议论文征集、会议资料发布、会议视频点播、会议同步直播等服务。

## 四、使用开放存取资源应注意的问题

开放存取作为近些年出现的一种便捷高效的学习交流传播模式,目前已经得到了学术界的普遍认可和高度重视。而对于图书馆馆藏资源的重要组成部分以及用户获取信息的重要途径——开放存取资源,如何能够充分、准确、全面、深入地对其加以利用,已经成为目前亟待解决的问题。

### (一)开放存取资源的质量问题

OA 期刊通过严格的同行评审确保了期刊的质量。而 OA 知识库内的资源通常只会在格式上进行一定的规范和约束,没有严格的质量把关,这也导致了 OA 知识库资源的质量控制问题一直以来都备受争议。但是,这并不代表 OA 知识库内的资源质量就没有保障,因为科研人员在知识库内提交论文,不仅是为了促进学术交流,同时也是为了得到同行的认可、提高个人的学术声誉,因此提交者也会慎重对待欲提交的论文。另外,各研究单位建设的机构知识库因收录的是本机构科研人员已经发表的科研成果,代表了该机构的学术影响力和学术声誉,对提交的资源有较高的质量要求,因此,机构知识库的 OA 资源质量也较为可靠。

### (二)开放存取资源的著作权问题

OA 资源的使用和传播要求用户确保作品的完整性,并对作者信息予以标明,用户使用时还要注明论文的题目、作者、出处。即使开放存取的方式基本遵循了有关著作权的相关要求,但是对原创作者著作权的保护仍然十分必要。尤其是近些年高校和科研机构等单位数字化信息的使用和推广越发普及,伴随而来的版权纠纷事件也频频发生,《著作权法》第 22 条和《信息网络传播权保护条例》第 6 条、第 7 条规定:使用已发表的作品是为个人学习和研究,可以不经著作权人许可通过信息网络再现、引用、复制、翻译他人已经发表的作品,但不得出版发行、直接或间接获得经济利益。因此在科学研究中,每个人都要尊重知识产权,合理使用资源,培养良好的自律意识和学术道德修养。

### (三)开放存取资源的其他问题

OA 资源存在时效性和多变性,部分资源所有者出于自身利益的考虑,即使声明了资源免费也不会完全无偿地提供给使用人,而且网址链接更替频繁和系统维护效率低下,使用户在使用过程中产生诸多不便,有些链接资源不能保证 100% 有效。OA 资源的质量评价工作仍有待加强,OA 资源为研究人员获取信息和交流成果提供了一个崭新的平台,但未经审核的论文,诸如 OA 知识库中发表的一些文献也可能包含不够准确的观点和错误的信息,都还需要用户自行甄别。

(孙 艳)

本章首先简要介绍了网络信息资源的含义和特点,随后详细介绍了常用的医学学术搜索引擎,国内外重要临床医学网站以及重要政府机构信息资源和开发存取信息资源。通过学习,学生应能够阐述绩效管理和网络信息资源的含义和特点,了解不同学科学术网站的重要资源,并学会通过学术搜索引擎和临床医学各个学科的重要网站和重要政府机构信息资源等处获取所需信息。

**复习参考题**

1. 从哪些心胸外科相关的网站上得到心脏手术的视频资料?

2. 请找出几个国外重要的内科学相关医学网站。

3. 用 HON 查找有关糖尿病(diabetes)研究的相关文章及网页链接。

4. 用 Medscape 查找有关艾滋病的热点新闻及专家观点。

5. 简述开放存取的内涵与特征。

# 第七章　特种文献类型网络信息资源检索

# 7

| 学习目标 | |
|---|---|
| **掌握** | 专利文献及会议文献的特点;各专利数据库通用的检索方法。 |
| **熟悉** | 常用的中、外文专利数据库的种类。 |
| **了解** | 常用的会议及标准数据库的种类及常用的科技报告平台。 |

# 第一节 专利文献检索

**问题与思考**

某课题组研究基因测序相关领域,想要全面了解和掌握目前国内外关于基因检测装置和设备的专利申请情况。

**思考**:有哪些可以检索专利文献的中外文数据库?这些数据库该如何进行检索?

专利是专利权的简称,指一项发明创造向国家专利局提出专利申请,依法审核合格后,向专利申请人授予的在规定时间内对这项发明创造享有的专有权,专利权属于知识产权,具有独占性、地域性和时间性。多数国家自专利申请日之日起,发明专利的保护期限是 20 年,实用新型和外观设计是 10 年,药品专利可适当延长。

专利文献是包含已经申请或被确认为发现、发明、实用新型和工业品外观设计的研究、设计、开发和实验成果的有关资料,以及保护发明人、专利所有人及工业品外观设计和实用新型注册证书持有人权利的有关资料的已出版或未出版的文件(或其摘要)总称。作为公开出版物的专利文献包括专利说明书、专利公报、文摘和索引、发明及实用新型专利和工业品外观设计的分类表等。通过对专利信息有效的检索和分析既可以避免重复研究和专利侵权,同时能保护自己的科研成果。因此,对专利文献的检索、分析和利用,已成为科学研究与技术创新过程中不可缺少的重要组成部分。

## 一、中文专利信息资源

### (一) 国家知识产权局专利检索及分析系统

中国国家知识产权局负责知识产权保护、专利审核与管理、知识产权发展规划以及相关法律法规建设等工作,在国家知识产权局专利检索及分析系统(http://www.pss-system.gov.cn/)主页,可以通过点击导航栏菜单中的"专利检索"进入到专利检索服务中。通过专利检索及分析系统向公众提供专利检索和分析服务,公众可免费浏览及下载中国、美国、欧洲及世界知识产权组织的专利全文图像文件,注册用户还可使用专利分析服务,可通过上述网址进入该系统(图 7-1)。

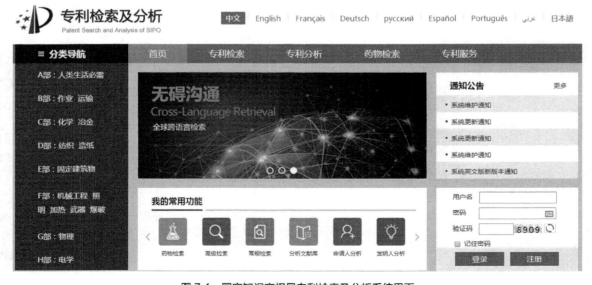

**图 7-1 国家知识产权局专利检索及分析系统界面**

1. **数据收录范围** 专利检索及分析系统共收集了 103 个国家、地区和组织的专利数据,同时还收录了引文情况、同族专利、法律状态等数据信息。涵盖了中国、美国、日本、韩国、英国、法国、德国、瑞士、俄罗斯、欧洲专利局和世界知识产权组织等。

2. **数据更新** 专利检索及分析系统的数据更新周期分为中国专利数据、国外专利数据、引文、同族以及法律状态等几个方面,具体如下:

❖ 中国专利数据:每周三更新,滞后公开日 7 天。

❖ 国外专利数据:每周三更新。

❖ 引文数据:每月更新。

❖ 同族数据:每周二更新。

❖ 法律状态数据:每周二更新。

3. **检索规则** 该系统支持以下检索规则:①逻辑运算符:and\or\not;②支持截词符(半角字符):#、?、+,# 表示 1 个强制存在的字符,? 表示 1 个或没有字符,+ 表示任何长度的字符串;③支持词组检索:用英文双引号"";④可输入多个关键词,中间用空格分隔,空格表示逻辑"或"、"or"的关系;⑤申请号格式:文献的申请国 + 申请流水号;⑥公开(公告)号格式:文献的公开国 + 公开流水号 + 公布级别。

4. **专利检索** 提供了常规检索、高级检索和药物专题检索等检索方式,支持查看检索历史、检索结果浏览、文献浏览、批量下载等检索功能。

(1)常规检索:常规检索主要提供了一种方便、快捷的检索模式,帮助公众快速定位检索对象(如一篇专利文献或一个专利申请人等)。若公众的检索目的十分明确,或者初次接触专利检索,可以将常规检索作为检索入口进行检索。

为了便于公众检索操作,在常规检索中提供了基础的、智能的检索入口,主要包括自动识别、检索要素、申请号、公开(公告)号、申请(专利权)人、发明人以及发明名称。关于各个入口的详细说明见表 7-1。

表 7-1　国家知识产权局专利检索及分析系统常规检索字段

| 序号 | 字段名称 | 字段介绍 |
|---|---|---|
| 1 | 自动识别 | 选择该字段进行检索,系统将自动识别输入的检索要素类型,并自动完成检索式的构建,识别的类型包括号码类型(申请号、公开号),日期类型(申请日、公开日),分类号类型(IPC、ECLA、UC、FI\FT),申请人类型、发明人类型、文本类型 |
| 2 | 检索要素 | 选择该字段进行检索,系统将自动在标题、摘要、权利要求和分类号中进行检索 |
| 3 | 申请号 | 选择该字段进行检索,系统自动在申请号字段进行检索,该字段支持带校验位的申请号或者专利号进行检索。该字段支持模糊检索。并自动联想提示国别代码信息 |
| 4 | 公开(公告)号 | 选择该字段进行检索,系统自动在公开号字段进行检索,该字段支持模糊检索。并自动联想提示国别代码信息 |
| 5 | 申请(专利权)人 | 选择该字段进行检索,系统自动在申请人字段进行检索,该字段根据输入的关键词自动联想推荐申请量较高的相关申请人信息 |
| 6 | 发明人 | 选择该字段进行检索,系统自动在发明人字段进行检索,该字段根据输入的关键词自动联想推荐申请量较高的相关发明人信息 |
| 7 | 发明名称 | 选择该字段进行检索,系统自动在发明名称字段进行检索,该字段根据输入的关键词自动联想推荐相关的发明名称信息 |

✧ 实例操作

如图 7-2 所示,在"常规检索"页面中,选择检索字段为"自动识别",然后在检索框中输入"基因检测",最后点击"检索"按钮执行检索操作并显示检索结果页面。

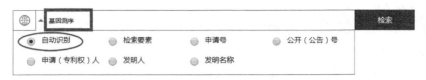

图 7-2　国家知识产权局专利检索及分析系统常规检索实例

（2）高级检索：高级检索主要根据收录数据范围提供了丰富的检索入口以及智能辅助的检索功能。公众可根据自身的检索需求，在相应的检索表格项中输入相关的检索要素，并确定这些检索项目之间的逻辑运算，进而拼成检索式进行检索。如果公众希望获取更加全面的专利信息，或对技术关键词掌握不够全面，可利用系统提供的"智能扩展"功能辅助扩展检索要素信息。

在点击【高级检索】按钮之后，系统显示高级检索页面，主要包含三个区域：检索范围筛选、高级检索和检索式编辑区。

（3）药物专题检索：药物专题检索是基于药物专题库的检索功能，为从事医药化学领域研究的用户提供检索服务。用户可以使用此功能检索出西药化合物和中药方剂等多种药物专利。系统提供高级检索、方剂检索和结构式检索等多种检索模式，方便用户快速定位文献。匿名用户不能访问药物检索，若需使用则需注册、登录后方可使用。此外，由于药物数据保存在药物专题库中，与原有检索数据库相互独立，所以不能进行分析。

5. 专利分析　专利分析子系统将针对不同层次的用户提供专业化、智能化的分析方式，通过专业的专利数据分析模型，快速、准确、全面的在海量专利数据中分析出潜在的信息关系和完整的专利情报链，帮助公众有效的利用专利资源。

分析子系统为专利分析人员提供多种分析方式和分析工具集，分为管理分析库、申请人分析、发明人分析、区域分析、技术领域分析、中国专项分析、高级分析、管理分析结果八大功能。

（二）专利之星检索系统

专利之星检索系统（http：//www. patentstar. cn/frmLogin. aspx）是由中国国家知识产权局中国专利信息中心开发，是在我国第一个专业专利文献检索系统 CPRS 的基础上，经过改进和优化而成的全新多功能专利检索系统。于 2012 年 7 月上线对外服务，可通过上述网址进入检索系统，或者从中国专利信息中心（http：//www. cnpat. com. cn/）主页的高级检索进入。中国专利收录数据来自中国国家知识产权局数据库，可免费下载和浏览说明书全文及外观设计图形（图 7-3）。

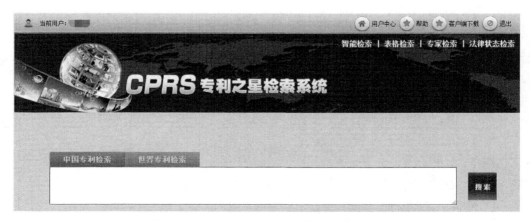

图 7-3　专利之星——专利检索系统智能检索界面

该检索系统有智能检索、表格检索、专家检索和法律状态四种检索方式。其中,表格检索提供了发明名称、摘要、申请号、申请日、公开／公告号、分类号等 18 个检索入口,每个检索入口可输入多个关键词,词之间可使用逻辑组配符 *、+ 等,通过"生成检索式"后可将检索命令进行综合逻辑组配。

该系统包含中国及世界专利检索功能、专利下载功能、专利翻译功能、专利分析功能、专利定制及自定义专利库功能。

### (三) 中国知识产权网专利信息服务平台

中国知识产权网专利信息服务平台(http://search.cnipr.com/)是在原中外专利数据库服务平台的基础上,吸收国内外先进专利检索系统的优点,采用国内先进的全文检索引擎开发完成的。本平台主要提供对中国专利和国外(美国、日本、英国、德国、法国、加拿大、EPO、WIPO、瑞士等 98 个国家和组织)专利的检索。

1. **专利数据收录范围**　专利服务的数据范围涵盖了中国专利(包括中国发明、中国实用新型、中国外观设计、中国发明授权、中国失效专利及中国香港、中国台湾专利)及国外专利(包括美国、日本、英国、德国、法国、加拿大、EPO、WIPO、瑞士等 98 个国家和组织)。

2. **主要服务功能**　该系统支持检索功能、机器翻译功能、分析和预警功能以及个性化服务功能。具体介绍如下:

(1) 检索功能:包括中外专利混合检索(在原平台基础上,检索功能新增法律状态联合检索、即时统计筛选、高亮显示、语义检索、相似性检索、公司代码检索等)、IPC 分类导航检索、中国专利法律状态检索、运营信息检索。检索方式除了表格检索、逻辑检索外,还提供二次检索、过滤检索、同义词检索等辅助检索手段。

(2) 机器翻译功能:针对英文专利,特别开发了机器翻译模块,能对检索到的英文专利进行即时翻译,帮助用户理解专利内容,方便用户检索。需要说明的是,平台上集成的机器翻译是由无人工介入的英译中工具软件完成,翻译结果仅供参考,无法与专业人员的翻译相提并论。

(3) 分析和预警功能:该平台开发了专利信息分析和预警功能,对专利数据进行深度加工及挖掘,并分析整理出其所蕴含的统计信息或潜在知识,以直观易懂的图或表等形式展现出来。这样,专利数据升值为专利情报,便于用户全面深入地挖掘专利资料的战略信息,制定和实施企业发展的专利战略,促进产业技术的进步和升级。

(4) 个性化服务功能:包括用户自建专题库、用户专题库导航检索、用户的专利管理等功能。

### (四) SooPAT 专利数据搜索引擎

SooPAT 专利数据搜索引擎是一个免费的专利数据库搜索引擎,对互联网中各个国家的免费专利数据库进行整合检索,中国专利数据链接来自国家知识产权局互联网检索数据库。该专利数据搜索引擎需要通过注册登录(免费)之后进行专利数据检索。

SooPAT 提供了简单检索、表格检索、IPC 分类检索三种检索方式。检索结果可浏览专利的名称、申请号、申请人、申请日、主分类号及摘要等信息,每件专利名称前面标识专利的类型,每件专利名称后面提供 SooPAT 权利醒目灯,告诉用户该权利的状态——有权、审中和无权。SooPAT 还具备专利分析能力,可对专利申请人、申请量、分类号分布等进行分析,用专利图表表示。

❖ 简单搜索操作实例

要检索关于基因测序的中国专利,可在搜索框中直接输入"基因测序",选定发明、实用新型、外观设计和发明授权。

➤ 检索结果展示

点击"SooPAT 搜索"之后,检索结果见图 7-4 所示:

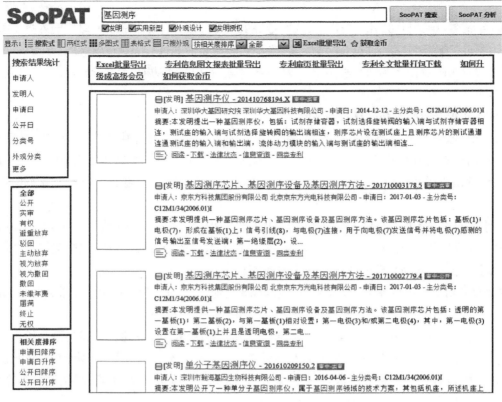

**图 7-4　SooPAT 专利数据搜索引擎检索结果**

搜索结果可以按照申请人、发明人、申请日、公开日、分类号和外观分类等进行统计。可以选择公开、实审、有权、避重放弃、驳回、主动放弃、视为放弃等进行筛选,可按照申请日和公开日对检索结果进行排序。检索结果可以 Excel 批量导出、专利信息图文报表批量导出、专利扉页批量导出和专利全文批量打包下载。

➢ 检索结果分析

用户可使用检索结果中的 SooPAT 分析对检索结果进行分析,形成关于"基因测序"的专利分析报告,主要包括了申请日、公开日、申请人、发明人、代理机构、代理人、国家、省份和分类号等的各项统计分析结果。

除上述中文专利专业数据库资源以外,其他常用的专利信息资源还有中国医药信息网的"药品专利数据库"和"医疗器械专利数据库"、国家科技图书文献中心中外专利数据库、万方数据库资源系统的专利技术类数据库、中国药物专利数据库、中国医疗器械信息网等。

## 二、外文专利信息资源

20 世纪末,各国专利局和专利性国际组织纷纷利用互联网免费发布专利信息,互联网专利文献检索系统遂逐渐形成体系,具有数据量大、更新及时、使用方便的特点,很多数据库能够直接浏览全文,为世界各地的用户快捷地获取专利信息提供了非常有益的工具。

### (一)美国专利商标局专利数据库(United States Patent and Trademark Office,USPTO)

美国专利商标局专利数据库(http://patft.uspto.gov/)由美国专利商标局建设,数据库包括专利授权数据库(USPTO Patent Full-Text and Image Database)和专利申请数据库(USPTO Patent Aplication Full-Text and Image Database)两部分(图 7-5)。

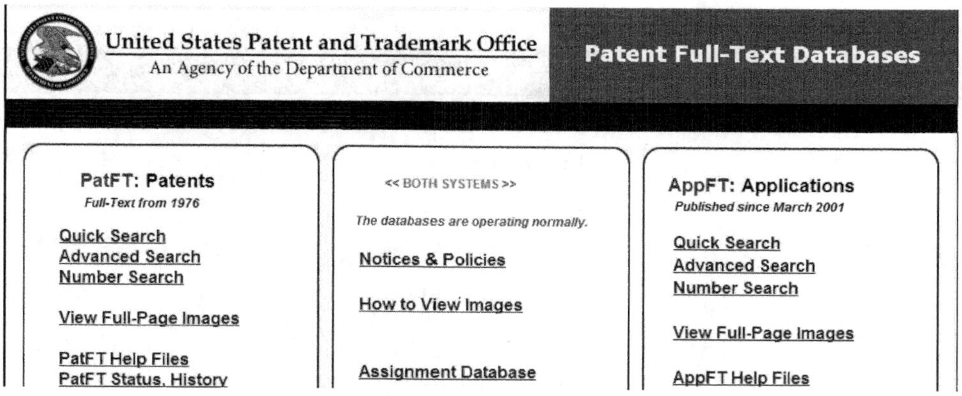

**图 7-5　美国专利商标局专利数据库**

专利授权数据库收录了 1790 年 7 月 31 日至今的美国专利,专利申请数据库对 2000 年 11 月 9 日起递交的专利申请进行公开,从 2001 年 3 月 15 日开始正式出版专利申请说明书。数据库每周更新一次,提供 1790 年至今的全文图像说明书以及 1976 年至今的全文文本说明书。

该数据库提供三种检索途径:快速检索(quick search)、高级检索(advanced search)和专利号检索(number search)。需注意的是 1790—1976 年的专利只能通过专利号、美国专利分类号进行检索。

### (二)日本工业产权数字图书馆专利数据库(Japan Platent for Patent Information,IPDL)

工业产权数字图书馆(https://www. j-platpat. inpit. go. jp/web/all/top/BTmTopEnglishPage)是日本特许厅(JPO)创建的专利信息数据库检索系统,公众通过该系统可以免费检索日本专利局数据库中的专利信息。

IPDL 提供日、英两种文字的检索页面,它提供 1885 年以来公布的所有日本专利、实用新型和外观设计电子文献,其中 1993 年以后的说明书实现了英文全文代码化,该数据库中的数据每两周更新一次。

IPDL 包括专利和实用新型公报数据库(Patent & Utility Model Gazette DB)、专利和实用新型索引(Patent & Utility Model Concordance)、分类检索(FI/F-term Search)、日本专利英文文摘数据库(Patent Abstracts of Japan,PAJ)、外观设计公报数据库(design Gazette DB)、日本商标数据库(Japanese Trademark Database)和日本图形商标数据库(Japanese Figure Trademarks)。其中日本专利英文文摘数据库(PAJ)包括 1976 年以来公布的日本专利申请书的英文著录项目、英文文摘及主要附图。登录该网站可免费查询日本专利文献数据库,并可以直接获取全文。

### (三)欧洲专利局 espacenet 网络数据库

欧洲专利局 espacenet 网络数据库(http://ep. espacenet. com)由欧洲专利局、欧洲专利组织成员国及欧洲委员会合作开发,包括欧洲专利局数据库、世界知识产权组织数据库、欧洲成员国、日本专利英文文摘、世界范围专利文献,其突出特点是可以通过优先权号检索同族专利。

该数据库在互联网上为用户提供免费检索服务,支持智能检索、高级检索和专利号检索三种检索方式,检索结果包括了专利基本信息、专利描述、专利权、专利缩略图、专利原文和法律状态等 9 个方面的信息,大部分专利可以在线浏览和分页下载。

该数据库除在欧洲专利局设立服务器,还在每个欧洲专利组织成员国设立服务器。因此,进入 espacenet 有以下方式:

1. 通过欧洲专利局 http://www. epo. org/ 网页进入 espacenet 可检索欧洲 EP、世界知识产权组织 WO、日本英文文摘(PAJ)及世界范围(worldwide)的专利文献。支持语种为英语、德语、法语。

2. 通过欧洲专利组织成员国的网页进入 espacenet 通过各成员国(表 7-2)进入 espacenet,可检索所有成员国的专利文献(近两年的专利文献)、欧洲 EP、世界知识产权组织 WO、日本英文文摘(PAJ)及世界范围(worldwide)的专利文献。

表 7-2　欧洲专利组织成员国的 espacenet 服务器网站

| 国家 | 网址 | 支持语种 |
| --- | --- | --- |
| 奥地利 | http：//at. espacenet. com/ | 德语 |
| 比利时 | http：//be. espacenet. com/ | 法语、荷兰语 |
| 塞浦路斯 | http：//cy. espacenet. com/ | 英语 |
| 捷克共和国 | http：//cz. espacenet. com/ | 捷克语 |
| 丹麦 | http：//dk. espacenet. com/ | 丹麦语 |
| 芬兰 | http：//fi. espacenet. com/ | 芬兰语 |
| 法国 | http：//fr. espacenet. com/ | 法语 |
| 德国 | http：//de. espacenet. com/ | 德语 |
| 希腊 | http：//gr. espacenet. com/ | 希腊语 |
| 爱尔兰 | http：//ie. espacenet. com/ | 英语 |
| 意大利 | http：//it. espacenet. com/ | 意大利语 |
| 列支敦士登 | http：//li. espacenet. com/ | 法语、德语、意大利语 |
| 卢森堡 | http：//lu. espacenet. com/ | 法语 |
| 摩纳哥 | http：//mc. espacenet. com/ | 法语 |
| 荷兰 | http：//nl. espacenet. com/ | 荷兰语 |
| 葡萄牙 | http：//pt. espacenet. com/ | 葡萄牙语 |
| 西班牙 | http：//es. espacenet. com/ | 西班牙语 |
| 瑞典 | http：//se. espacenet. com/ | 瑞典语 |
| 瑞士 | http：//ch. espacenet. com/ | 法语、德语、意大利语 |
| 英国 | http：//gb. espacenet. com/ | 英语 |

#### （四）德温特世界专利索引数据库（Derwent Innovation Index，DII）

德温特世界专利索引数据库（http：//www. webofknowledge. com/diidw）将"世界专利索引（WPI）"和"专利引文索引（PCI）"的内容整合在一起，收录了 1963 年以来全球 40 多个专利机构的 1000 多万项基本发明，3000 多万个专利，每周增加来自全球 40 多个专利机构授权的、经过德温特专利专家深度加工的 20 000 篇专利文献，是检索全球专利的最权威的数据库。

该数据库基于 Web of Science 平台，通过学术论文和技术专利之间的相互引证关系，建立了专利与文献之间的连接，为研究人员提供世界范围内的化学、电子与电气以及工程技术领域内综合全面的发明信息。

利用德温特世界专利索引数据库，用户可以得到完整的专利书目信息，包括所有引用该专利的专利和该专利所引用的专利。德温特世界专利索引数据库提供四种检索方式：基本检索、被引专利检索、高级检索和化合物质检索。其中，基本检索可通过主题、标题、专利权人、发明人、专利号、国际专利分类、德温特分类代码、德温特手工代码、德温特主入藏号、德温特化合物号、德温特注册号、德温特化学资源号（Derwnet Chemistry Resource）号进行检索；被引专利检索通过被引专利号、被引专利权人、被引专利发明人、被引专利的德温特入藏号进行检索。

#### （五）世界知识产权组织网站专利检索数据库（World Intellectual Property Organization，WIOP）

世界知识产权专利局专利检索数据库（https：//patentscope. wipo. int/search/zh/search. jsf）是由世界知识产权局提供的网上免费数据库，通过世界知识产权组织网站（http：//ipdl. wipo. int）"PATENTSCOPE"进入专利检索界面。该数据库收录了 1800 余万条专利文献，其中有 200 余万条公布的国际申请专利（PCT）。通过该数据库可以检索 PCT 申请公开、工业品外观设计、商标和版权的相关数据。该检索系统提供四种检索方式：简单检索（Simple search）、高级检索（Advanced search）、组合检索（Field Combination）、跨语种检索（Cross Lingual Expansion）。

该网站提供其成员国专利局网站的查询，用户可自行查询以了解各国知识产权局的信息资源。

# 第二节　医学会议信息检索

## 问题与思考

对于医学研究人员来说，及时了解和掌握各类医学会议信息，了解各领域内的研究现状、研究前沿，积极参与到各大医学会议中，与同行研究人员共享科研成果与科研信息，是非常重要的。

**思考：**目前国内外大型的会议网站有哪些？如何查找相关的会议论文？

全球每年召开的医学会议不计其数，会议内容也是随着时代的发展日新月异，会议讨论内容多为当前医学学科发展过程中的疑难问题。及时掌握各类会议信息，有助于医学研究人员了解最新研究动态，并及时参与其中，以促进学术交流、共享科研成果、掌握专业发展动态，为进一步的专业研究和学术交流积累信息。我们可通过搜索引擎的关键词或分类专栏搜索、相关学 / 协会网站发布的信息、专业期刊刊登的会议通知获取医学会议的相关信息，也可通过一些专业会议网站获取较为全面的会议信息。

## 一、医学会议信息

### （一）国内医学会议信息网站

1. **中华医学会网站**（http://www. cma. org. cn）　中华医学会网站是中华医学会组织学术交流活动、开展继续医学教育的学术网站。网站首页导航栏的学术活动栏目提供当年医学会各专业委员会即将召开的会议消息，该会议信息由医学会各专业委员会及各地区分会于前一年底上报，属一级会议信息，比较权威全面。访问中华医学会网站，点击导航栏中"学术活动"后可查看会议通知、会议计划查询以及征文通知等信息。

2. **医学会议在线**（http://www. medig. com. cn）　医学会议在线汇集了大量的医学会议信息，数据每日更新。网站设有会议搜索、最新医学会议、近期医学会议、管理会议等栏目。会议搜索提供按科室归类会议信息的学科分类导航以及会议检索功能。用户可在首页左侧搜索框中键入会议主办单位、会议日期、会议关键字，选择科室、会议地址、会议类型、会议规模，点击"会议搜索"，即可完成检索操作。除此之外，用户还可进入会议搜索页面进行详细的会议检索。网站还为注册会员提供发布会议信息、在线会议报名、在线提交会议论文等个性化服务（图 7-6）。

3. **好医生会议**（http://www. haoyisheng. com）　好医生网站主要为医护人员提供业内信息及远程教育服务。其会议栏目提供近期会议预告、重点会议推荐展示、按学科浏览会议专题等服务。用户可在网页顶部搜索框中输入关键词检索会议信息，也可按会议地区、月份、类型浏览会议信息，检索结果显示在页面下方，用户可以选择"推荐"和"最新"选项卡对检索到的会议进行查看。单击会议标题即可浏览会议详细信息，主要包括会议名称、会议简介、日期、地点、报名方式等内容。用户还可在会议详细信息下方发表评论、互相交流。

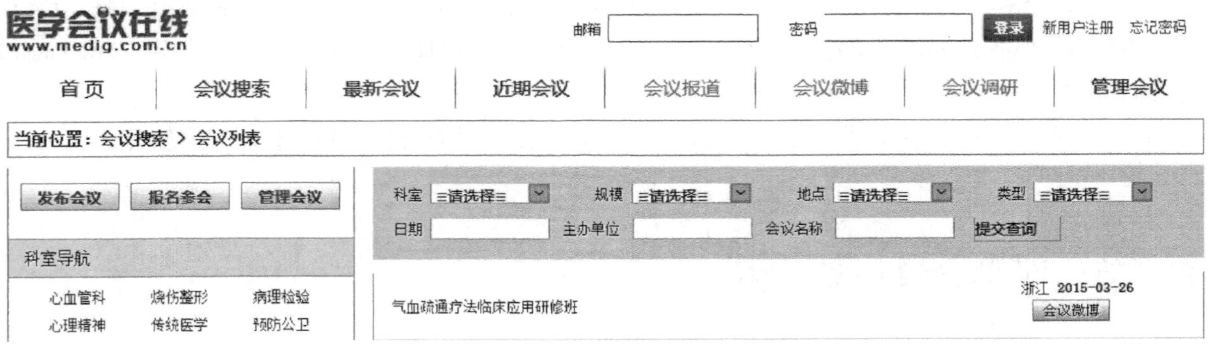

图 7-6　医学会议在线会议搜索详细页面

4. 中国学术会议在线（http://www.meeting.edu.cn/meeting）　中国学术会议在线是由教育部科技发展中心主办，面向广大科技人员的科学研究与学术交流信息服务平台。为用户提供学术会议信息预报、会议分类搜索、会议在线报名、会议论文征集、会议资料发布、会议视频点播、会议同步直播等服务。该网站提供模糊检索、会议检索、视频检索和会议论文摘要检索四种站内资源检索功能。用户还可以通过首页上方的学科分类导航栏按学科浏览会议相关信息。

在会议预告栏目中，用户可以按照会议召开年份，分别对境内和境外未来 6 年内即将召开的会议进行分类浏览，包括会议的学科分类、会议名称、会议时间、会议地点、论文拟收录、论文摘要截止时间和往届会议信息。该栏目还提供按照学科分类、关键字、会议召开地区、会议开始时间、会议结束时间、论文截止时间进行会议检索的功能。

5. 中国会议网（http://www.chinameeting.com）　中国会议网是由北京金谷田经济顾问有限公司主办的商业性服务网站，是专门针对会议产业的资讯服务平台，为会议主办者和参会者提供双向信息服务。主页会议信息内按行业、地区、类型分类查询，也可以按关键字查找，一般介绍近两年将举办的会议信息。

（二）国际医学会议信息网站

1. HON Meetings（http://debussy.hon.ch/cgi-bin/confevent）　HON Meetings 是 HONMedhunt 医学信息门户网站的一个子数据库，能够提供当年及之后五年间北美、南美、中美、欧洲、大洋洲、亚洲、非洲、加勒比海和中东等地区将要举行的国际医学会议信息。用户可通过关键词、会议日期、会议地点及会议主题或字顺等途径检索相关会议信息。会议信息主要包括：会议名称、日期、地点、会议简介、关键词、会议类型、会议使用语言、会议网站链接等内容。用户还可通过"Submit a conference"，发布会议信息；通过"Past conferences"，浏览已召开的会议信息；通过"Mailing service"，定制个性化服务。

2. AllConferences（http://www.allconferences.com）　收集各种会议、展会的信息，并对收集的网页按主题分类，医学会议信息是该网站重点收录内容。用户可按照会议的学科分类及子分类目录浏览会议信息，也可直接输入关键词快速检索、进入 Search Conferences 检索界面或者选择高级检索。

高级检索可按名称、城市、国家、日期、分类、关键词分别检索。检索结果有即将召开的会议信息，也有已经召开的会议信息。在检索结果页面左侧的过滤器中，可以按照会议具体地址、主办机构、起止日期、注册日期、摘要及论文提交期限以及会议类型对检索结果进行精炼。每条结果有会议名称、地点、时间、联系方式和会议简介，有的还提供会议的 URL。

用户还可以选择检索结果的展示方式，提供按照日历形式展示会议信息和以会场分类展示会议信息两种展示方式。注册用户可以保存检索式并定期接收检索结果推送，在 My AllConferences 中可以编辑修改保存的检索参数。通过主页导航栏上的 Submit a Conference，还可以免费发布会议预告信息。

3. 学术会议网医学会议预报（http://www.medical.theconferencewebsite.com）　学术会议网医学会议预报（theconferencewebsite.com）由英国 RF（Medical）LTD 开发和维护，提供医学各专业学术会议及相关继续教育课程,该网站既可以查找将要召开的学术会议也可以将会议信息上传该网站进行宣传介绍。该网站提供简单检索和高级检索两种检索会议信息的方式。简单检索框设在首页右上角,用户可以通过输入检索词进行会议信息检索;高级检索提供按照学科分类、会议名称、会议名称缩写、关键词、会议召开地区、会议起止时间字段检索会议信息的功能。用户还可直接点击首页上的学科分类目录进行查找。

## 二、医学会议论文数据库

学术会议文献是指科技人员在这些会议上发表的论文,其特点是:学术性强,内容新颖,报道迅速、质量高。许多重大发现往往在学术会议上公之于众,它能较快地反映科技新进展。因此,会议文献是了解世界各国科技发展水平和动向的重要信息源。

（一）国内医学会议论文数据库

1. **中国学术会议论文全文数据库**(http://www.wanfangdata.com.cn)　该数据库是万方数据资源数据库之一,收录了由中国科技信息研究所提供的,1985 年至今世界主要学会和协会主办的会议论文,以一级以上学会和协会主办的高质量会议论文为主。该数据库每年涉及近 3000 个重要的学术会议,总计 218 万余篇,每年增加约 20 万篇,每月更新,专业范围包括自然科学、工程技术、农林、医学等领域。它由中国科技信息研究所提供,由万方数据股份有限公司通过万方数据资源系统上网,向社会提供该数据库文摘信息的免费检索服务。该数据库已作为万方知识服务平台的一部分,用户可在该平台首页的搜索框中按照题名、关键词、摘要、作者、单位、会议名称、主办单位字段检索会议论文,也可以在跨库检索中选择"会议论文"和"外文会议"对该数据库全文资源进行高级检索,还可以点击会议进入详细页面,按照学科分类和主办机构浏览会议论文(图 7-7)。

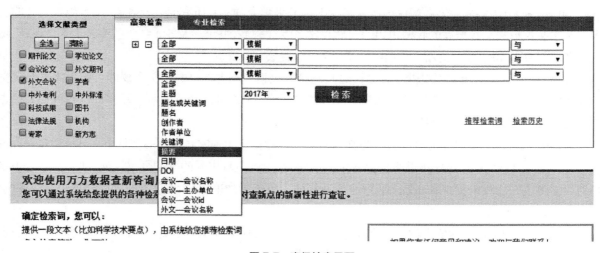

**图 7-7　高级检索界面**

2. **国内外重要会议论文全文数据库**(http://www.cnki.net)　该数据库是中国知网数据库之一,重点收录 1999 年以来,中国科协系统及国家二级以上的学会、协会,高校、科研院所,政府机关举办的重要会议以及在国内召开的国际会议上发表的文献。其中,国际会议文献占全部文献的 20% 以上,全国性会议文献超过总量的 70%,部分重点会议文献回溯至 1953 年。截至 2012 年 10 月,已收录出版国内外学术会议论文集近 16 300 本,累计文献总量 170 多万篇。CNKI 网站提供该数据库文摘信息的免费检索服务。

用户可以在中国知网首页进行会议论文的简单检索,可供检索的字段包括会议全文、主题、篇名、关键词、作者、单位、会议名称、基金、摘要、论文集名称、参考文献和中图分类号。点击检索框右侧的"高级检索"进入高级检索页面,在此页面用户可以进行会议论文的高级检索,包括对国内会议、国际会议和会议视频子库的选择性检索或跨库检索。高级检索功能还提供中英文扩展检索和同义词扩展检索(图7-8)。

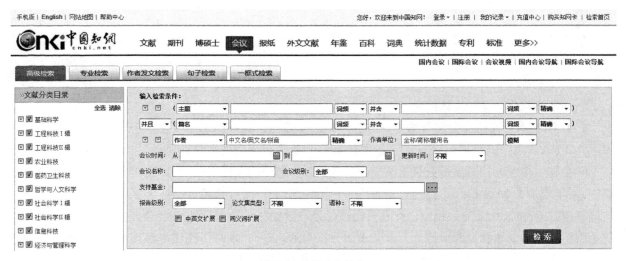

**图7-8 会议高级检索**

在会议的高级检索页面,用户还可以点击国内会议、国际会议和会议视频导航,按照学科分类浏览相应会议论文集和会议视频,还可在页面顶部按照会议起止年份、会议论文集名称、会议名称、主办单位和网络出版投稿人进行检索。

**3. 国家科技图书文献中心中文会议论文数据库**  该数据库由国家科技图书文献中心(NSTL, http://www.nstl.gov.cn)开发,主要收录了1985年以来我国国家级学会、协会、研究会以及各省、部等组织召开的全国性学术会议论文。数据库的收藏重点为自然科学各专业领域,每年涉及600余个重要的学术会议,年增加论文4万余篇,每季或月更新。目前收录了147万余篇会议论文。

NSTL首页的快速检索框提供中文会议论文的简单检索。点击首页的中文会议即可进入中文会议文献高级检索界面,提供模糊查询、精确查询和条件查询功能,用户可以选择检索字段、输入检索词,勾选查询方式,设置查询条件后,点击检索按钮运行检索(图7-9)。

**4. 国家科技图书文献中心外文会议论文数据库**  该数据库由国家科技图书文献中心(http://www.nstl.gov.cn)开发,主要收录了1985年以来世界各主要学协会、出版机构出版的学术会议论文,部分文献有少量回溯。学科范围涉及工程技术和自然科学各专业领域。每年增加论文约20余万篇,每周更新。目前收录了543万余篇会议论文。

NSTL首页的快速检索框提供外文会议论文的简单检索,检索界面与中文会议简单检索界面相同。点击首页的外文会议即可进入外文会议文献高级检索界面,提供模糊查询、精确查询和条件查询功能,用户可以选择检索字段、输入检索词,勾选查询方式,设置查询条件后,点击检索按钮运行检索。

**5. 上海图书馆会议资料数据库**(http://www.library.sh.cn/skjs/hyzl/)  1995年与上海图书馆合并的上海科技情报所自1958年起征集入藏各种科技会议文献,形成专业收藏。该数据库提供1986年至今约40万件资料网上篇名检索服务,每年新增数据3万条。读者可按照母体文献题名、会议论文篇名、作者、会议名、会议地名、会议时间和分类号进行检索,并且提供全文复印服务。

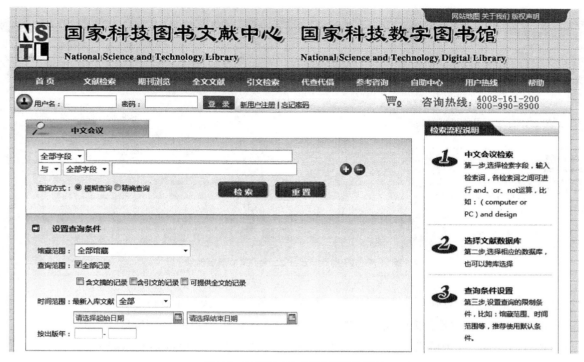

图 7-9　NSTL 中文会议高级检索界面

在检索结果页面底部设有"添加已选择的会议资料入返回信息资料库"和"逐篇显示已选择的会议资料"按钮,用户可以逐条点击会议论文篇查看详细信息,也可以批量选择检索结果记录,进入详细页面查看已选择的会议论文的详细信息。

**（二）国外医学会议论文数据库**

1. **CPCI（ISI Proceedings）** ISI Proceedings 原为美国科学情报研究所（ISI）创建的专门收录国际会议录的数据库,包括 ISTP（Index to Scientific & Technical Proceedings,科学技术会议录索引）和 ISSHP（Index to Social Science & Humanities Proceedings,社会科学及人文科学会议录索引）两个版本。

CPCI 汇集了世界上最新出版的会议录资料,收录农业（agriculture）、环境科学（environmental sciences）、生物化学（biochemistry）、生物学（biology）、生物技术（biotechnology）、医学（medicine）、工程（engineering）、计算机科学（computer science）、化学（chemistry）、物理（physics）等自然科学与技术领域的著名国际会议文献。包括专著、丛书、预印本、期刊、报告等形式出版的国际会议论文文摘及参考文献索引信息,提供综合全面、多学科的会议论文资料,包括会议名称、主办机构、地点、论文篇名、论文摘要、参考文献等会议信息及会议文献信息,是科研人员了解和查找世界上权威会议文献最主要的检索工具。CPCI 为文摘索引型数据库,具有一般检索和高级检索两种途径以及全文链接功能,提供 1990 年以后出版的会议论文的文摘、出版信息、相关会议信息等内容,同时还收录 1999 年至今的文后参考文献,数据库每周更新。

CPCI 是 Web of Science 核心合集的组成部分,具体检索方法与"Web of Science"检索相同。Web of Science 核心合集提供基本检索、作者检索、被引参考文献检索和高级检索等多种检索方法。

基本检索中,用户可以在检索框右侧下拉列表中选择会议,进行会议名称的快速检索,还可以进行时间跨度的限定等更多检索设置。

高级检索中,用户可以在检索框下方的文献类型中选择"Proceedings Paper"、"Meeting Abstract"或"Meeting Summary"三种类型并在其左侧选择语种限制检索。还可用 AND、OR、NOT 和 SAME 连接检索字段,构造检索式,并利用检索式进行复合检索（图 7-10）。

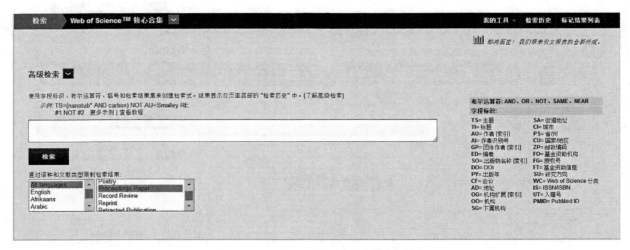

**图 7-10　Web of Science 会议文献高级检索**

此外,在任何检索方法中,用户都可以在检索结果页面的文献类型中选择 "Proceedings Paper"、"Meeting Abstract"、"Meeting" 等会议相关文献类型,对检索结果进行精炼,查看检索结果中的会议文献。

2. OCLC FirstSearch 中的会议论文数据库　OCLC (Online Computer Library Center) 即美国联机计算机图书馆中心,是世界上最大的提供文献信息服务的机构之一,FirstSearch (http://www.oclc.org/firstsearch) 是其新产品,该系统可以检索 80 多个数据库。其中的两个数据库 PapersFirst (国际学术会议论文索引) 和 ProceedingsFirst (国际学术会议录索引) 是供检索会议的题录型数据库,收录了 1993 年以来世界范围的研讨会、专题会、学术报告会、座谈会、博览会等各种会议的论文题录信息,包括英国不列颠图书馆文献提供中心 (British Library Document Supply Center, 简称 BLDSC) 出版的会议论文及资料。PapersFirst 收录会议论文 650 万余条记录,可通过馆际互借获取全文。ProceedingsFirst 是 PapersFirst 的关联库,它提供在世界各地举行的学术会议上发表的论文的目录表,收录会议录 19 万 2 千余条记录。

两个数据库的检索途径及字段基本相同,均提供基本检索、高级检索和专家检索等途径,关键词、作者、会议名称、会议地址、会议日期等 27 个检索字段。会议论文题录主要包括作者、论文题名、资料来源、语种、会议名称等项内容。数据每半月更新一次。

# 第三节　标准类信息检索

**问题与思考**

在医药卫生技术领域相关的标准非常多,根据国际标准,医药卫生技术领域的标准分为医学科学和保健装置综合、医疗设备、牙科、消毒和灭菌、实验室医学、制药学、医院设备、急救、残障人员用设备、人口控制和兽医学几个类别。

**思考**:如何查找关于医疗器械相关的标准?

标准 (standard) 是为了在一定范围内获得最佳秩序,经协商一致制定并由公认机构批准,共同使用和重复使用的一种规范性文件,是公认的权威机构批准的标准化工作成果。标准涉及工农业、工程建设、交通运输、对外贸易和文化教育等领域。按其性质可分为技术标准、工作标准和管理标准。技术标准 (technical standard) 是对产品和工程建设的质量、规格、技术要求、生产过程、工艺规范、检验方法和计量方法所做的技术规定,反映了当时的技术工艺水平及技术政策,是组织现代化生产、进行科学管理的具有法律约束作用的重要技术文献。

根据适用范围标准可分为不同的层次级别,有国际标准、区域标准、国家标准、部标准和行业标准及企业标准。根据内容又可分为基础标准、产品标准、零部件标准、原材料标准和方法标准。根据成熟程度又可分为法定标准、推荐标准和试行标准。

# 一、中国标准及其检索工具

我国在 1978 年 5 月成立国家标准总局,同年 9 月参加国际标准化组织,现由国家标准化管理委员会负责对标准化工作的领导和管理。根据国家标准化管理条例,我国标准分为国家标准、行业标准(部标准)和企业标准三级。标准的编号方法为:代号 + 序号 + 年代。代号采用两位大写汉语拼音字母表示。国家标准代号是 GB,如 GB/T3859.3—1993,表示是 1993 年颁布的国家推荐(T)标准。

中国标准的检索工具有《中华人民共和国国家标准目录及信息总汇》《中华人民共和国国家标准和行业标准目录》《中国标准化年鉴》《中国国家标准汇编》《中国国家标准分类汇编》。

## (一)国家标准文献共享服务平台

国家标准文献共享服务平台即中国标准服务网(http://www.cssn.net.cn)是国家级标准信息服务门户和世界标准服务网的中国站点(图 7-11)。中国标准化研究院标准馆负责网站的标准信息维护、网员管理和技术支撑。中国标准网主要收录了 60 多个国家、70 多个国际和区域性标准化组织、450 多个专业学(协)会的标准以及全部中国国家标准和行业标准总馆藏资源量达 110 余万册,标准原文由中国标准化研究院标准馆有偿提供服务。

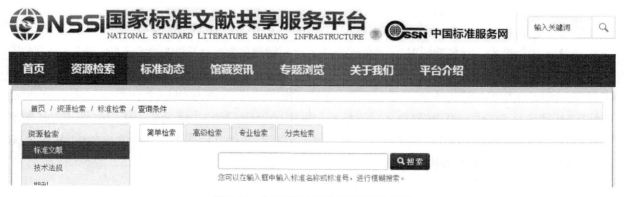

图 7-11  中国标准文献共享服务平台界面

在国家标准文献共享服务平台的主页提供标准、技术法规、正版标准、标准术语、期刊和专著的检索。

点击导航栏中的"资源检索",包括标准文献、技术法规、期刊和专著等检索入口。

标准文献检索支持简单检索、高级检索、专业检索和分类检索。技术法规、期刊、专著、ASTM 标准、内容指标和强制国标检索支持简单检索和高级检索。

检索结果显示的字段包括标准号、标准名称、发布日期和实施日期,同时支持二次检索和按品种筛选的功能。

## (二)中国知网"标准数据总库"(http://www.cnki.net/)

中国知网《标准数据总库》包含《中国标准题录数据库》《国外标准题录数据库》《国家标准全文数据库》和《中国行业标准全文数据库》。

《中国标准题录数据库》收录了中国国家标准(GB)、国家建设标准(GBJ)、中国行业标准的题录摘要数据,共计标准约 13 万条。《国外标准题录数据库》收录了世界范围内重要标准,共计标准约 31 万条。《国家标准全文数据库》收录了由中国标准出版社出版的,国家标准化管理委员会发布的所有国家标准,占国家标准总量的 90% 以上。《中国行业标准全文数据库》收录了现行、废止、被代替以及即将实施的行业标准,全部标准均获得权利人的合法授权。

标准数据总库的基本检索方法与 CNKI 的中国学术期刊全文数据库相似,支持简单检索、高级检索、专业检索和一框式检索。简单检索的检索入口包括:标准名称、标准号、关键词、摘要、发布日期、实施日期、发布单位名称、出版单位、中国标准分类号、国际标准分类号和起草人。

**(三) 万方数据资源系统的"中外标准类数据库"(http://www.wanfangdata.com.cn)**

该数据库综合了由原国家技术监督局(现为国家质量监督检验检疫总局)、建设部情报所、建材研究院等单位提供的相关行业的各类标准题录。包括中国国家标准、建设标准、建材标准、行业标准、国际标准、国际电工标准、欧洲标准以及美、英、德、法国国家标准和日本工业标准等等 27 万多条记录。

用户可通过标准名称、关键词、标准编号、发布单位、起草单位、发布日期、实施日期、分类号及关键词等字段进行菜单式组合检索。

**(四) 国家科技图书文献中心——标准数据库**

国家科技图书文献中心的标准数据库涵盖中国国家标准库和国外标准库,中国国家标准库收录了 3 万多条数据,国外标准库收录了 12 万余条国外标准数据。该数据库支持普通检索、高级检索和分类检索。

中国国家标准库包含中国国家标准数据库(标准代码为 GB)。国家标准数据库数据,其内容涉及科学研究、社会管理以及工农业生产的各个领域。中国国家标准的颁布以国家质量监督检验检疫总局批准,标准化管理委员会发布为准,中国国家标准分为强制性标准和推荐性标准。为规避版权纠纷,根据《国家标准委办公室关于加强国际标准版权保护工作的通知》(标委办〔2013〕54 号文),自 2015 年 12 月 7 日,本标准不再提供全文传递和代查代借服务。

国外标准数据库包含国际标准化组织数据库(标准代码为 ISO),国际电工委员会标准数据库(标准代码为 IEC),英国标准学会标准数据库(标准代码为 BS),德国标准化学会标准数据库(标准代码为 DIN),法国标准化协会数据库(标准代码为 NF),日本工业标准数据库(标准代码为 JIS),美国机械工程师协会标准数据库(标准代码为 ASME),美国电气电子工程师学会标准数据库(标准代码为 IEEE),美国机动工程师协会标准数据库(标准代码为 SAE),美国保险商实验室标准数据库(标准代码为 UL)。为规避版权纠纷,根据《国家标准委办公室关于加强国际标准版权保护工作的通知》(标委办〔2013〕54 号文),自 2015 年 12 月 7 日,本标准不再提供全文传递和代查代借服务。

# 二、国外标准及其检索工具

## (一) 国际标准化组织(International Organization for Standardization,ISO)

国际标准化组织(http://www.iso.org/iso/home/standards.htm)成立于 1947 年,是世界上最大的非政府标准化专门机构,其成员国已达 163 个(图 7-12)。

ISO 的主要活动是制定国际标准,协调世界范围内的标准化工作,组织各成员国和技术委员会进行信息交流,以及与其他国际性组织进行合作,共同研究有关标准化问题。ISO 的目的和宗旨是在世界范围内促进标准化工作的发展,以利于国际物资交流和互助,并扩大在知识、科学、技术和经济方面的合作。该网站发布有关标准的文献和信息,并提供简单检索、分类浏览等服务,在搜索框中输入标准号 ISO16439,点击搜索,可对结果进行分类浏览。

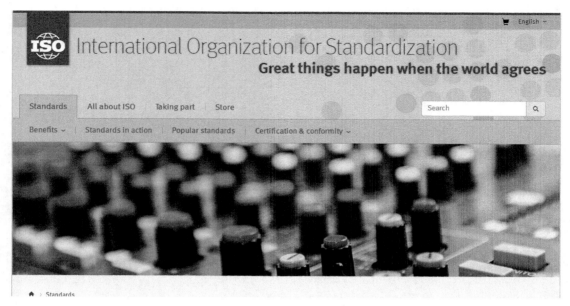

图 7-12　国际标准化组织首页

### （二）美国国家标准协会

美国国家标准协会（https：//www.ansi.org/）成立于 1918 年，由美国材料试验协会（ASTM）、美国土木工程师协会（ASCE）、美国矿业与冶金工程师协会（ASMME）、美国电气工程师协会（AIEE）等组织共同成立美国标准委员会，1928 年改组为美国标准协会（ASA），1969 年改名为美国国家标准学会（ANSI）。提供简单的检索界面，可以通过关键词、标准号来直接查询 ANSI，ISO，ASTM 等标准文献。

### （三）德国标准化学会（Deutsches Institut für Normung，DIN）

德国标准化学会（http：//www.din.de/cmd？ level=tpl-home&contextid=din）是一个经注册的私立协会，是德国的标准化主管机关，作为全国性标准化机构参加国际和区域的非政府性标准化机构，大约有 6000 个工业公司和组织为其会员。在产品标准化建设方面，DIN 是德国唯一的权威性"准政府机构"，由于 DIN 标准的严格规范和广泛内容，它也在教学和产品研发中被全球相关人士使用。该网站首页提供按日期顺序排列的所有最新颁布的标准信息，通过页面上方的检索框可进行关键词检索，直接查找相关标准信息。

（任慧玲）

本章介绍了特种文献类型的网络信息检索,主要介绍了专利文献、会议文献、标准文献和科技报告的相关概念和特点,国内外各类型文献重要的网络检索数据库及网站,配合实际案例操作,详细介绍了各类型特种文献资源数据库的检索方法。通过本章的学习,学生应能够掌握特种文献类型、特点、主要的特种文献数据库和网站,并可以独立进行实际操作,完成实际案例的检索。

**复习参考题**

1. 特种文献主要包括哪些文献类型?

2. 获取医学会议相关信息的途径有哪些?

3. 分别列举两个国内外收录医学会议信息的网站或数据库。

4. 学术会议文献的特点有哪些?

5. 请问哪个数据库可以按照日历的形式查看显示会议信息?

6. 2017—2018 年间国内外将要召开的有关医疗大数据和医学人工智能方面的会议有哪些?

7. 查找有关用于基因测序技术的专利文献信息。

8. 请问国内是否有关于医疗器械灭菌方面的标准?

9. 美国政府四大科技报告是什么?

10. 常用的科技报告网络平台有哪些?

# 第八章　循证医学文献信息检索

**8**

| 学习目标 | |
|---|---|
| **掌握** | 循证医学的概念；证据的分级以及证据的检索与评价方法。 |
| **熟悉** | 循证医学证据检索的步骤；常用的循证医学资源网站。 |
| **了解** | 循证医学证据检索的特点。 |

# 第一节　循证医学概述

问题与思考

作为一名医生在临床实践中经常需要做各种临床决策,随着医学的飞速发展,医学知识的快速更新。一名合格的医生应该能学习和应用现有的最佳研究证据,最大限度地提高医疗服务质量。

**思考**:我们该如何从海量的信息中准确地找出有效的、适用的证据,对证据加以适当评价并应用到临床实践中?

## 一、循证医学概念

循证医学(evidence-based medicine,EBM)是 20 世纪 90 年代初发展起来的一门新兴临床医学模式,其哲学思想的渊源可以追溯到 19 世纪中期甚至更早。1992 年英国成立了英国 Cochrane 中心,并明确提出了循证医学的思想,1993 年成立了国际 Cochrane 协作网,使循证医学得到了广泛的传播,直到现在,循证医学仍然受到广大医务人员和患者的关注。循证医学的核心思想是医务人员应该认真地、明智地、深思熟虑地运用在临床研究中得到的最新、最好的科学研究信息来诊治病人。循证医学是最佳的研究证据与医师的临床实践和病人的价值和期望三者之间完美的结合。

传统医学是以经验医学为主,即根据医生的经验、直觉或病理生理知识等来处理病人。现代医学模式是在经验医学的同时强调循证医学,即根据科学研究所获得的证据来处理病人,在仔细采集病史和体格检查基础上,要求临床医师进行有效的文献检索,运用评价临床文献的正规方法,发现最相关和正确的信息,最有效地应用文献即证据,根据证据解决临床问题,制订疾病的预防措施和治疗措施。

## 二、循证医学实践的步骤

为患者提供循证诊疗一般包括五个步骤:

1. **提出具体的临床问题**　循证医学实践通常起始于一个病例,围绕着这个病例,提出一系列涉及诊断、病因、治疗或预后等方面的临床问题。构建完善的临床问题通常包括病人的一些基本情况,对病人实施了哪些干预措施(如诊断手段、治疗方法等),采用何种比较措施以及干预措施的结局,即国际上常用的PICO 模式,详细介绍见本章第二节的案例演示。

2. **检索相关文献,全面搜集证据**　前面提出一系列临床问题以后,就进入到检索相关文献,全面搜集目前已有的最佳证据阶段。足够的信息资源是回答上述临床问题的保证,临床医生有责任将所能获取的最佳证据应用到临床实践。目前常用的检索循证医学信息的资源包括二次研究资源(secondary sources)数据库,例如 Evidence-Based Medicine,ACP Journal Club/EBM,Bandolier 等。此外,很多书目数据库,如 MEDLINE、EMBASE、中国生物医学文献数据库(CBMdisc)等能够检索到原始研究资源,这些都是重要的循证医学信息资源。

3. **严格评价,找出最佳证据**　对所检索出来的证据,运用方法学的评价标准,从证据的真实性、可靠性、临床应用价值及适用性等方面进行严格的评价,以决定优先利用哪些证据。

4. **应用最佳证据,指导临床决策**　将上述经过严格评价的证据,结合临床专业知识及病人的选择,应用到临床实践与决策中,以更好地为医疗服务。

5. **评价实践后的效果和效率**　对 1~4 步的执行效果进行评价,在以后的临床实践中进一步完善和改进。

## 三、循证医学的重要性

随着临床流行病学、医学统计学、计算机网络等科学技术的迅速发展以及文献、信息量的飞速增加，许多问题呈现在医疗活动中，例如医生繁忙的临床工作与医学知识快速更新形成日益尖锐的矛盾，大量的最新研究成果不能及时应用到临床，大量的文献存在质量良莠不齐的现象，在应用前需要做评价和筛选，卫生经济学对合理价格 / 效益的依据提出更高要求等。这一系列问题的解决需要新的医学模式，循证医学正是在这一背景下产生及发展起来的。

循证医学在现代的医疗实践中起着重要作用，主要表现为：在医疗方面，循证医学运用一定的统计学方法，为复杂的临床问题提供可靠的答案，从而促进医疗决策的科学化，规范临床实践行为模式，提高医疗质量。在教育方面，循证医学为终身教育及继续医学教育提供不断更新的知识，使医务人员能够不断获得医疗实践的信息，从而实现自我学习，自我提高。在科研方面，循证医学能够为临床科研提供导向作用，并且促进临床科研方法学规范化，从而提高临床研究的质量。在医疗事业管理方面，循证医学能够为卫生决策，合理地利用卫生资源提供科学的依据，使新药开发、医疗保险等更加科学化。

## 四、循证医学证据的分类

从临床研究的角度出发，循证医学的证据能分为四类：病因学和不良反应研究证据、诊断研究证据、治疗研究证据、预后研究证据。这些研究证据的设计方案涉及不同的临床流行病学和统计方法学，因此对它们的评价标准也不尽相同。

### （一）病因学和不良反应研究证据

病因学和不良反应研究主要评价某因素是否与疾病的发生有关。评价病因学和不良反应研究结果真实性的原则是该研究是否采用了论证强度高的研究设计方法，在病因学和不良反应研究中，各种设计方法的论证强度是不同的，以随机对照试验为最高，然后依次是队列研究、病例 - 对照研究、横断面调查和描述性研究。

### （二）诊断研究证据

诊断研究评价某一诊断试验的真实性和可靠性或评价某一试验在应用于人群时检测临床前期病例的准确性。判断诊断试验真实性的最好方法是将所考核的诊断试验结果与疾病的诊断金标准进行比较。金标准的选择根据疾病的不同而定，例如肿瘤的诊断金标准是病理诊断，胆石症以手术发现结石为标准。

### （三）治疗研究证据

治疗研究评价某种治疗方法或药物等干预措施的效果。决定治疗研究科学性最关键的问题是被治疗的对象是否随机分配接受治疗措施，即是否设立对照组，是否将受治疗的对象随机分配，是否采用盲法。

### （四）预后研究证据

预后是对疾病未来病程和结局的预测和估计，预后研究确定疾病的结局。预后研究中，以队列研究证据的强度为最高，然后依次为病例对照研究、纵向描述性研究、病例分析，以专家意见和个案报道为最低。

## 五、循证医学研究证据的分级

证据是循证医学的基石，医疗实践须遵循当前最佳的临床证据。循证医学不同类型的证据效用与可信性级别也不相同，因此对于繁忙的医务人员而言，在检索与利用证据时，应该首先选取效用及可信性级别高的证据。

在循证医学证据级别"5S"的基础上，Haynes 等人又于 2009 年提出了证据级别"6S"模型（图 8-1）用以指导临床医生检索证据。"6S" 模型将证据按照级别高低以金字塔的形式排列，即证据级别由高到低，依次为证据系统（systems）、证据总结（summaries）、综述精要（synopses of syntheses）、证据综述（syntheses）、研究精要（synopses of studies）和原始研究（studies）。在利用证据"6S" 模型指导临床决策时，证据的选择应先从级别高的类型开始，逐级向下进行，直到检索到合适的证据为止。

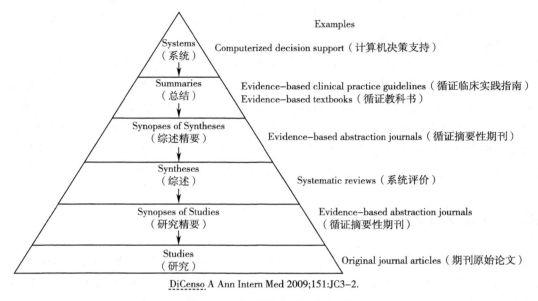

图 8-1　循证医学证据 "6S" 金字塔

### （一）证据系统（Systems）

证据系统即计算机决策支持系统（computerized decision support systems，CDSS），是级别最高的证据，也是目前最完善的证据。一个基于证据的临床信息系统能针对特定的临床疾病，整合全部相关研究证据并对之进行精确总结，使得该系统本身也成为一种新的研究证据，同时通过电子病历记录，可以建立证据与具体病患之间的联系。病人特定的诊疗数据与系统所保存的知识库结合，计算机能够为医生提供针对该病人的临床决策。CDSS 做到了将病人具体的诊疗信息与临床系统中的证据结合，为医生提供临床决策支持。在国内，CDSS 主要应用于电子病历的集成以及决策支持，在国外，Provation MD 及 Zynx Health 是其中应用较为广泛的系统。

### （二）证据总结（Summaries）

证据总结围绕特定临床问题，对现有最佳证据进行总结，提供综合证据，并定期更新。目前提供此类证据的网站资源包括 Clinical Evidence（www. clinicalevidence. com）、DynaMed（dynamed. ebscohost. com）、PIER（pier. acponline. org）、UpToDate（www. uptodate. com）；临床实践指南（Clinical Practice Guidelines，CPGs）包括 National Guidelines Clearinghouse（www. guideline. gov）、Registered Nurses' Association of Ontario（www. rnao. org）等。

### （三）综述精要（Synopses of Syntheses）

综述精要涉及某一临床问题的各个方面，具体过程见证据综述。对于工作繁忙的临床医生而言，阅读系统评价需要较长时间。综述精要对高质量的系统评价进行摘要，帮助临床医生解读系统评价，从中提取出临床决策所需要的信息。检索综述精要益处在于其能够为证据综述的精华内容提供方便利用的摘要，同时综述精要通常会在摘要之后，针对被摘要证据的方法学质量、研究结果在临床的适用性等方面提供专家的评价。

常见的综述精要资源包括 ACP Journal Club（www. acpjc. org）、Evidence-Based Medicine（ebm. bmj. com）、Evidence-Based Mental Health（ebmh. bmj. com）、Evidence-Based Nursing（ebn. bmj. com）、Cochrane Library（www. thecochranelibrary.

com)的疗效评价数据库。

### (四) 证据综述（Syntheses）

证据综述即系统评价（systematic review），是针对某一临床问题（如疾病的病因、诊断、治疗、预后等）全面、系统地搜集已发表或未发表的临床研究，并对其进行方法学评价，筛选出符合纳入标准的文献，进行定性或定量合成（如 meta-analysis），得出系统、客观、可靠的结论。系统评价汇总了现有最好原始研究的结果，能够为临床医生节省大量的检索、阅读原始文献的时间。此外，由于用于制作系统评价的原始研究均经过严格的质量评价，也避免了临床医生分析、评价原始研究。

提供证据综述的资源包括 EvidenceUpdates（plus. mcmaster. ca/evidenceupdates），Cochrane Library（www. thecochranelibrary. com）的系统评价数据库和疗效评价数据库，Campbell Library（www. campbellcollaboration. org/library. php），PubMed 的 Clinical Queries 检索系统评价。

### (五) 研究精要（Synopses of Studies）

与综述精要类似，研究精要为高质量临床实践研究提供简短但足够详细的摘要。通常出现在循证摘要性期刊中，并附有评论，以便提升研究结果的临床适用性。研究精要相比于单个研究的益处在于保证了研究的高质量及临床适用性，同时摘要简明扼要，且附加评论也具有较高价值。

常见的研究精要资源包括 ACP Journal Club（www. acpjc. org）。

### (六) 原始研究（Studies）

原始研究是发表在期刊的，未经专家评估的文献，通常能在综合文献数据库中检索。原始研究是产生和提供证据的基石，很多高级别的证据都是以原始研究为对象，进行评价、加工而成。临床医生在利用原始研究时，应该对其研究方法以及结果进行评价后方可应用于临床。

提供原始研究的资源包括 PubMed（Clinical Queries 功能可方便快捷地检索到原始研究），EMbase，Ovid，SinoMed 等。

上述各级别证据资源的介绍及检索方法在本章第三节做详细介绍。

## 第二节　临床研究证据检索的步骤与特点

临床证据来源广泛，证据的载体形式也多种多样。随着计算机技术、网络通信技术以及医学文献数量的不断发展，检索临床证据的手段和检索途径也相应发生了许多变化。英国国家医疗服务体系（National Health Service）首席知识官 Muir Gray 爵士提出，与未来研制的单一药物或技术相比，有效合理地应用现有知识能对人类健康及疾病产生更深远的影响。这表明了合理有效地查找与利用证据对临床实践的重要意义。

实际上，临床医生已经在通过各种方式（如查阅本专业文献，参加本专业学术会议，参加药物临床试验等）获取以病人为中心的临床研究证据。目前证据检索所面临的问题是证据类型多种多样，数量极多，增长迅速，一般的文献数据库和检索方式难以使临床医生在有限的时间内评价、精选出最佳的证据用于指导临床决策。因此需要在循证医学思想的指导下，检索其特有的数据库。

### 一、循证医学证据检索的一般步骤

循证医学证据检索的步骤大体与一般医学文献检索的步骤相似，包括：

1. 将所提出的临床问题分解为基本要素，如研究对象、干预措施（预防、诊断、治疗等）、对照因素、研究结果等。

2. 确定适宜的检索方式（包括计算机检索和手工检索）、检索证据类型及数据库。在选择检索证据类型时,按照证据"6S"金字塔由上到下的顺序逐级进行。

3. 对已分解的临床问题进行分析,选择合适的检索途径和检索用词。

4. 针对所选数据库的特点制订检索策略,并进行检索。

5. 评价检索证据,检验该证据是否能回答所提出的临床问题,如检索到的证据为原始研究,最好能对检索结果的真实性和临床应用价值进行评价或鉴别。

6. 必要时再次进行检索,并在检索过程中不断修改和完善检索策略或方案,以得到当前可得到的最佳临床证据。

从以上检索步骤可以看出,循证医学证据检索要求检索者除了学习医学文献检索知识,掌握相关的检索技能外,还应学习循证医学知识,对各种证据类型的来源及其特点有更多的了解,对检出的文献是否与临床问题相关有更准确的判断和正确的评价。因此,检索循证医学证据的过程也是不断提出问题和解决问题的过程,如下"结构式问题"(structured questions)可用于指导检索者思考这类问题:①该临床问题可分解成哪几个要素? ②哪类信息可能提供回答该临床问题的证据? ③哪类研究能提供有用的信息? ④哪些信息资源能给出这类研究的结论? ⑤怎样迅速地从这些信息资源中找出能回答这些问题的最好证据?

## 二、循证医学证据检索选择数据库的步骤与思路

循证医学证据检索的重点是确定要检索的证据类型并选择恰当的检索数据库。目前提供临床使用的数据库及资源数量较多,选择起来容易令人迷惑。为了解决这一问题,Haynes 等人提出了一个清晰、易操作的证据检索框架,帮助临床医生按证据信度由高到低逐级进行检索。

该检索框架遵循"6S"证据金字塔的分级,在选择检索资源时,按照证据分级由高到低的顺序逐步进行,即证据系统→证据总结→综述精要→证据综述→研究精要→原始研究,以确保临床医生能够检索到高质量的证据。此外在检索具体临床问题时,并不需要从证据系统到原始研究全部检索,而是按照顺序逐步检索,如果检索到高级别的证据,检索即结束,如果检索不到,继续向下进行,直到检索出相关证据为止。

提供每一级别证据具体的数据库资源见本章第一节证据"6S"分级的介绍。

下面以 Haynes 研究组 2012 年发表的案例为例,介绍循证医学证据检索数据库选择的步骤及思路(图 8-2):

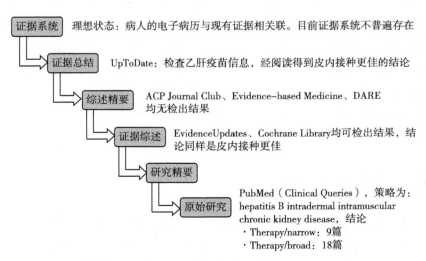

**图 8-2 循证医学证据检索数据库选择的步骤及思路示例**

临床问题：慢性肾疾病患者中，皮内和肌内接种乙肝疫苗哪个更有效并更安全？

检索步骤：

**1. 首先检索证据系统** 临床决策支持系统能够将证据与具体病人的电子病历相关联，能够针对病人的具体情况提出诊治建议。临床医生在做最后的决策时，结合自己的临床经验、病人的意愿来决定是否遵从系统提供的建议。此类系统需要持续更新以保证证据的质量。目前真正能做到辅助临床决策的系统非常少，即使存在也只能针对数量有限的几种疾病。在检索不到证据系统的情况下，遵照证据级别的顺序，检索证据总结。

2. 提供证据总结的资源包括 UpToDate、DynaMed、Clinical Evidence 等资源，检索 UpToDate 中关于 hepatitis B virus vaccine 的证据，通过阅读其内容，得到结论是皮内接种更好。

尽管图 8-2 显示，综述精要、证据综述、研究精要以及原始研究均能检索相关信息，但由于我们已经在高级别证据（证据总结）中检索到相关信息，因此检索可以到此为止，不必再向下进行。

以上步骤和思路需根据不同的检索目的和要求进行适当调整，并制订不同的方案，检索范围也不局限于数据库。例如，以制作循证医学证据为目的的证据检索和以应用循证医学证据的检索，其检索数据库资源的选择和思路是截然不同的。以应用证据为目的的检索，其检索方法按照上述步骤及思路进行。以制作证据为目的的检索，在数据库资源选取上更强调全面、系统地检索到目前已有的全部证据。下面分别对两者做一介绍。

## 三、以应用循证医学证据为目的的检索方案

以下以具体实例来说明如何通过检索循证医学证据来解决临床问题：

**（一）确定需要解决的问题**

如有一临床背景问题：对 50 岁及以上女性，利用乳腺 X 线摄影术进行乳腺癌筛检已被广泛接受，但对 50 岁以下的女性是否适合进行此项检查有异议。

由此提出临床前景问题：利用乳腺 X 线摄影术筛检乳腺癌是否适用于 50 岁以下的妇女？

**（二）选择相关的证据数据库**

按照证据"6S"分级，从高到低，逐级选择数据库资源，依次为：

1. 计算机临床决策支持系统。

2. Clinical Evidence, DynaMed, PIER, UpToDate。

3. ACP Journal Club, Evidence-Based Medicine, Evidence-Based Mental Health, Evidence-Based Nursing, Cochrane Library 的疗效评价数据库。

4. ACPJC PLUS, EvidenceUpdates, Cochrane Library 的系统评价数据库和疗效评价数据库, Campbell Library, PubMed 的 Clinical Queries 检索系统评价。

5. ACP Journal Club。

6. PubMed 的 Clinical Queries 检索临床研究论文, EMbase, Ovid, SinoMed。

一旦在高级别证据类型中检到结果，即可停止，不需继续进行。

由于上述资源中部分需付费，因此，结合图书馆具体订购数据库情况，本案例选择：ACP Journal Club→Cochrane Library 系统评价数据库（或 PubMed 的 Clinical Queries 检索系统评价）→PubMed 的 Clinical Queries 检索临床研究论文。

**（三）分解临床问题，针对不同数据库形成检索策略**

检索策略是指在分析检索信息需求的基础上，选择合适的数据库并确定检索途径和检索词，确定各词之间的逻辑关系与检索步骤的一种计划或思路，以制订出检索表达式并在检索过程中修改和完善检索表

达式。

制订检索策略时应先将临床问题转化为逻辑组合问题,一般可按 PICO 模式进行,即:

P:Patient or Population(患者或人群),为问题的对象。

本案例中问题的对象为 50 岁以下女性 / 乳腺癌(Patient or Population:age,women,breast cancer)。

I:Intervention(干预措施),例如诊断方法、治疗方法等。

本案例的干预措施为乳腺 X 线摄影术,属诊断范畴(Intervention:mammography)。

C:Comparison(比较因素),与所采取的干预措施相对照的因素。

本案例比较因素为除乳腺 X 线摄影术以外的筛检乳腺癌的措施。

O:Outcome(结果),是干预措施的诊疗效果。

本案例的结果为采用此项诊断技术的利弊,包括寿命、生命质量、卫生经济等分析。

**(四)用逻辑运算符组合逻辑方面**

本临床问题的逻辑方面可组合为:

Intervention(diagnostic):mammography

AND

Patient disease:breast cancer

通过阅读检出结果,筛选出对 50 岁以下妇女施行乳腺 X 线摄影术的利弊。

**(五)循证医学证据检索的应用**

---

**案例 8-1**

某门诊一位 55 岁的 2 型糖尿病男性患者,中等肥胖,11 年前被诊断为糖尿病,到目前为止尚无糖尿病的并发症,血糖控制较好。近 5 年血压轻度升高,平均为 156/96mmHg。患者在过去两年中,没有降低体重,也不愿意服药治疗,希望能够自然康复,但现在他很想知道,像自己这样有糖尿病伴高血压的病人,用降压药利弊如何?

**思考:**根据本案例,制订相应的循证医学证据检索方案。

---

## 四、以制作循证医学证据为目的的检索方案

**(一)确定需要研究的问题(立题)**

一般而言,评价者撰写系统评价的动机有多种,例如,解决(单个)证据结论不一致的问题,回答尚无确切答案的问题或解释临床实践中所遇到的变异问题等。

**(二)检索**

系统评价的检索步骤与上述检索步骤相似,但在获取信息的途径与方法、数据库的选择与使用、不断完善检索策略的制订等方面更强调检索的系统、全面、无偏倚,这一点是有别于以应用证据为目的而进行检索的关键环节。

**1. 计算机检索** 影响计算机检索效率的主要因素有数据库因素和检索因素。数据库因素主要有:收录的文献是否齐全、稳定而连续,标引是否准确和全面地解释了所收录文献的主题内容。检索因素有:用户所选数据库是否满足需求,对数据库的熟悉程度(包括对数据库所使用词表的熟悉程度),以及检索策略的制订是否周密,能否根据检索过程的反馈信息改变原来的检索策略等。

鉴于上述原因,对制订检索策略尚有一定困难和缺乏检索经验或时间的评价者而言,进行系统评价工

作时可与医学信息工作者密切合作,向医学信息工作者提供关于该主题已发表的文献以及与关键概念有关的同义词,共同制订检索策略,共同决定选用何种数据库和使用何种检索词进行检索,并根据检索结果不断调整和完善检索策略。制作系统评价应尽可能提高检索的查全率,不必过分强调检索的精确性,但仍需兼顾查全率和查准率之间的平衡。

2. **手工检索** 为了尽可能多地检索出已发表的临床研究结果,还应辅以手工检索,如采用手工检索与临床问题密切相关的学术期刊等。

3. **其他检索临床证据的方式** 除计算机检索和手工检索外,还应注意收集正在进行的研究和未发表的临床试验信息、学术会议信息。应重视加强与临床试验的研究者或相关研究领域专家的联系,如通过电话、传真、电子邮件等方式以获取或查实相关的临床证据。

4. **检索的信息来源** 2000 年,国际卫生保健技术评估协会(International Society of Technology Assessment in Health Care, ISTAHC)曾举办了一个高级研讨会,对“证据的选择和检索策略的最优化——COSI 检索方案”进行了研讨。该检索方案认为检索信息来源主要为 3 个方面:已发表文献、灰色文献、未发表(未公开)信息。从检索的角度可分为以下 3 种检索:

(1) 核心检索(the core search):其资源应覆盖所提问题的主要文献。如书目数据库、二次研究数据库、与检索领域密切相关的专业数据库、本国或其他国家和地区的专业数据库等。

(2) 标准检索(the standard search):除覆盖核心检索的资源,还扩展到其他领域。需扩展检索的途径有引文数据库、与主题有关的数据库、主要的在线书目数据库、临床实践指南、会议摘要和学术会议录网站、灰色文献数据库、政府或官方的相关网站、卫生技术评估网站以及手工检索。其中引文检索采用以下步骤:通过初步检索筛选出关键文章,找出文章的主题词或关键词,然后进一步检索,并注意从检出文献的参考文献中浏览相关文献。

(3) 理想检索(the ideal search):除覆盖核心检索和标准检索的范围外,还在检索的领域对以下内容继续加以扩展:检索全国性学会 / 协会的网站,对主要数据库进行扩展检索,对书目数据库进行扩展检索,对杂志题目进行手工检索,与专家取得联系,寻找尚未发表的文献,对 E-mail 列表 / 讨论组进行检索,通过互联网搜索引擎进行检索等。

对上述证据来源的数量进行扩展或限制应根据需要而定。国内研究者还应结合中文资源来制订检索策略和检索方案。例如,进行核心检索,应将 CBMdisc、CMCC 数据库包括在内;进行标准检索,还可考虑检索中国科技论文和引文数据库、中国科学引文数据库、中医药学方面的数据库等。对灰色文献的检索还应考虑检索万方数据库的学位论文、科技报告等。进行理想检索(the ideal search),还应注意手工检索(特别是新发表文献、内部期刊、会议论文集等),浏览文后参考文献和加强与专家、作者的联系等。

## 五、循证医学证据检索的特点

循证医学是为了提高临床诊断、治疗水平,针对传统医学中存在的问题和不足而产生的。循证医学证据检索的目的是为循证实践找出当前最好的临床研究证据,因而其检索的范围、策略、方法必然有别于传统的医学文献检索,并必然随着证据的不断增加和更新而迅速发展,以适应新的挑战,满足新的需求。与一般的医学文献检索相比,循证医学证据检索在对信息检索的数据库、检索策略及检索方法都有特殊要求,它具有如下特点:

1. 在信息的来源方面,循证医学证据检索注重多渠道检索,更多地使用网上资源,强调临床证据,注意检索正进行和未发表的临床研究文献;一般医学文献检索虽说是多渠道检索,但以使用网络电子版期刊文献数据库和浏览杂志为主,较少检索未发表文献。

2. 在检索范围方面,循证医学证据检索强调尽可能多地检索当前可以获得的全部相关文献,包括多国别、多语种的文献;一般医学文献检索则只要检索出与临床问题相关的文献即可,不强调当前的全部相关文献,对语种、国别要求不太严格。

3. 在选择检索数据库方面,循证医学证据检索选择临床证据数据库、临床实践指南数据库和书目型数据库;一般医学文献检索以书目型数据库为主。

4. 在检索策略的制订方面,循证医学证据检索策略的制订通常经过专家的审定,因此更加严谨;一般医学文献检索无严格要求,检索质量主要取决于检索者制订检索策略的经验。

5. 在检索过滤研究方面,循证医学证据检索将流行病学方法学要求融入进来,设定了专门的检索过滤器,例如 PubMed 数据库的"Clinical Queries"功能;一般医学文献检索无完善的针对临床证据的检索过滤工具。

6. 在检索结果的关注方面,循证医学证据检索关注临床证据的级别、尤其重视系统评价和随机对照试验(randomized controlled trials,RCT)方面的研究结果,重视对文献真实性、方法学和负结果的评价;一般医学文献检索较多关注一次文献、述评文献或综述文献,未充分重视研究类文献真实性和方法学的评价。

# 第三节　循证医学网络资源

由于计算机技术、网络技术和现代通信技术的高速发展,网上信息越来越多,加之网络信息的快速传递,人们可以方便及时地从网上获得大量的最新信息。目前互联网上与循证医学有关的网站已经超过 100 万个,有关循证医学的信息分散在各个 EBM 网站、数据库及期刊中,研究工作者在利用这些信息时应该根据检索目的加以选择。下面就主要的循证医学信息资源加以介绍:

## 一、循证医学相关临床决策支持系统

### (一) ProVation MD 系统

ProVation MD(www. provationmedical. com)是唯——个将医疗程序文档与编码系统连接的决策支持系统。自病人入院开始即向医生提供病史收集策略以保证全面捕获相关数据,确保建立准确、完整的病人档案,同时为医生提供诊断、鉴别诊断及最佳处理方案的建议,使医生认识到完全信息化集成的程序文档系统有助于建立集临床、经济学、结构化于一体的医疗报告。

### (二) Zynx Health 系统

Zynx Health(www. zynxhealth. com)于 1996 年由 Cedars-Sinai 医疗中心创立,通过电子健康记录(Electronic Health Record,EHR)系统提供患者临床决策支持解决方案。其总部设在洛杉矶,链接全球超过 1900 家医院及门诊部门(大部分在美国)。Zynx Health 生产与临床决策支持有关的五项产品:ZynxCare、ZynxEvidence、ZynxAmbulatory、ZynxOrder、ZynxAnalytics。为开发及维护上述产品和服务,Zynx Health 医生、护士对同行评审的研究及最佳实践指南进行了公正的研究和分析,通过网络工具将临床证据转化为建议,整合到医院的 EHR 或信息化医生医嘱录入(Computerized Physician Order Entry,CPOE)系统中。

## 二、循证医学专用数据库

### (一) Cochrane 图书馆

Cochrane 图书馆(Cochrane Library,CL)是 Cochrane 协作网(Cochrane Collaboration,www. cochrane. org)的主要产品,目前属于 Wiley Interscience 的一部分(www. thecochranelibrary. com)。Cochrane 协作网成立于 1993 年,是

一个国际性的非营利的民间学术团体,旨在通过制作、保存、传播和更新医疗卫生各领域的系统评价结果,提高医疗保健干预措施的效率,为临床医生制订医疗决策提供最佳证据。

Cochrane 图书馆是提供一系列循证医学信息的数据库,涉及的内容包括循证医学系统性评价、临床试验、评价方法学研究、健康技术评价、经济学评价等众多方面,由于 Cochrane 图书馆具有提供的信息全面、证据可信度高、定期更新、接受评论及修改错误等特点,因此它一直被认为是循证医学的重要资源,而被广大的临床医生、科研和教学工作者,患者以及医疗卫生行政决策人员所广为利用。在开始使用 Cochrane 图书馆之前,最好先在 Wiley Interscience 上注册,这样可以保存检索策略并设置电子邮件提醒。所有访客可以免费检索及浏览 Cochrane 图书馆各数据库的摘要,付费用户能够浏览全文。目前,Cochrane 图书馆提供快速检索和高级检索两种方式,高级检索允许用户保存策略,查询医学主题词(MeSH)以及浏览不同数据库的文献。Cochrane 图书馆包括的主要数据库如下(主要讲解 Cochrane 系统评价数据库):

**1. Cochrane 系统评价数据库**(The Cochrane Database of Systematic Reviews,CDSR)

(1)数据库概况:CDSR 数据库是根据随机对照试验完成的系统评价,是 Cochrane 图书馆的主要组成部分,能随着读者的建议和评论以及新的临床试验的出现不断补充和更新。截至 2017 年 5 月,CDSR 涵盖 9855 条记录,包括 7316 条系统评价(systematic reviews)和 2539 个研究方案(protocols)。该数据库摘要可免费检索,付费用户可以看到全文。

(2)检索途径及方法

1)快速检索:将检索词键入检索栏即可。系统设定是从题名、摘要或关键词等字段进行检索,也可点选下拉菜单选择其他功能进行检索。多个检索词检索时,可使用逻辑运算符"AND"、"OR"和"NOT",默认使用"AND"相连,因此对词组进行检索时应加双引号(图 8-3)。

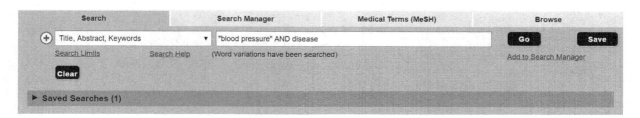

**图 8-3 CDSR 快速检索界面**

2)高级检索:包括"Search Manager(检索管理器)"(图 8-4)和"Medical Terms(医学主题词表,MeSH)"(图 8-5)两个检索功能。

3)其他:系统评价数据库除了可以输入特定检索词进行检索外,还可以按照字顺、主题、新系统评价、更新的系统评价以及评价小组进行浏览。

(3)结果处理:数据库对不同的检索结果类型用图标加以标识,**Review**表示系统评价,有完整的结果和讨论、资料分析和相关的图表。**Protocol**表示研究方案,是系统评价的准备大纲,包括背景、原理说明和方法。**Comment**表示带有评论或批评的系统评价。**New**表示最新一季版本收录的系统评价或研究方案。**Update**表示最新一季的版本做过更新。**Withdrawn**表示该系统评价或研究方案被撤消,其撤销的原因会在该篇文章中详细说明(图 8-6)。

(4)检索案例:以第一节中提到的 Haynes 研究组 2012 年发表的案例为例,应用 Cochrane Library 检索系统评价。临床问题:慢性肾疾病患者中,皮内和肌内接种乙肝疫苗哪个更有效并更安全?

利用检索管理器,构建检索式:"Hepatitis B" and "Injections,Intradermal" and "Injections,Intramuscular" and "Renal Insufficiency,Chronic",如图 8-6。阅读检索出的文献,得出结论:皮内接种更佳。

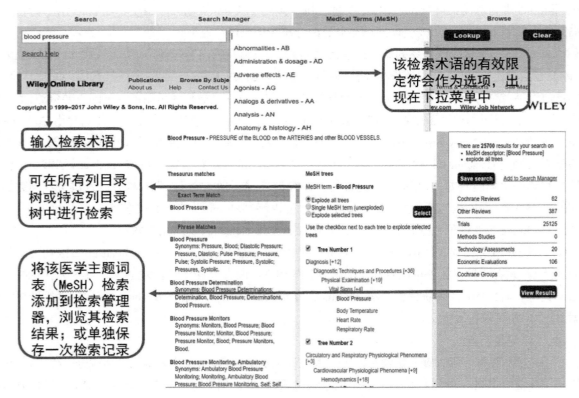

图 8-4　CDSR 构建检索管理器

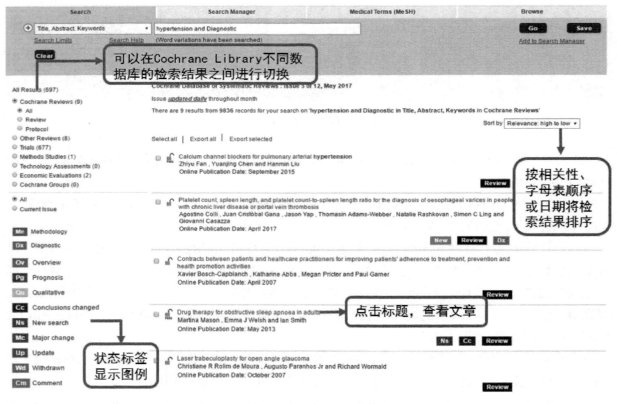

图 8-5　CDSR 医学主题词检索界面

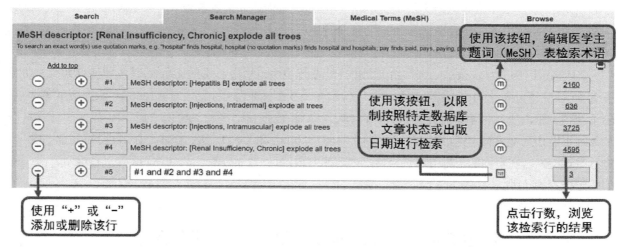

图 8-6　CDSR 检索结果界面

2. Cochrane 疗效评价数据库（The Cochrane Database of Abstracts of Reviews of Effects, DARE）　该数据库包括从世界各地收集的系统评价的摘要，这些系统评价都经过英国国家卫生服务系统评价与传播中心的专家评价过。该数据库提供以往发表的高质量的系统评价的结构式摘要，该结构式摘要除包括文摘的一般内容外，还包括作者的目的、干预措施类型、研究设计、检索策略、结果评价、作者结论以及该中心的研究人员对该系统评价所作的结论等内容。

3. Cochrane 临床对照试验数据库（The Cochrane Central Register of Controlled Trials, CENTRAL）　CENTRAL 是国际 Cochrane 协作网成员通过手工或计算机检索文献数据库、医学期刊、会议论文集等收集到的已出版和未出版的随机对照试验和临床对照试验文献。CENTRAL 记录包括文章的题目、摘要及付费全文等信息。

4. Cochrane 方法学评价数据库（The Cochrane Database of Methodology Reviews）　该数据库是关于方法学研究的系统性评价的全文数据库，其中的每一个评论都涵盖一个特定和已定义好的方法学领域。这些研究资料通常和统计结合以增加这些研究的可信度。该数据库内容包括系统评价全文和研究方案。

5. Cochrane 方法学文献注册数据库（The Cochrane Methodology Register）　该数据库收录已出版的、与对照试验研究所采用的方法有关的论文及书籍的书目信息，部分文献提供摘要。

6. 健康技术评价数据库（Health Technology Assessment Database, HTA）　HTA 收录与健康管理技术评估有关的信息，包括进行中的计划和健康技术评估单位的完整出版物的详细信息。该数据库记录有两种标准的结构格式，一种包括计划名称、负责单位，并能指引到可获得更详细资料的单位。另一种包括出版物的书目信息和摘要，两种均不提供全文。

7. NHS 经济学评价资料库（NHS Economic Evaluation Database, EED）　EED 收录与医疗经济评估相关的文献摘要，其文献主要来自重要的医学期刊、文献数据库及会议资料等，内容涉及各种治疗方法的比较、成本 / 效益分析等。

（二）中国循证医学中心数据库

中国循证医学中心（www.ebm.org.cn）成立于 1997 年 7 月，由原卫生部批准，设立在四川大学华西医院，1999 年 3 月，经国际 Cochrane 协作网指导委员会正式批准注册成为国际 Cochrane 协作网的第十四个中心。Cochrane 协作网是一个国际性组织，旨在通过制作、保存、传播和更新医学各领域的系统评价，为临床治疗实践和医疗卫生决策提供可靠的科学依据。

中国循证医学中心为用户提供循证医学教育与科研信息，同时该网站提供《中国循证医学杂志》的链接。中心 2002 年启动建设循证医学教育部网上合作研究中心分中心和卫生部中国循证医学中心地区实践中心以来,先后建成中国中医研究院、复旦大学、中山大学、南通大学及重庆医科大学等 13 个分中心;目前正在启动建设有:中国医科大学、浙江大学等 4 个分中心。

## (三) SUMSearch

SUMSearch(http://sumsearch.org/)由美国得克萨斯州卫生科学中心建立及维护,其主要特点为检索功能强大,文献来源可靠,提供原文链接,并可同时检索多个数据库来源(图 8-7)。其页面的左侧为检索区,检索者可在查询框内输入检索词进行检索,也可以点击"MeSH"按钮链接到 PubMed 的主题词表。非正式术语和缩写不能作为检索词,各检索词之间可以用"AND"、"OR"和"NOT"进行逻辑组配,同时可用"$"或"*"进行截词检索。在页面的下方可以选择检索内容的侧重,可针对 intervention、diagnosis 等进行检索,此外,还能限定检索的年龄、语种等。

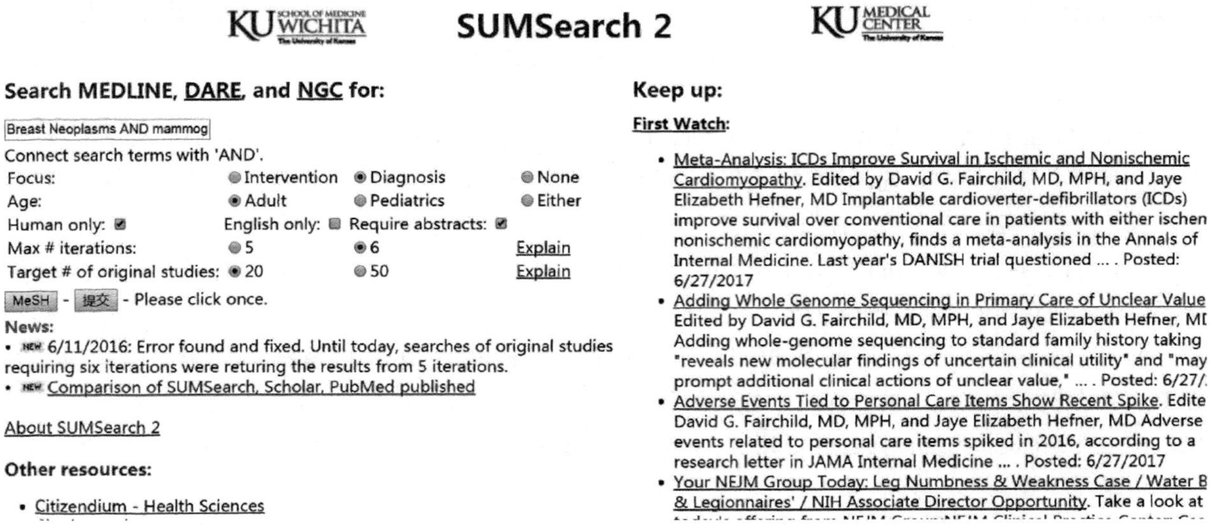

图 8-7　SUMSearch 的主页

SUMSearch 能同时检索多个搜索引擎(如 Go2Net、Dogpile、SavvySearch)以及多个数据库(如 PubMed、NGC、Cochrane、AHRQ),检索结果以链接列表的形式给出。如果检出结果过多,系统会增加限定而减少检出结果数;如果结果过少,则会增加检索站点来增加文献条数。对于检出结果,SUMSearch 会进行排序,首先提供能够提供广泛信息的链接,例如相关的教科书,综述文献和临床实践指南,然后提供信息比较专指的链接,如系统评价、原始研究文献。这样可以使使用者能够更方便地利用信息。如检索者在查自己不熟悉的课题时,可以先看结果上方提供广泛介绍的信息,而在查自己熟悉的、专业性较强的课题时,可以先看结果下方的系统评价和原始论文。

## (四) TRIP Database

TRIP 数据库(www.tripdatabase.com)建立于 1997 年,其目标是为医生提供"一站式"的信息服务,自启动以来,已累计搜索 7000 余万次,链接的数据库包括 Cochrane 图书馆的系统评价摘要、Cochrane 疗效评价数据库、BestBETS、Bandolier、BMJ updatas 等,并与相关杂志和电子教科书进行链接。

该数据库包括普通检索和高级检索,用户输入 2 到 3 个关键词即可查询,支持 AND、OR 等布尔逻辑组配检索,可以用"*"进行截词检索,此外该数据库还具有扩展检索同义词的功能。

对于检索结果(图 8-8),TRIP Database 能够按照循证医学证据的类型进行分类,如 clinical guidelines、systematic reviews 等。

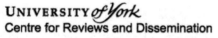

SEARCH    PICO    ADVANCED **PRO**    RECENT **PRO**

breast cancer

Language Settings

#1 or #2

Combine searches by placing the search numbers in the top search box and pressing the search button.
An example search might look like (#1 or #2) and (#3 or #4)
Loading history..

Population:    female

Intervention:    mammography

◉ **Evidence**    🖼 **Images** **PRO**    ▶ **Videos** **PRO**

**587** results for **female mammography** by ... ▾

☐ **1. Comparison of intra-operative specimen mammography to standard specimen mammography for excision of non-palpable breast lesions: a randor**
Breast cancer research and treatment  2016

🐦 Tweet this    ☆ Star this    ⚠ Report broken link                                                                high o

☐ **2. Effects of a risk-based online mammography intervention on accuracy of perceived risk and mammography intentions.**

图 8-8　TRIP Database 的检索结果

### （五）CRD Database

CRD Database（www.crd.york.ac.uk/crdweb/）为英国国家卫生保健服务评价与传播中心（NHS Center for Reviews and Dissemination）所开发的检索循证医学信息的数据库，该数据库集成了疗效评价文摘库（Database of Abstracts of Reviews of Effects，DARE）、NHS 经济评价数据库（NHS Economic Evaluation Database，NHS EED）和卫生技术评估数据库（Health Technology Assessment Database，HTA）。

该数据库在检索时，允许使用 AND、OR、NOT 等布尔逻辑运算符，并能对年限进行限定。用户在检索时可以同时检索上述三个数据库，也可以对其中的一个数据库进行单独检索，图 8-9 为检索结果。

**UNIVERSITY** *of* **York**
**Centre for Reviews and Dissemination**

**NHS**
**National Institute for**
**Health Research**

Home
**Results**
History
About the databases
News
Guide to searching
My details
RSS
Contact
Link to PROSPERO
Disclaimer

FOLLOW US ON **twitter**

**Welcome to the CRD Database**                                              Sign in | Register

**Search results [1 hits]    Selected records [0 hits]**

| Title ▾ | breast cancer | AND ▾ |
| Title ▾ | mammography | OR ▾ |
| Author ▾ | | |

Record date    [📅] to    [📅]
Publication year    2000 ▾ to    ▾

[Search] [Clear] [MeSH search]

☑ **DARE**    ☐ CRD assessed review (bibliographic)
☐ CRD assessed review (full abstract)
☐ Cochrane review
☐ Cochrane related review record

☐ **NHS EED**    ☐ CRD assessed economic evaluation (bibliographic)
☐ CRD assessed economic evaluation (full abstract)

☐ **HTA**    ☐ HTA in progress
☐ HTA published

Results for: (breast cancer):TI AND (mammography):TI IN DARE IN 2000

First    1    Last                    Show all previews    Select all    Clear selections    Export

| | Year | Database | Source | Title |
|---|---|---|---|---|
| ☐ | 2000 | DARE | Lancet | Is screening for breast cancer with mammography justifiable? [Preview] |

图 8-9　CRD Database 的检索结果

## 三、循证医学相关期刊

### （一）ACP Journal Club

*ACP Journal Club*（http://www.acpjc.org/）由美国内科医师协会主办,该网站汇集了近十年《美国内科医师协会杂志俱乐部》电子版刊物的报道,2008年以后改为月刊。该网站精选了世界上130多种最具影响力的临床杂志,从中筛选出方法可靠的临床研究论文和系统评价文献,对这些文献按循证医学的要求做摘要（包括目的、方法、结果,并提供基于证据的结论）。最后附有资深临床专家对这些文献的评论。对于每篇报道,都请国际上熟悉研究方法的资深临床专家结合科学性、临床相关性以及是否有报道价值等方面做出星级评价,从而使医疗卫生工作者掌握治疗、预防、诊断、病因、预后和卫生经济学等方面的重要进展。可免费获取全文。

### （二）EBM Online

*EBM Online*（http://ebm.bmj.com/）,双月刊,由英国BMJ（British Medical Journal）和美国内科医师协会（American College of Physicians ACP）联合主办。该刊为医疗卫生工作者从大量的国际性医学杂志中筛选和提供全科、外科、儿科、产科和妇科方面的研究证据。

该网站提供逐期浏览和检索两种途径来查看1995年以来各期杂志的文摘或全文。

### （三）*Bandolier*

*Bandolier*（www.medicine.ox.ac.uk/bandolier）1994年由英国牛津大学创办,1995年在网络上运行,为月刊。Bandolier收集以临床研究为基础制作的系统评价、meta分析、随机试验以及从二级研究杂志中选择的关于干预疗效方面的最佳证据,该网站每个月都从PubMed和Cochrane图书馆中检索近期发表的系统评价以及meta分析的文献。此外该网站还收集了与疼痛有关的循证医学信息。

## 四、临床实践指南

### （一）National Guideline Clearinghouse

National Guideline Clearinghouse,美国国立指南库（NGC,www.guideline.gov）是一个循证临床实践指南及其相关文献的数据库,建于1998年,由美国卫生健康研究与质量机构（Agency for Healthcare Research and Quality AHRQ）、美国医学会（American Medical Association,AMA）和美国卫生规划协会（American Association of Health Plans,AAHP）联合建立（图8-10）,每周更新。NGC的宗旨是为临床医生、护士、卫生保健人员、管理者提供临床实践指南及相关证据。

NGC包括检索、浏览、比较等功能。

1. Search（**检索功能**） 分为基本检索（Search）和高级检索（Advanced Search）。基本检索允许用户输入单个词、词组（加引号）以及由布尔逻辑运算符构建成的检索式,同时可以用"*"进行截词检索。高级检索允许用户进行更加专指的查询,可以分别对关键词、疾病、治疗和干预、指南类别、机构类别、临床专业、年龄组、性别、方法学等进行限定,同时可以将检出结果按照相关度以及出版时间排序。

2. Browse（**浏览功能**） 该功能提供临床专业（Clinical Specialty）、医学主题词（MeSH）表、机构（Organization）三种浏览途径,每种途径中的指南都有特定的排列方式。例如在MeSH Tag浏览途径中,NGC借鉴了美国国立医学图书馆的医学主题词表的等级分类体系,所有疾病名称借鉴树形结构表的等级排列,可以进行上、下位类的扩展,每个主题词后对应于指南的条数。

3. Compare（**比较功能**） NGC提供对选定的指南进行并列比较的功能,在使用该功能之前,首先需选定若干指南,点击"Compare"进行比较。NGC会对所选定的指南的主要建议、方法（收集证据、证据评

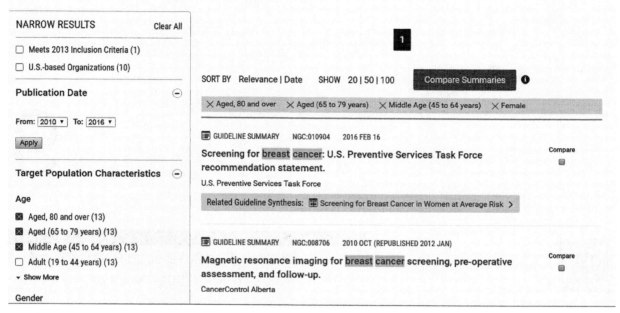

图 8-10　NGC 的检索结果

级、分析证据等方法)、适用范围(疾病、目标人群等)以及识别信息(指南适用性、病人来源)等各方面进行比较。

**(二)其他提供临床实践指南的网站**

除上述介绍的两个网站外,还有很多提供临床实践指南的网站,列举如下:

1. Scottish Intercollegiate Guideline Network(SIGN,www. sign. ac. uk/) 为苏格兰校际间指南网,建于 1993 年,重点关注癌症、心血管疾病和心理卫生等,提供全文。

2. Health Services/Technology Assessment Text(HSTAT,www. ncbi. nlm. nih. gov/books/NBK16710/) 由美国国立医学图书馆开发的、免费的关于临床实践指南、健康决策的全文网站。

3. National Institute for Health and Clinical Excellence(NICE,http://www. nice. org. uk) 由英国的国家临床示范研究所于 1999 年建立,该网站提供公共健康、健康技术以及临床实践方面的指南。

(张　晗)

**学习小结**

本章介绍了循证医学的概念及常用的资源,详细讲述了证据检索的步骤及思路,证据的"6S"金字塔对证据的分级以及在检索循证医学证据中的应用。

**复习参考题**

1. 循证医学的证据"6S"金字塔如何对证据进行分级?

2. 如何开展循证医学实践?

3. 证据检索与一般的文献检索有何区别?

4. 循证医学证据检索包括哪些步骤?

# 第九章　医院信息系统

| 学习目标 | |
|---|---|
| **掌握** | 医学信息系统的各主要组成部分（医院管理系统、临床信息系统、电子病历）的功能和特点。 |
| **熟悉** | 公共卫生信息系统和远程医疗系统中各分系统的功能。 |
| **了解** | 医学信息系统的国内外的发展简史，医院信息系统的数据流向与结构。 |

# 第一节　医院信息系统概述

## 一、医院信息系统简介

医院信息系统(Hospital Information System,HIS)是为了医院的社会效益和经济效益而建立的信息管理系统。1988年,美国著名医学信息教授 Morris Collen 对医院信息系统目标的定义为:医院信息系统的目标是用计算机和通信设备采集、存储、处理、访问和传输所有和医院相关的病人医疗信息和管理信息,满足所有授权用户功能上的要求。

我国卫生部对医学信息系统的定义是:医院信息系统是指利用计算机软硬件技术、网络通讯技术等现代化手段,对医院及其所属各部门的人流、物流、财流进行综合管理,对在医疗活动各阶段中产生的数据进行采集、存储、处理、提取、传输、汇总、加工生成各种信息,从而为医院的整体运行提供全面的、自动化的管理及各种服务的信息系统。

从上述定义可以说明,医院信息系统是依赖于计算机科学、电子工程、通信科学、管理科学、医院管理学等多个学科,但又相对独立的一门新兴的交叉学科。同时,医院信息系统又是一门实践性很强的学科,其研究的对象是信息技术以及信息技术与管理业务的结合,医院信息系统的直接服务对象是医院,以及医院里的用户:医院领导、管理干部、医务人员。因此,医院信息系统是现代医院信息化管理不可缺少的基础设施和支撑环境。

医院是一个由许多部门组成的复杂的机构,具有永不间断的运行特征。它既要为患者提供医疗、护理服务,同时又要维持其自身内部错综复杂的管理,所以医院的数据量极大。医院的信息不仅包括病人信息,还包括门诊、病房、药房、医技、设备等的管理信息。早期的医院信息系统,偏重于医院的人流、物流、财流的管理,近年来随着对病人信息的重视,实验数据的计算机化、医学图像数据的数字化以及电子病历和护理医嘱等渐渐地完善,信息处理也渐渐地转向以病人信息为主。

从医院信息系统的应用特点来看,医院信息系统大体上可以分为两部分,一部分是关于医院管理方面的,另一部分是关于病人临床医疗护理方面的。处理医院管理信息方面的系统就是早期的、狭义的医院信息系统,现在我们称它为医院管理信息系统(Hospital Management Information System,HMIS);将处理病人信息方面的系统称为临床信息系统(Clinical Information System,CIS)。医院管理信息系统与临床信息系统是相互关联的。例如医生工作站上面的信息,它既是医院管理信息系统的计价收费依据,又是临床信息系统中的临床诊断治疗内容。

## 二、医院信息系统的发展简史

医院信息系统起源于美国,最初是将计算机应用于医院财务管理方面,后来才应用到处理病人信息、医疗信息、医技信息、医学图像信息。

**1. 国外医院信息系统发展简史**　电子计算机在世界各国医院的应用已有30多年历史:

(1)美国:20世纪60年代初,便开始了医院信息系统的研究。著名的麻省总医院开发的 COSTAR 系统从60年代初开始,发展到今天,已成为大规模的临床病人信息系统。随着计算机技术的发展,70年代医院信息系统进入大发展时期,美日欧各国的医院,特别是大学的教学医院及医疗中心纷纷开发医院信息系统,奠定了医药信息学的形成和发展的基础。

1985年,美国全国医院数据处理工作调查表明,100张床位以上的医院,80%实现了计算机财务收费管理;70%的医院可支持病人挂号登记和行政事务管理;25%的医院有了较完整的医院信息系统,即病房医护人员可以直接用计算机处理医嘱和查询实验室的检验结果;10%的医院有全面计算机管理的医院信息系统。

(2) 日本:早在20世纪60年代,计算机技术就进入了医院的医事会计、医院管理、急救医疗等领域的信息管理工作。70年代末,一些大医院开始研究建立医院信息系统。随着计算机信息技术的迅速发展和系统功能的不断完善,使得医院信息系统日趋成熟,至今已有30多年的开发和使用历史。例如,大阪大学医院由政府投资于90年代初重建,现有1000张住院床位,日门诊量2000多人。该院于1994年与日本NEC公司合作,建设了大型医院信息系统。该系统经过不断完善,实现了医院主要工作的计算机化,包括门诊病人的预约、就诊、交费、实验室检查、取药以及住院病人的医嘱处理等全过程。该系统最有特色的是"全自动检验预处理系统",医生在计算机上为病人开出检验医嘱后,机器打印检验条形码,自动为试管贴条形码;医护人员抽血后,机器识别试管条形码,自动判断检查项目,并将检验结果存入患者病历中供医生查阅,检验的整个过程全部自动化,基本不用手工干预。多数日本医院是80年代以后开始进行医院信息系统建设的,但发展快、规模大,是以大型机为中心的医院计算机系统。

(3) 欧洲:欧洲的医院信息系统发展比美国稍晚,大多数是在20世纪70年代中期和80年代开始。欧洲医院信息系统的特点是实现了一些区域信息系统。如丹麦的Red System,管理76所医院和诊所。法国第八医疗保健中心实现了能管理3所大医院和3所医药学院的一体化信息系统——Grenoble Integrated医院信息系统。随着初级卫生保健工作的发展,欧洲各国区域性医院计算机网络将实现。目前欧共体的SHINE工程已经开始,英、法、意、德许多公司都参与了此项工程。在分布式数据库系统和开放网工程方面已做了大量工作。

近年来国外医院信息系统已经将探索的重点转向电子病历中的面向社区及面向偏僻地区的远程医疗、计算机辅助决策支持、用自然语言来处理医生记录临床信息的方式促使数据处理逐渐从规范化回归到拟人化等方面。

欧洲正在推广的公民个人健康记录将导致新一代电子病历系统的产生。新型电子病历不仅可供患者直接访问,而且还可以容纳和参考来自于患者对自身慢性疾病进行监控所得来的信息、观点及看法。患者把信息直接输入电脑,包括自我控制的日常运动、参加的各种活动、日常行为和情绪等。这样,将有利于改变最初护理阶段运用电子病历的性质,使之成为不仅用于保健,而且用于对疾病的预防、监控,最终形成一个对公民进行保健教育、提高保健意识的综合系统。

**2. 我国医院信息系统的发展简史** 我国医院信息化建设是伴随着计算机和网络技术的应用而逐步发展起来的。自1981年以来,中国医药信息学会、中国计算机用户协会医疗卫生分会、中国医院管理学会等相继成立,这些组织在我国的医院信息系统发展方面起了极大作用。

经过20世纪90年代的高速发展,根据卫生部抽样调查,已建设医院信息系统的医院占31%。省级以上医院建设医院信息系统达84%,地市级达37%,县级医院为34%。国内一些大型医院的医院信息系统的技术水平和应用程度已接近和达到了发达国家的平均水平。卫生部在2002年召开的全国卫生信息化工作会议上,重新修订颁布了《医院信息系统基本功能规范》,它将对我国医院信息系统的建设产生深层次影响。卫生信息化建设"十五"规划的制定,加强了医院信息化全面建设,并突出以病人为中心的临床信息系统。

自从2009年4月中共中央、国务院下发《关于深化医药卫生体制改革的意见》后,出台的一系列关于医疗信息化的政策和文件,使中国医院信息系统迎来了又一个高速发展的时期。

在我国已经开展信息化建设的医院中,在信息化建设规划方面主要有两大方向:

第一条主线是支持管理,使医院更有效率地提高收入的管理信息系统(MIS),这条线的核心是财务,其宗旨是能够为院级领导从企业管理的层次上提供决策支持,按照最高需求向院长提供整个医院的运行情况,并对医院资源的合理有效配置起到提示作用。下一步则是做到每个科室都能够在系统中完全掌握自己的所有明细账目,把一些管理层的任务分交到部门(或科室)级。

第二条主线是围绕临床医疗。临床医疗系统相对比较复杂,协和医院认为各系统存在轻重缓急,应遵循着"医嘱处理 - 实验室检验系统 - 医护工作站 - 医学影像系统"的发展顺序建设自己的临床医疗信息管理系统,如果不能相应地普及医生工作站,即使存在大量的病人信息也只能放在磁盘上,对医生没有作用。

医院信息化发展要经历三个阶段:医院管理信息化阶段、临床管理信息化阶段、区域医疗卫生信息化阶段。我国医疗信息化多数还停留在第二个阶段,一部分省市已经实现了部分的区域医疗信息化的功能,可提供地区内病人医疗信息共享。

**3. 实施医院信息系统的意义** 面对日益激烈的医疗竞争市场,医院如何适应医疗卫生体制的变革、医疗保险制度的改革及现代医学模式的深化?实现医院的现代化、科学化、系统化的管理是一个医院要发展的必备条件。医院信息系统的应用是促进医院深化改革、强化科学化管理重要保障。对提高医疗服务质量、加强医院管理等方面都具有十分重要的作用。

(1)向以病人为中心靠近一步:医院的服务对象是病人,改善对病人的服务是医院追求的主要目标。医院信息系统运行起来之后在以下两方面明显地改善了对病人的服务:①使用计算机预约挂号、计价收费、网上传递检查检验信息,明显地减少了病人排队、走路、询问及等待结果的时间,缩短了平均住院日;②一切收费项目、价格对病人透明,保护了病人的合法权益,明显地提高了医院的信誉。

(2)提高工作质量和工作效率:医院信息系统改变了以往传统的手工工作方式,由计算机处理药物、检查、治疗等费用,提高收费处的工作效率;对医院内部流动的各种信息进行计算机网络化的传送加快了信息流动,提高了信息资源的利用率,极大提高了医院的整体工作效率。

(3)提高医院的医疗质量:医院信息系统能够保证医护人员随时随地掌握病人现在及以往的情况,及时的获得病人的检查、检验信息,提高了医院的医疗护理质量。

(4)提高医院经济效益:医院信息系统的应用提高了信息资源的利用率,加快了病床周转。通过计算机自动计费,对药品及物资进行即时的统一管理,对医疗物资实行严格的进销存管理,可以减少药品、物资的积压和浪费,合理配置和使用医院的资源,极大地提高了医院的经济效益。

(5)促进医学教学、科研及临床事业的发展:医院数据以电子文档形式保留,为临床循证管理、医学生的教育、科研资料的收集等提供丰富的材料。

# 三、医院信息系统数据与结构

医院信息系统是一项复杂的系统工程,它涉及了现代管理科学、系统论、信息论、计算机技术、网络通信技术、数据库技术、医院管理学、医学科学技术等多个学科。因此,在开发医院信息系统之前,必须从不同角度、不同层面对医院信息系统进行全面、系统、科学的考虑与分析。

## (一)医院信息分类

医院信息系统是为采集、加工、存储、检索、传递病人医疗信息及相关的管理信息而建立的系统。医院信息系统的关键就是对于数据库的管理,医院数据库应该以病人医疗信息为核心,采集、存储、传输、汇总、分析与之相关的治疗、财务、管理、统计等信息。

医院的信息可以根据医院业务数据的特点或处理过程进行分类。一般根据医院的主要业务,可以将数据大体上归纳为五类:病人数据、医疗费用数据、业务过程数据、管理数据、外部接口数据。

病人数据包括病人自然信息、住院数据、诊断数据、手术数据、医嘱、检验检查结果、病程数据等,均是基本信息。

医疗费用数据包括在各个诊疗环节发生的检查、处置、手术、药品、住院的床位、专家会诊等各类费用,属于基本信息。

业务数据是指医院开展业务所产生的相关过程控制数据,例如病人预约数据、入院出院转院数据、药品出入库数据与使用情况数据等。

管理数据是由病人数据和业务过程数据经过加工处理后获得的,例如病人流动情况、平均住院天数、医院效益分析等。

外部接口数据:包括医院信息系统与医疗保险系统、社区医疗系统、远程医疗咨询系统、上级卫生主管部门的接口。

**(二)医院信息系统遵循的政策、法规**

医院信息系统涉及到医疗、教育、科研、护理、药品、财务、审计、统计、病案、保险、人事、设备、物资等各个部门,医院信息系统的设计与开发必须严格遵循这些部门的政策法规,并符合国家、主管部门及医院的各项要求。例如国务院批准颁发的《中华人民共和国计算机信息系统安全保护条例》《计算机信息网络国际联网安全保护管理办法》、原卫生部2010年版《电子病历系统功能规范(试行)》等。特别是2011年原卫生部颁发的《医院信息系统基本功能规范》,为医院信息系统的设计与开发提供了指南和评审标准。

**(三)医院信息系统数据流向与结构**

在开发医院信息系统时,必须依据医院的工作流程,特别是以病人数据为中心,根据病人数据在医院里的传输过程,绘制医院信息系统数据流动示意框架图,这样才能更好地理解系统的功能特点。下面介绍医院信息系统中几种基本的数据流向及其结构示意图:

1. **基本数据流向** 数据流向在医院信息系统运行中起着主导作用,它们之间的相互关系如图9-1所示:

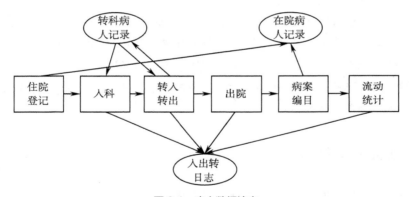

**图9-1 病人数据流向**

2. **住院病人数据流动过程表示** 病人从入院开始,住院期间的活动涉及多个系统之间的接口。当病人在住院处进行登记后,即成为在院病人;当病人经入某科室处理后,成为在科病人;当病人从一个科转出,尚未到达转入科室时,该病人是在院病人而非在科病人。病人住院流动过程的表示如图9-2所示:

3. **医院信息系统的总体结构** 医院信息系统是一个庞大的、复杂的信息管理系统,根据其数据流量、流向及处理过程,按照原卫生部《医院信息系统基本功能规范》其整体可以划分为以下四个部分:

(1) 临床服务:临床服务是指以病人为中心,实现患者临床诊疗活动全过程的数字化运作。通过优化的就诊流程,提高了医院的工作效率,通过信息的及时传递,缩短了患者的就诊时间和治疗时间。门诊医生在自己电脑上就可以查到药品价格、医保类型和库存,还有患者的各种检查结果,这样就加强了医患沟通,减少患者不必要的划价排队。另一方面,随着医学影像存储与传输系统的普遍使用,胶片费等材料费用可以节省下来,也进一步降低患者的费用。

(2) 医疗管理:医疗管理是指对医院医疗活动和医疗费用进行全过程监控,保障医院医疗活动的质量和安全,合理控制医疗费用。通过本项目建设,医院能在医疗费用和药品费用的管理上更加透明化和严格

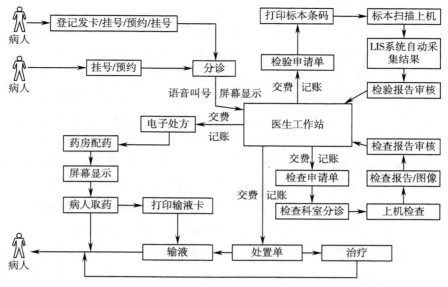

图 9-2 住院病人数据流向

化,可以通过利用信息手段让病人来监督的方式强化医院的医疗管理,例如病人自助系统的建立,可以很好地对病人费用情况公开化透明化。病人通过这个系统,可以对照费用标准进行核实,及时反馈乱收费现象,对医院的医疗费用管理起到积极作用。通过医疗质量监控,降低医疗差错概率,最终的目的是医院的管理及诊疗水平均提高,促进医院核心竞争力的提高。

(3) 运营管理:运营管理,主要是针对医院的人、财、物的管理。这一个部分,人力资源、经济核算和物品管理是三条主线。通过本项目建设,引进成本核算、预决算、物资设备等管理系统将使医院的资金流和物流管理更加高效和规范,使其更加符合现代医疗机构运营管理的需要。经济核算,同样也会在本次能力建设中进行优化,使其更大的发挥其信息系统的功效,为医院的运营管理做出必要的辅助。

(4) 医院信息平台:医院信息平台以提供各种“服务”的形式,解决院内各种系统间的数据交互问题,并提供数据存储、标准化转换、数据集成的功能,同时也是医院内部系统与各种外部系统如医保、社保、银行在线支付系统、远程医疗、病人自主服务等的接口,同样以各种“服务”的方式实现其相应的功能。

# 第二节 医院管理信息系统

医院管理信息系统(Hospital Management Information System, HMIS)的主要目标是支持医院的行政管理与事务处理业务,减轻事务处理人员的劳动强度,辅助医院管理,辅助高层领导决策,提高医院的工作效率,从而使医院能够以少的投入获得更好的社会效益与经济效益,如财务系统、人事系统、住院病人管理系统、药品库存管理系统等就属于 HMIS 的范围。

## 一、开发医院管理系统的意义

我国医院传统的信息处理模式是手工方式,劳动强度大且工作效率低,医师、护士和管理人员的大量时间都消耗在事务性工作上,致使“人不能尽其才”;病人排队等候时间长,辗转过程多,影响医院的秩序;病案、临床检验、病理检查等资料的检索十分费时甚至难以实现;对这些资料的统计分析很难进行,不能充分为医学科研利用;在经济管理上也因而存在漏、跑、错费现象;医院物资管理由于信息不准确,积压浪费,以致"物不能尽其用"。

开发医院管理信息系统是解决上述问题的有效途径。医院管理信息系统的有效运行,将提高医院各项工作的效率和质量,促进医学科研、教学;减轻各类事务性工作的劳动强度,使他们腾出更多的精力和时间来服务于病人;改善经营管理,堵塞漏洞,保证病人和医院的经济利益,为医院创造经济效益。

完整的医院管理信息系统实现了信息的全过程追踪和动态管理,从而做到简化患者的诊疗过程,优化就诊环境,改变目前排队多、等候时间长、秩序混乱的局面。如目前多数医院就诊必须经过挂号、等候病历、划价、收费、取药或治疗一系列过程,一个患者少则排4次队,多则6、7次,用于排队等候的时间最少在1个小时以上。若实施医院管理信息系统以后,每个病人用于诊疗的中间过程性时间会大幅度减少;假定一家医院门诊人次为1500人次/天,每人少花费半小时,则日节约750小时,一年节约27万小时,其产生的社会效益和间接经济效益是明显的。同时医院管理信息系统的实施也强化了医院内部管理,降低了医护人员的工作强度和时间,加速了资金周转和减少药品、器械等物资积压。据估计如果全国有2000家医院应用医院信息系统,每年每所医院增收节支、加速资金回笼和周转、堵漏、减少物资积压的回收资金方面的效益按20万元估计的话(实际比这高),则年效益估计为40亿元,十分可观。当然医院管理信息系统更主要的还在于它对医院管理、医疗质量和医学研究的长期效应带来的综合效益。

## 二、常用的医院管理子系统介绍

### (一)门急诊管理系统

1. **门急诊挂号子系统**　门急诊挂号系统是直接面向门急诊病人。包括预约挂号、窗口挂号,建立病人标识码,减少病人排队时间,提高挂号工作效率和服务质量是其主要目标。该系统支持窗口挂号、自助挂号、分时段预约挂号等功能。

操作流程:双击门诊挂号管理,出现如下界面(图9-3),双击左窗口挂号安排表中相对应的挂号号别,也可以在号别中输入要挂号的科室的简码,如果要用到条码,可以用激光扫描枪读取条码标签,系统自动生成对应的门诊号,再次录入病人信息,再回车到确定即可完成挂号(图9-4)。

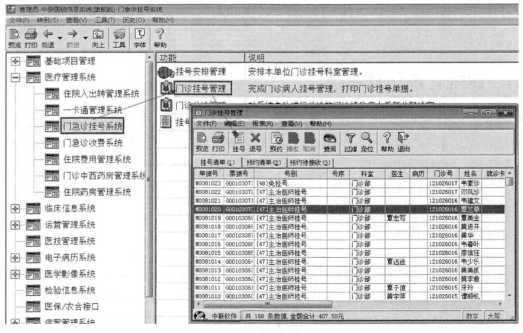

图9-3　门诊挂号处理窗口一

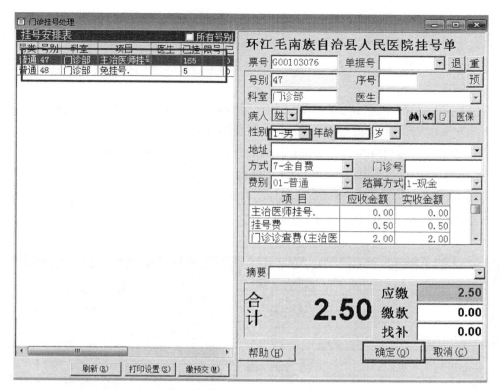

图 9-4 门诊挂号处理窗口二

**2. 门诊收费管理系统** 实现门诊病人在就诊过程中处方、检验、检查、治疗等各种诊疗费用的划价收费,打印出报销凭证;随时查询病人费用票据,并灵活处理退费操作;自动完成费别系数、加班加价、主次手术等特殊计算的准确收费;处方自动传递发药药房窗口;同时支持划价收费合一和先划价后收费模式;支持就诊卡或挂号号码提取病人信息。

提供任意时间的收费汇总表、收费明细表、分科核算表、收费存根以及工作量汇总分析(图 9-5)。

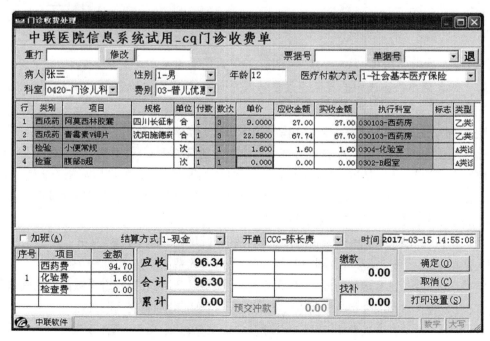

图 9-5 门诊收费处理窗口

**(二) 住院事务管理系统**

**1. 住院入出管理**  完成对病人进行入院、入科登记、分配床位、确定医生、转科、换床、出院等处理。

（1）预约住院：支持预约住院病人的信息录入（包括姓名、诊断、联系方式等），对已预约病人可动态查询及办理入院通知。

（2）入院：为病人办理入院登记，建立、录入和打印病案首页，可从病人主索引或预约表中提取已有信息，联机录入本次入院的详细内容，支持医保、公费、自费等各种付费方式病人入院。

操作流程：在病人信息管理窗口点击工具栏中的登记，进入病人信息登记窗口。病人 ID 和门诊号是由系统自动生成的，其中门诊号可以自行更改。在姓名、性别、出生日期、医保号、门诊费别、国别等处输入或选择相应的病人信息，支付预交金，可直接选择是门诊预交或住院预交，输入预交金额，选择交款方式，最后点击确定按钮完成病人信息登记操作（图 9-6）。

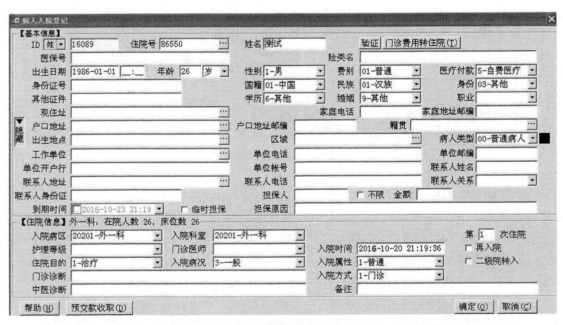

图 9-6  住院病人入院操作

（3）转科：病人如需要转科，先选中病人（图 9-7），再点击右键菜单中的病人转科，进入病人转科窗口（图 9-8），在转入科室后下拉列表中选择该病人要转入的科室，然后点击确定，此时可以看到该病人的图标外观发生了变化，表示其正处于转科过程中。

（4）出院：为病人办理相关出院手续，让出所占床位（图 9-9）。

操作流程：病人出院或转院时，先查找并选中要出院或转院的病人，再拖拽至窗口右下方，会弹出病人出院窗口，填写出院诊断、出院情况、其他诊断等相关信息，如果有中医诊断则填写相应诊断信息。出院方式中选择病人的出院方式，出院时间默认显示为系统当前时间，如有必要，可进行修改最后点击确定完成。

**2. 住院收费管理子系统**  住院病人费用管理。

（1）医嘱计价：根据已录入的医嘱及价格库，自动划价计算费用（图 9-10）。

（2）病人账单录入：特殊情况下可按收费项目直接录入病人费用。

（3）日常费用处理：计算常规收费项目，如床位费、空调费以及从药房、检查科室传来的确认费用。

（4）查询：可按病人、时间、分类等多种条件查询病人总费用，分项费用及明细账。

（5）结算：动态适时结算病人费用，出院时分项及总计结算，并出具费用明细账。

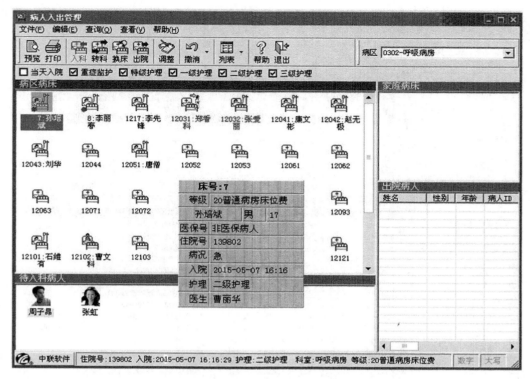

图9-7 住院病人管理窗口

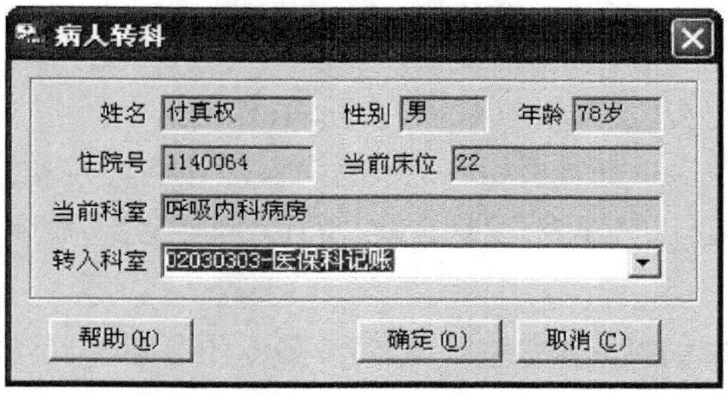

图9-8 转科病人管理窗口

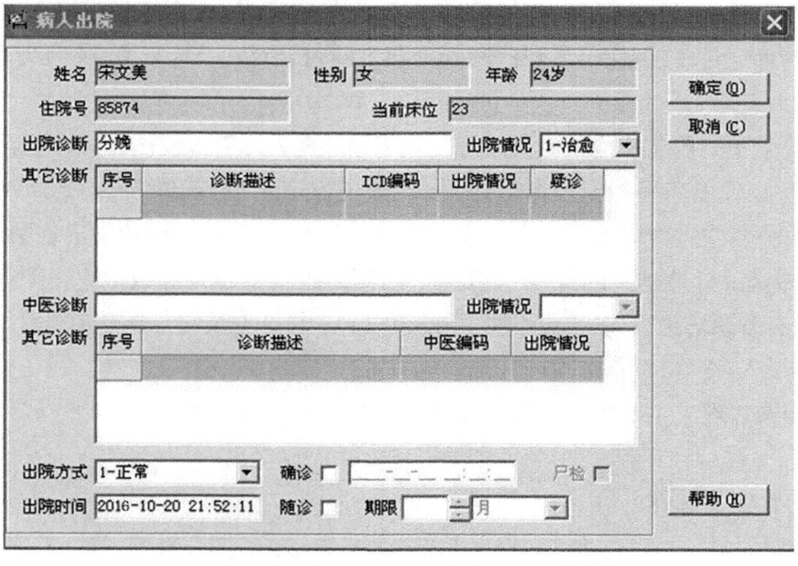

图9-9 出院病人管理窗口

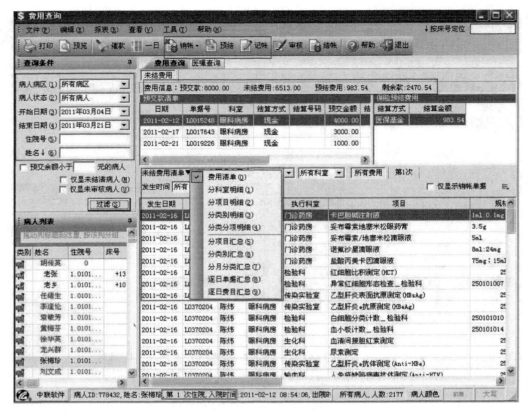

图 9-10　出院费用结算

　　该窗口可分为三个部分：左边显示本病区的病人列表，点击上方【病人状态】菜单中［当前在院］、［出院病人］或者［所有病人］标签可选择查看相应范围的病人；在【病人列表】中点击某位后，右边上半部分将显示该病人的预交款、未结费用、预结费用、剩余款。右边下半部分将显示该病人的费用清单。

　　（三）药品流通系统

　　药品流通系统包括药品购入管理、制剂室管理，门诊药房、住院药房管理等。

　　建立医院药品流通管理系统，加快信息处理速度，提高工作效率，为医院的药品流通管理提供实时、准确、完整的数据保证，使药品由经验管理转为量化管理，实现药品管理的人、财、物的协调统一。药品流通系统在医院起着完善、健全、规范和强化药品采购，药品入库，药品价格，定期对账等重要的作用。

　　1. **药品购入管理**　用于药品外购入库新增（修改）、核查、审核、药库退货、修改发票信息和财务审核时，输入数据。

　　操作流程：双击打开"药品外购入库管理"，进入药品外购入库管理模块，选择需要进行外购入库操作的库房，单击增加按钮弹出药品外购入库单窗口。在弹出窗口的"供药单位"中选择对应的供药单位，在"药品名称与编码"一栏中直接输入药品名称或者简码，回车后系统将自动检索出相关的药品。选择正确的药品后，依次完成药品外购信息的录入（如批号、生产日期、有效日期和数量等），其余药品依次类推（注意在填写时如果没有发票信息，可以选择不填，待发票收到后再补充填写）。填写完成后，单击"确定"按钮，完成外购入库单的录入（图9-11）。

　　2. **药品库存查询管理**　主要应用于药库、房和制剂部门，完成对各种药品的存储分批相关入出、变动和明细账目的查询。

　　3. **门急诊药房管理子系统**

　　（1）在自动获取药品信息、自动生成进药计划，实现进药、发药、库存管理、效期管理、特殊药品管理、结账、统计、生成报表等功能，基本与药库管理相同。

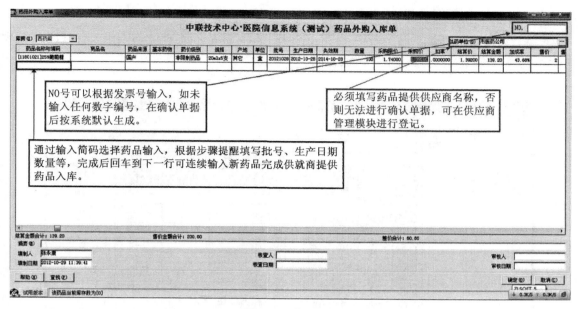

图 9-11　药品入库

(2) 提供对门急诊处方划价及发药确认功能。

**4. 住院药房管理子系统**

(1) 在自动获取药品信息、自动生成进药计划,实现进药、发药、库存管理、效期管理、特殊药品管理、结账、统计、生成报表等功能,基本与药库房管理相同。

(2) 具有分别依据长期和临时医嘱确认记账功能,并自动按不同剂量或类别的药品生成领药单和摆药单。

(3) 提供科室和病房抢救药、基数药的管理和监督。

**(四) 财务监控管理**

实现对整个医院资金收入及票据使用情况的全面监控功能。

1. 全程详细记录操作员对发票的领用、使用情况(图 9-12)。

2. 动态掌握收费人员手中暂存现金情况,保证医院资金安全。

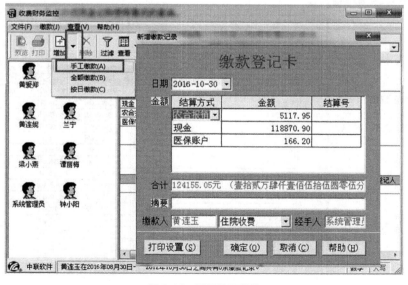

图 9-12　票据使用监控

3. 防止和杜绝医院资金及发票的少、漏、缺等现象。

应付款管理：对医院采购的各类药品、物资、设备及卫生材料等进行应付款统计及支付管理，便于财务进行集中或分散管理(图9-13)。

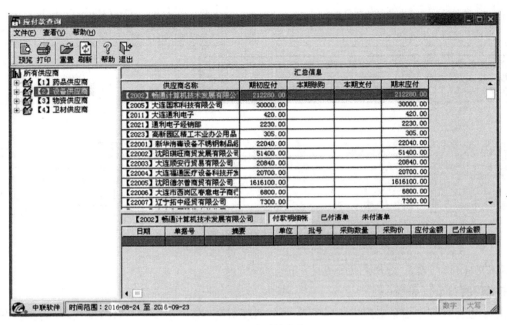

图9-13　应付款查询

### (五) 领导查询分析

实现信息化管理之后医院领导的好助手，实现对整个医院从宏观到微观的数据、信息、资源的全面掌控。

1. 通过丰富的报表与图形分析，从整个医院信息系统中加工整理出服务于医院管理的分析信息，为医院经营管理决策的制定提供可靠依据(图9-14)。

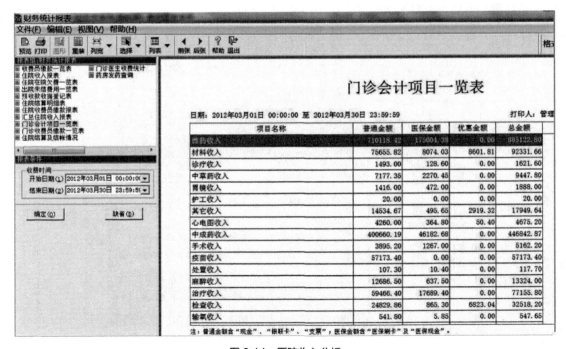

图9-14　医院收入分析

2. 信息全面,包括医院资源信息、医疗经济信息、医疗动态情况、效率质量信息、药品管理信息等。

3. 提供任意范围的横向纵向比较加工,随时建立新的信息统计分析需要,以便更准确和多角度服务于决策。

# 第三节  临床信息系统

临床信息系统(Clinical Information System, CIS)是指利用计算机软硬件技术、网络通讯技术对病人信息进行采集、存贮、处理、传输,为临床医护和医技人员所利用,为提高医疗质量服务的信息系统。

## 一、临床信息系统概述

20世纪90年代后期,随着我国医药卫生体制改革的深入,医院管理体制和运行机制改革的推行,促使医院从计划经济逐步向市场经济转轨。激烈的医疗市场竞争促进了医疗信息化建设,特别是城镇职工医疗保险制度,新的医疗诉讼规定更促使临床信息系统在中国的启动。首先,医疗保险中的各种偿付规定,例如保险基金偿付限额、按总额付费、按病种付费和被保险方按比例付费,都促使医院通过降低医疗成本,提高医疗质量来吸引参保病人。其次,医疗诉讼中"医疗行为举证倒置原则"将使医疗信息有可能公之于众。因此,为了加强对临床医疗信息的采集、存储、处理和利用,创造最好的疗效,临床信息系统启动顺理成章。

我国近几年来临床信息系统的研究开发取得了一些成效,主要体现在医学图像系统和实验室信息系统的推广应用,原卫生部2011年公布的《医院信息系统基本功能规范》中已将医生工作站和护士工作站列为临床信息系统的两个重要组成部分。

临床信息系统的主要目的是支持医院医护人员的临床活动,收集和处理病人的临床医疗信息,丰富和积累临床医学知识,并提供临床咨询、辅助诊疗、辅助临床决策,提高医护人员的工作效率,为病人提供更多、更快、更好的服务。

临床信息系统是整个医院信息系统中非常重要的一个部分。它是相对面向管理的信息系统而言的,指以病人信息的采集、存储、展现、处理为中心,为临床医护人员和医技科室的医疗工作服务的信息系统。临床信息系统主要包括:医生工作站系统、护理信息系统、检验信息系统(LIS)、医学影像诊断报告处理系统(RIS)、医学图像管理系统(Picture Archiving and Communication System, PACS)、手术麻醉信息系统、重症监护信息系统等。

临床信息系统相对于医院管理信息系统而言,是两个不同的概念。医院管理信息系统是以处理人、财、物等信息为主的管理系统,临床信息系统是以处理临床信息为主的管理系统。医院管理信息系统是面向医院管理,以医院各级管理人员为服务对象,以实现医院信息化管理,提高医院管理效益为目的。而临床信息系统是面向临床医疗管理的,是以病人为中心,以基于医学知识的医疗过程处理为基本管理单元,以医院的医务人员为服务对象,以提高医疗质量、实现医院最大效益为目的。因此二者的区别是十分明显的。

## 二、常见的临床信息子系统

### (一)医生工作站子系统

医生工作站子系统主要用于处理记录、诊断、处方、检查、检验、治疗处置、手术和卫生材料等信息,协助医生完成日常医疗工作。

医生工作站子系统一方面可以自动提供病人的基本信息(就诊卡号、病案号、姓名、性别、年龄、医保费用类别等)(图 9-15)和诊疗相关信息(病史资料、主诉、用药信息等),支持医生查询相关资料,协助医生处理门诊记录、检查、检验、诊断、处方、治疗处置、卫生材料、手术、收入院等治疗活动;另一方面,还具有自动检测、审核录入、打印、传输信息等多项服务功能。但医生工作站子系统不能代替医生作出决策,也不应该限制医生的决策行为。

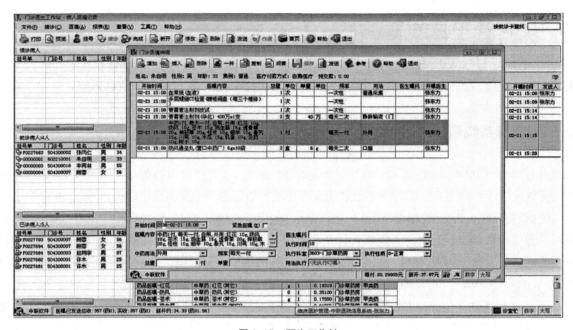

图 9-15　医生工作站

病人接诊:在候诊病人处选择要接诊的病人,也可通过右上角进行查找(查找方式可以根据情况进行选择)(图 9-16),对于接诊后的病人可根据实际情况对病人的信息进行补充。

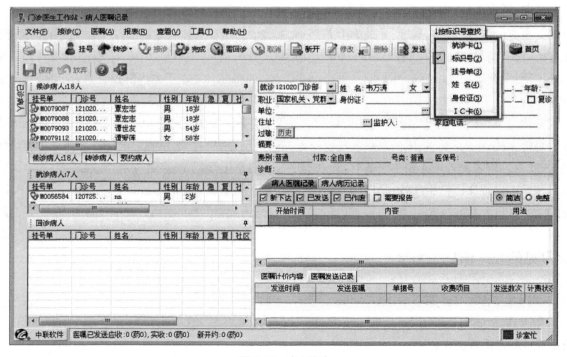

图 9-16　病人接诊

诊断录入：医生诊断后，需对病人下诊断，编码可根据诊断标准或疾病编码提取，如果要删除病人的诊断，可以点击键盘上"DELETE"按钮即可。如果病人有多个诊断的，可新增一行诊断进行固定录入，也可以自由录入（图9-17）。

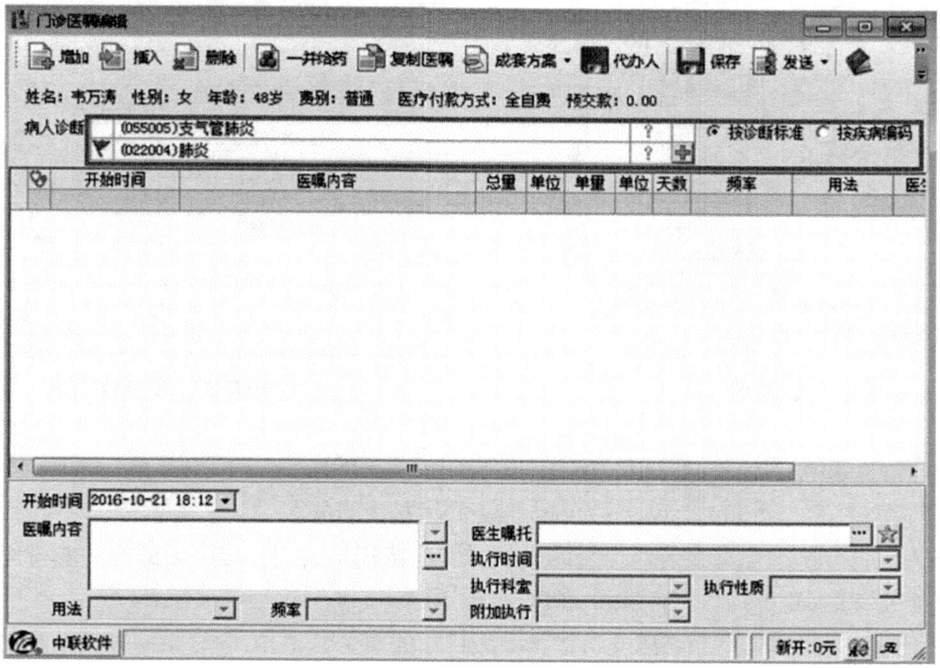

图9-17　诊断录入

新开医嘱：选择病人"接诊"—"新开"进入医嘱编辑界面，录入"病人诊断"，在医嘱内容处录入药品的拼音简码，对给药途径、频率、总量、单量进行正确录入，录入完成一条医嘱后，直接按回车键继续新一条医嘱录入。核对医嘱无误后，单击"发送"，这时会自动打印出电子处方或检验申请单（图9-18）。

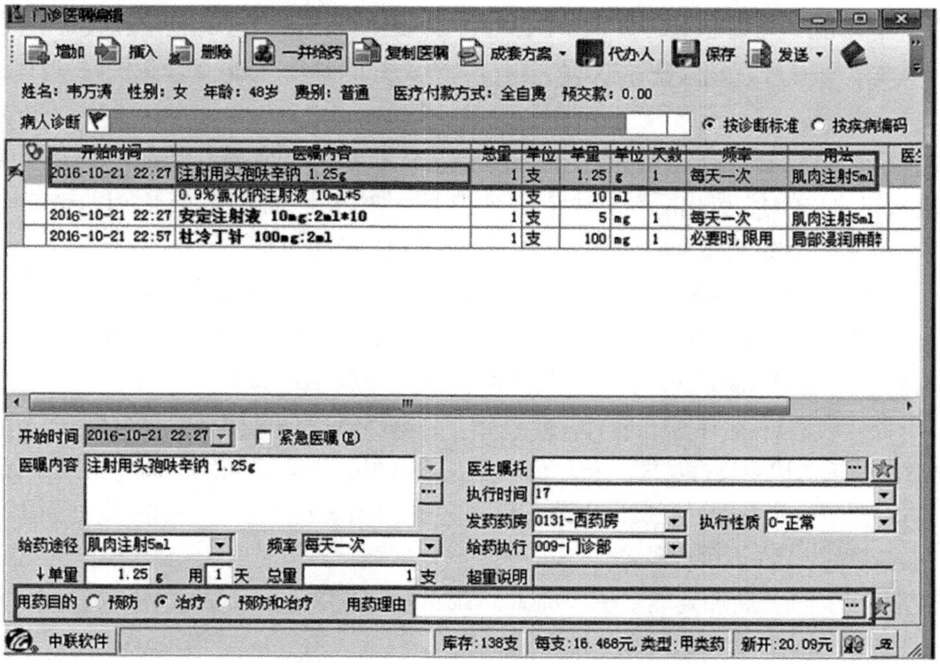

图9-18　新开医嘱

病人转诊:如病人科室挂错,医院不严格要求挂号科室,就可采用转诊的方式,不需要病人重新到挂号室挂号。如图9-19所示在候诊病人、就诊病人列表中选中需要转诊的病人,选择需要转诊的科室(图9-20)。

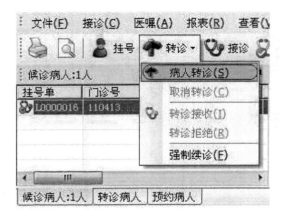

图9-19 病人转诊

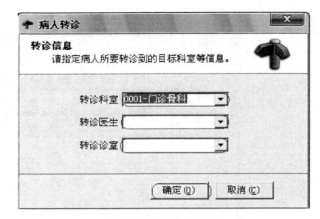

图9-20 选择转诊科室

### (二)护理信息系统(Nursing Information System,NIS)

护理信息系统的目标可归结为两点:为病人服务和为护士服务。

**1. 为病人服务** 护理信息系统对信息的采集、处理,特别是它的护理决策支持功能将使病人直接受益,让病人得到更多的、更好的、更有成效的护理,以促进健康。

**2. 为护士服务** 护理信息系统应支持护士完成日常的事务性工作,同时支持完成系统化整体护理提出的各项要求,护理信息系统应该是省时、高效、准确的。

护理信息系统的功能

**1. 护理信息系统的基本功能**

(1)通过医院局域网,从医院信息系统中获取或查询病人的一般信息以及既往住院或就诊信息。

(2)实现对床位的管理以及对病区一次性卫生材料消耗的管理。

(3)实现医嘱管理,包括医嘱的录入、审核、确认、打印、执行、查询。

(4)实现费用管理,包括对医嘱的后台自动计费、病人费用查询、打印费用清单和欠费催缴单。

(5)实现基本护理管理,包括病人信息录入、打印护理诊断、护理计划、护理记录、护理评价单、护士排班表、护理入院病历等。

医嘱校对:双击【住院护士工作站】,打开住院护士工作站窗口,在院病人栏选中某一个当前在院病人,然后点击功能按钮的"校对",弹出医嘱校对界面:请护士仔细校对医嘱内容,如果无误,请在该条医嘱前的方框内勾选,或者点击全选(选择全部医嘱),点击"校对"按钮(图9-21)。

停止医嘱:对于医生停止的医嘱,护士要进行医嘱停止的确认。在左下角医嘱提醒区域会有新停止医嘱,双击打开停止医嘱窗口或在医嘱界面点右键选择确认停止然后审核医生停止医嘱。

护理信息录入:把新入院病人的基本护理信息录入护士系统(图9-22)。

体温作图:选择病人后,工具栏中的"体温"按钮,可完成体温的长期和短期变化图(图9-23)。

**2. 护理信息系统的决策支持功能** 护理信息系统不仅可以采集、存储、提取临床信息,还应利用这些信息和护理知识,对每一步护理过程提供决策支持,护理信息系统实现这一功能的原理同CIS,目前发达国家已开发利用的辅助护士决策系统很多:

(1)计算机辅助护理诊断和处理系统(Computer-aided Nursing Diagnosis and Intervention,CANDI):这是一个支持护士根据临床资料自动做出诊断和处理意见的系统。

（2）Creighton：在线多模块专家系统（Creighton on line multiple modular expert system），这是一个辅助护士做出计划和安排的系统。

（3）CAREPLAN：这是一个为协助护士照顾产后病人设计的系统。

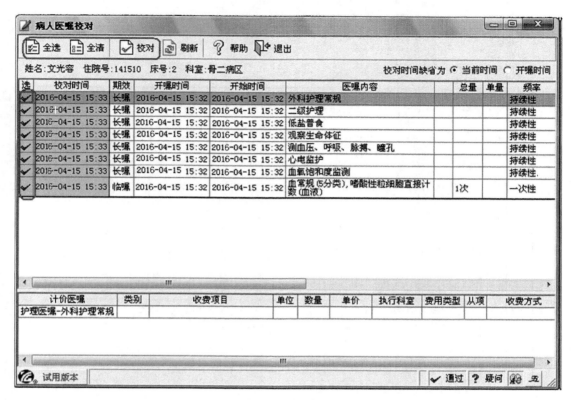

图 9-21　医嘱校对

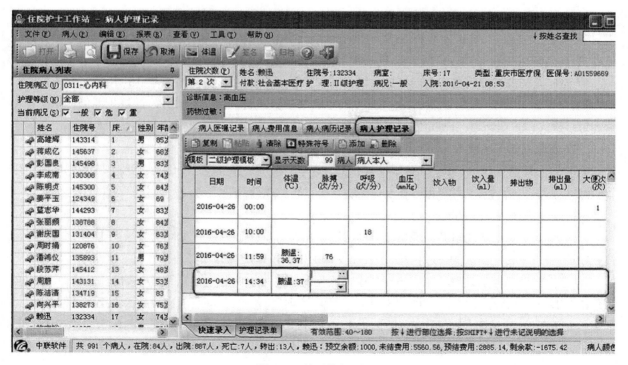

图 9-22　护理信息录入

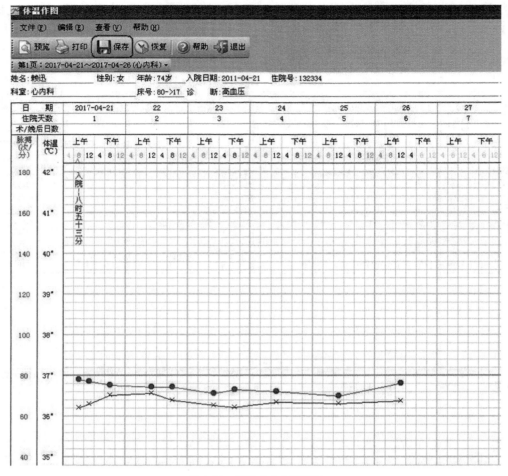

**图 9-23  住院病人体温记录**

我国的一些医院也为护理信息系统做出了贡献,它建立了病人病情(症状、体征)、护理诊断、相关因素、护理措施等字典库,使护士利用这些字典库,在护理信息系统终端,方便地通过相关性选择,完成护理记录,极大地减少护理书写的工作时间,提高护理记录和护理工作的质量。

**3. 为病人提供护理信息**  护理信息系统的健康教育子系统,具有为各科各种疾病提供护理知识的功能,患者可以通过设在门诊大厅或病房休息室的电脑终端自由查询、获取。另外,通过护理信息系统护士可为每一病人作护理计划,量身定制地提供他的"健康处方"。

**(三) 实验室信息系统**

实验室信息系统(Laboratory Information System, LIS)是指利用计算机技术网络,实现临床实验室的信息采集、存储、处理、传输、查询,并提供分析及诊断支持的计算机软件系统。

检验信息系统的主要功能:

**1. 实验室信息系统的事务处理功能**  LIS 具有对实验室、检验科事务性管理功能,可通过医院局域网接受申请、查询和传输病人的一般信息、录入和发送结果报告、打印统计报表等。

**2. 检验申请的自动处理功能**  申请单中格式化的信息可被实验室信息系统"读懂",这样,实验室信息系统能够根据医院信息系统、EPR 传输来的检验申请项目、要求,自动给出当日的检验工作计划,安排标本采集人员工作,并对标本进行分组、排序,以充分、高效地利用实验室资源。当采集的标本送达接受处时,系统将自动给标本一个唯一的样本号,这个样本号与病人的标识号(例如条形码)形成关联,伴随整个检查过程,确保不出差错。

**3. 标本的自动预处理功能**  实验室信息系统对标本自动化预处理过程如下:标本贴上条形码后,系统首先对标本进行自动分检,相同检验项目的标本将集中在一个传送箱里,由自动传送管道直接传送到相应仪器的样本分隔室。仪器内的条形码阅读器对插入标本的条形码自动扫描识别,样本吸管可直接从试管中抽样,并送仪器检测。

**4. 自动分析过程** 仪器内的微处理器控制了检测分析过程中的各种参数,分析产生的数据经打印口打印,同时也通过接口直接存入实验室信息系统。

LIS 可通过质量控制的标准样本,在后台完成质量控制操作,并对当天的样本进行一次或多次核准,确保检验的准确性。

**5. 检验知识库对检验结果的支持功能** 实验室信息系统中具有的检验知识库,可根据检验产生的数据,结合病人的其他临床信息(症状、体征、诊断、用药情况、既往检测数据等),对检验结果作出解释和结论。

**6. 自动化传输功能** 实验室信息系统的数据可以传输到医院信息系统,也可以传输到其他医院或其他地区。其自动化传输的基础如下:首先是标准化的消息传输协议,美国试验和材料协会(ASTM)制定了第一个传输病人标识数据、申请单、化验单、临床观察的标准。除 ASTM 外,还有 HL-7、EVCLIDES(欧洲临床实验室信息数据交换标准)等通用标准。

主要的实验室信息系统包括:

**1. 临床检验生化子系统** 临床检验生化子系统是实验室信息系统最主要的子系统,涵盖了临床实验室的大部分检验工作。一些工作方式、流程类似的非临床检验项目也可用此系统完成,其他检验子系统的基本工作也和此子系统一样。

(1) 数据处理:指检验申请信息、标本信息、检验结果信息的获取、处理。可以用分开的界面进行申请登记、标本登记和报告结果。若和医院信息系统链接,病人信息应能通过病人住院号、病人卡号等直接从住院病人登记或门诊病人登记中获取,无需重复输入(图 9-24)。有医嘱接口的,检验申请项目也可直接获取。对有联机接口的仪器检测结果,检验结果数据直接进入系统。对无接口的结果,即手工输入。各种类型检验项目输入要支持代码输入,也支持项目清单选择输入。

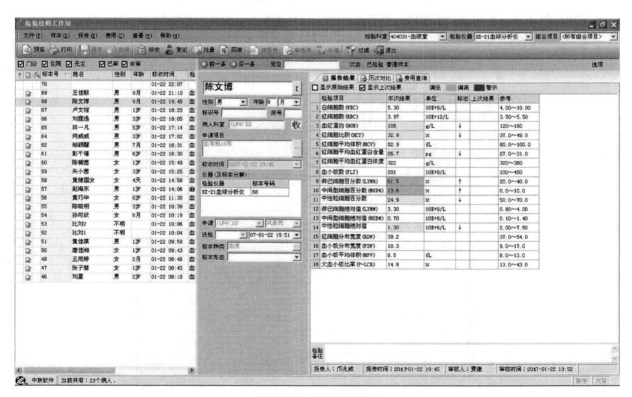

图 9-24 临床生化报告

打印、报表也是实验室信息系统的主要功能之一。由于很多仪器化的检验都是成批完成的,也就要求实验室信息系统不仅能单张打印报告,还能成批打印检验报告单,并可按一定条件进行打印范围选定。

(2) 统计分析:实验室信息系统应能快速提供实验室常用的统计数据,如工作量统计、收费信息、检验项目分布。更专业的实验室信息系统则提供更多的检验专业数据分析,如病人趋势分析、浮动均值分析、项目超值统计、直线回归与相关分析、ROC曲线分析等。甚至能对任意统计查得结果进行基本统计量计算,方便完成一些科研统计分析。

临床护士操作流程:找到病人,然后点击生成条码(图9-25)。

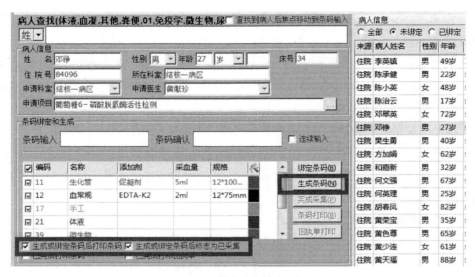

图9-25　单个病人检验打印

(注意:生成或绑定条码后打印条码、生成或绑定条码后标志为已采样,这里的勾一定要勾上。打上勾是说明点击生成条码的时候就会自动打印条码出来。)

批量打印条码:在检验采集工作站界面中点击病区条码打印弹出对话框(图9-26),注意执行状态为未绑定,然后点击查找就可以看到某段时间病人的检验医嘱,最后点击【生成条码】就可以打印条码。打印

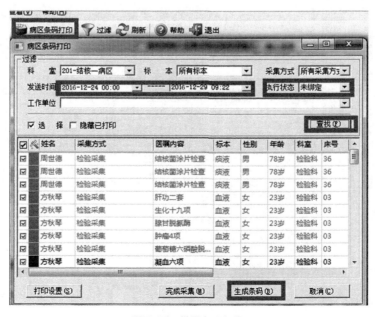

图9-26　批量条码打印

好条码贴管后,采血送标本到检验科。有些检验项目不方便贴管的可以贴在申请单上如尿液、粪便、体液、细菌类的检验项目。

**2. 微生物检验子系统** 微生物检验子系统的一般数据处理与临床检验子系统相似,但其检验项目和报告方式却不同。首先是细菌培养,有菌生长才做细菌鉴定及药敏试验,细菌鉴定一般用细菌鉴定仪,不同厂家鉴定仪的细菌代码、反应盘、判定标准都不一样。

(1) 数据处理:微生物检验数据处理的主要特点在于其检验结果的输入(图9-27)。

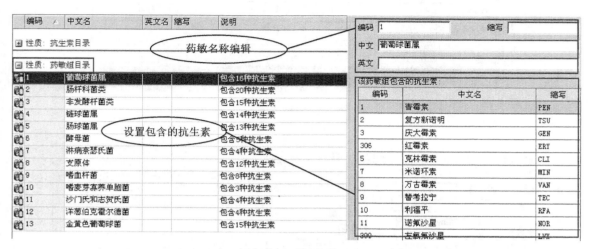

图9-27 微生物管理系统

在上图界面中,根据检验结果输入"培养结果",若是阴性报告,不会激活"录入结果"栏;若是阳性报告(比如是"发现细菌"),便会自动激活"录入结果"。再选择相应的细菌种类,会自动添加到下面的显示框中,并在其显示框的右面罗列出对应的抗生素,用鼠标点击相应的抗生素,输入测定值,最后单击"确定"按钮就完成了。另外,在"备注"栏中可以输入对标本的描述信息。若是联机数据处理,则仪器采集的结果可自动显示到"培养结果"和"录入结果"中,无需手工录入。

(2) 统计分析:一般统计项目和临床检验生化子系统相同,微生物检验还有很多特定的统计分析需求,如细菌比例分析统计、细菌敏感率趋势分析、细菌分离趋势分析、抗生素敏感百分率统计等。微生物检验子系统应该能根据检验结果登记,准确、快速、方便地进行上述统计分析。

**3. 质量监控子系统** 临床实验室面向广大患者和群众,一个大型实验室年工作量都在几百万项次以上,化验结果的准确与否直接与广大群众和患者利益相关。实验室内部质量控制(简称室内质控),应遵照国家及有关部门法规,遵循《临床实验室管理办法》等有关规定,在当地卫生部门临床检验中心指导、监督之下严格执行。在技术上,室内质控系统应采取联机数据读取、广域网传送到临床检验中心,准确、适时地实现质控数据分析监控。

在使用质控功能之前,需要先在仪器上设置质控品、标准品和校准品,设置质控品的操作如下:

(1) 先在"检验仪器管理"中设定仪器质控周期和质控水平数(图9-28)。

PCR仪器,检验结果一般为科学计数法表示的一个数字,做质控图时不太方便,所以需要转换为对数后作图,在"检验仪器管理"中有个选项"对数质控图",如果是这类仪器则勾上。

(2) 再在"质控品管理"中设置质控品(图9-29),其中参考控制值可以从质控品的说明书中得到,预设控制值是指在启用软件前该质控品该项目就在使用的值,如果是第一次使用,这两个值可设为相同的值。

酶标项目的质控则有点不同,因为酶标项目如果是用酶标模块做的,则会保存OD值,SCO值,这两个值本来就是数字的,检验科一般用OD或SCO值来做质控的,所以,酶标项目的质控只需要指定"质控取值"即可,如图9-30。

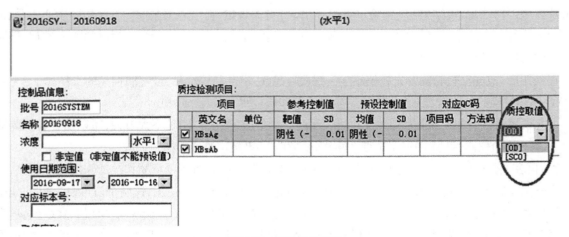

仪器基本信息

| | |
|---|---|
| 编码(D) 034 | 发送时指定杯号 ☐ 通讯口(I) COM1 ▼ |
| 名称(N) 定时荧光定量PCR | 简码(S) DSYGDLPCR 波特率(Z) 4800 ▼ |
| 类型(K) 05-其他 ▼ | 类别(G) 0-普通仪器 ▼ 数据位(3) 8 ▼ |
| 连接计算机(I) | 使用(U) 41-医学检验科 ▼ 停止位(4) 1 ▼ |
| 通讯程序名(P) | 校验位(5) None ▼ |

酶标仪设置

| | | |
|---|---|---|
| 波长(B) | 振板频率(L) | 振板时间(I) |
| 进板方式(F) | 空白形式(X) | |

质控要求: 至少每 1 天 ▼ 进行一次质控, 每批检测 1 个水平    仪器QC码

默认试剂来源 ▼    默认校准物来源 ▼ ☐ 对数质控图

图 9-28  质控设置图

控制品信息:

批号 KF0101

名称 T3T4质控品

浓度 低        水平1 ▼

☐ 非定值 (非定值不能预设值)

使用日期范围:

2017-01-01 ▼ ～ 2017-10-25 ▼

对应标本号:

QC1,QC2

试剂:

Beckman(贝克曼) ▼

校准物:

Beckman(贝克曼) ▼

💡 提示:
◇ 浓度水平不可选, 请检查仪器的质控水平数设置; 方法不可选, 请检查质控检验方法字典的设置。
◇ 对应标本号为多个时, 以逗号"," 分隔填写。
◇ 定性和半定量项目可作为质控检测项目; 定性和半定量项目请根据项目取值序列填写, 并设置了序列对应的数值, 才能进行质控计算。例如: 某项目的序列为 "-;+;2+;3+", 对应值可设为 "1;2;3;4"。

质控检测项目:

| 项目 | | | 参考控制值 | | 预设控制值 | |
|---|---|---|---|---|---|---|
| 中文名 | 英文名 | 单位 | 靶值 | SD | 均值 | SD |
| ☐ 地高辛 | Dig | 次 | | | | |
| ☐ E2 (雌二醇) | E2 | 次 | | | | |
| ☐ T (睾酮) | Testo | 次 | | | | |
| ☑ 三碘甲状腺原氨酸 | T3 | nmol/L | | | | |
| ☑ 甲状腺素 | T4 | nmol/L | | | | |
| ☐ 游离三碘甲状腺原氨酸 | FT3 | pmol/L | | | | |
| ☐ 游离甲状腺素 | FRT4 | pmol/L | | | | |
| ☐ 促甲状腺激素 | TSH | mIU/L | | | | |
| ☐ 甲状腺球蛋白 | TG | ug/L | | | | |
| ☐ 甲状腺球蛋白抗体 | TGA | % | | | | |
| ☐ 甲状腺微粒体抗体 | TMA | % | | | | |
| ☐ 生长激素 | hGH2 | 次 | | | | |

图 9-29  质控品管理

2016SY... 20160918 (水平1)

控制品信息:

批号 2016SYSTEM

名称 20160918

浓度        水平1 ▼

☐ 非定值 (非定值不能预设值)

使用日期范围:

2016-09-17 ▼ ～ 2016-10-16 ▼

对应标本号:

质控检测项目:

| 项目 | | 参考控制值 | | 预设控制值 | | 对应QC码 | | 质控取值 |
|---|---|---|---|---|---|---|---|---|
| 英文名 | 单位 | 靶值 | SD | 均值 | SD | 项目码 | 方法码 | |
| ☑ HBsAg | | 阴性 (- | 0.01 | 阴性 (- | 0.01 | | | [OD] ▼ |
| ☑ HBsAb | | | | | | | | [OD] / [SCO] |

图 9-30  酶标项目质控

**4. 实验室辅助管理子系统** 该系统可以辅助实验室主任进行科室管理,如人员管理、岗位维护、排班考勤、技术资料管理等,另外,还可以对实验室工作情况、技术状况进行管理,如工作量统计、科室创收统计、病人趋势分析、质控失控处理报告等。

### (四) 医学图像存档及通信系统

医学图像存档及通信系统(Picture Archiving and Communication System,PACS)是应用数字成像技术、计算机技术和网络技术,对医学图像进行存储、传输、检索、显示、打印而设计的综合信息系统。其目的是为了有效的管理和利用医学图像资源。

**1. 在医院中,利用的图形图像有以下几种类型:**

(1) X 线图像:利用人体器官和组织对 X 线的衰减不同,透射的 X 线的强度也不同这一性质,检测出相应的二维能量分布,并进行可视化转换,从而可获取人体内部结构的图像。

计算机 X 线摄影(computed radiography,CR)是 X 线平片数字化的比较成熟的技术。CR 系统是使用可记录的并由激光读出 X 线成像信息的成像板(imaging plate,IP)作为载体,经 X 线曝光及信息读出处理,形成数字式平片图像。

(2) X 线 CT 图像:X 线 CT(Computerized Tomography,CT)是以测定 X 射线在人体内的衰减系数为物理基础,采用投影图像重建的数学原理,经过计算机高速运算,求解出衰减系数数值在人体某断面上的二维分布矩阵,然后应用图像处理与显示技术将该二维分布矩阵转变为真实图像的灰度分布,从而实现建立断层图像的现代医学成像技术。概括地说,X 线 CT 图像的本质是衰减系数成像。

与传统的 X 线检查手段相比,CT 具有以下优点:能获得真正的断面图像,具有非常高的密度分辨率,可准确测量各组织的 X 线吸收衰减值,并通过各种计算进行定量分析。

(3) X 线 CT 图像:磁共振图像(Magnetic Resonance Imaging,MRI)系统通过对处在静磁场中的人体施加某种特定频率的射频脉冲,使人体组织中的氢原子受到激励而发生磁共振现象,当中止 RF 脉冲后,氢原子在驰豫过程中发射出射频信号而成像的。

(4) 超声 US 图像:超声成像(Ultrasound System,US)就是利用超声波在人体内部传播时组织密度不连续性形成的回波进行成像的技术。依据波束扫描方式和显示技术的不同,超声图像可分为:A 型显示、M 型显示、断层图像的 B 型显示和多普勒 D 型显示等。

(5) 放射性核素图像:放射性核素成像技术是通过将放射性示踪药物引入人体内,使带有放射性核的示踪原子进入要成像的组织,然后测量放射性核素在人体内的分布来成像的一种技术。放射性核素成像技术能够反映人体内的生理生化过程,能够反映器官和组织的功能状态,可显示动态图像,是一种基本无损伤的诊断方法。

(6) 医用红外图像:人体是天然热辐射源,利用红外线探测器检测人体热源深度及热辐射值,并将其转变为电信号,送入计算机进行成像。红外图像用来诊断与温度有关的疾病。系统根据正常异常组织区域的热辐射差,得出细胞新陈代谢相对强度分布图,即功能影像图,用于对浅表部位肿瘤、乳腺癌及皮肤伤痛等疾病的诊断。

(7) 内镜图像:内镜是一种直接插入人体的腔管内进行实时观察表面形态的光学诊断装置。光纤内镜使用的纤维束有两种,一种是传递光源以照明视场的导光束;另一种是回传图像的传像束。

电子内镜的发明为内镜影像的临床应用提供了一种新的技术,具有轮廓清晰、可以定量测量等特点,三维立体内镜系统还可产生逼真的立体图像。

(8) 显微图像:显微图像一般是指利用显微镜光学系统获得的关于细胞、组织切片的二维影像。目前处理和分析显微图像的主要工具是图像分析仪,它应用数字图像处理技术、计算机技术和形态计量学方法,实现对细胞、组织的定量分析,并可进行三维重组和动态显示。

**2. 医学图像存档及通信系统的功能模块**

(1) 系统管理部分：可分为登记系统和分诊系统与科室管理系统。

登记系统和分诊系统：管理患者基本信息、确定诊断流程，并可实现与医院信息系统的连接，从医院信息系统中直接获得患者的基本信息。

科室管理系统：用于诊断报告模板的管理、工作量统计、门诊量统计等管理与统计工作，负责各科室的各种信息的查询、统计与管理。

(2) 影像采集部分：采用无损压缩和传输技术，提高图像传输效率；采用先进局域网存储技术，将灵活在线扩容技术和安全的后备存储技术相结合，实现数字化影像的网络化海量存储(图 9-31)。

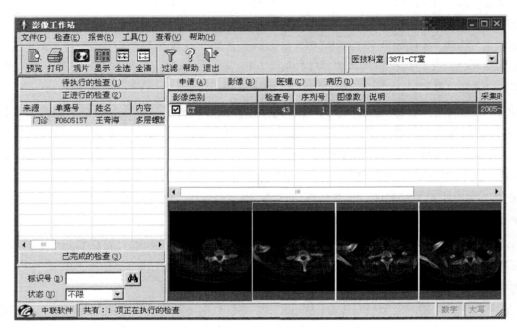

**图 9-31　影像采集**

(3) 平片处理及图文报告部分：该部分为独立运行子系统。

X 线平片处理系统：X 线平片处理系统使用扫描输入、数码相机等数字化设备，将 X 线平片扫描生成数字化影像，经过 DICOM 处理保存到系统服务器上，待进一步处理。

超声图文报告系统：是对各种超声设备图像的集中管理系统，包括 DICOM 3.0 标准及非标准设备的影像采集、诊断报告、各种信息的管理、图像存储等功能。

内镜图文报告处理系统：是针对各种内镜设备图像的采集、诊断报告、信息管理、影像传输等功能的集成。

病理图文报告系统：使用显微镜和数字化工具将病理图像采集到计算机中，其功能包括诊断处理、写报告、图像存储等功能。

(4) 诊断应用部分：由影像诊断系统、辅助诊断、图像后处理、DICOM 打印、诊间查询系统、会诊系统等功能模块组成。

病例查询：可根据患者的影像号、姓名、检查日期、检查部位、设备类型、设备明细、住院号、门诊号、典型诊断片语、检查报告片语、检查资料模式等进行综合查询和模糊查询；可以进行选择性的图像调阅。

导入 / 导出：影像可以存为 DICOM3.0 格式、BMP、JPEG 等格式文件。

调用图像：可边调图边显示工作，医生可以在 1 到 2 秒内进行工作。

显示模式：可以以检查、序列、图像等多种模式显示图像，便于图像的比较；可以拖拽任意检查、序列图像到指定的显示位置,便于对比检查(见图9-32)。

显示数量:可设置单幅、2幅、4幅、9幅、16幅等显示方式,支持1到4台显示器。

镜像功能:医疗影像左右、上下镜像对调。

反相功能:当前的医疗影像反相处理。

旋转功能:以±90°或±180°的增值旋转医疗影像。

适合大小功能:把当前的医疗影像调到当前视窗大小(图9-32)。

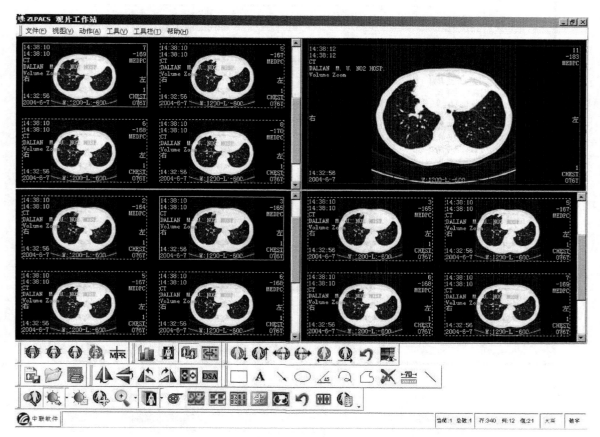

**图9-32 图像显示**

(5)诊断报告生成

1)报告书写:医生根据系统赋予的权限,阅读、书写或审核医疗影像报告(图9-33)。

2)可以进行拒签、批注等模式进行报告审核,便于初级医师的成长。

3)应用报告模板:根据患者的诊断部位调用已定义的典型报告模板,模板调入后可进行简单的编辑,快速生成影像诊断报告,支持ICD-10编码。

4)报告的打印和预览:在打印之前可以选择系统中已定义好的输出报告模板,以确定输出报告的形式。

(6)胶片输出(DICOM网络打印):DICOM打印功能,是PACS系统的重要功能之一,各种数字医疗设备生成的医学图像,最终要保存在系统服务器中,但患者的诊断图像,需要硬拷贝输出。该功能是将各种医学图像文件用DICOM网络打印机输出到医用胶片或医用打印纸上。

**3. 案例B超操作流程**

(1)进入影像采集工作站。

(2)选择病人→报到病人(双击或是点击"报到")(图9-34)。

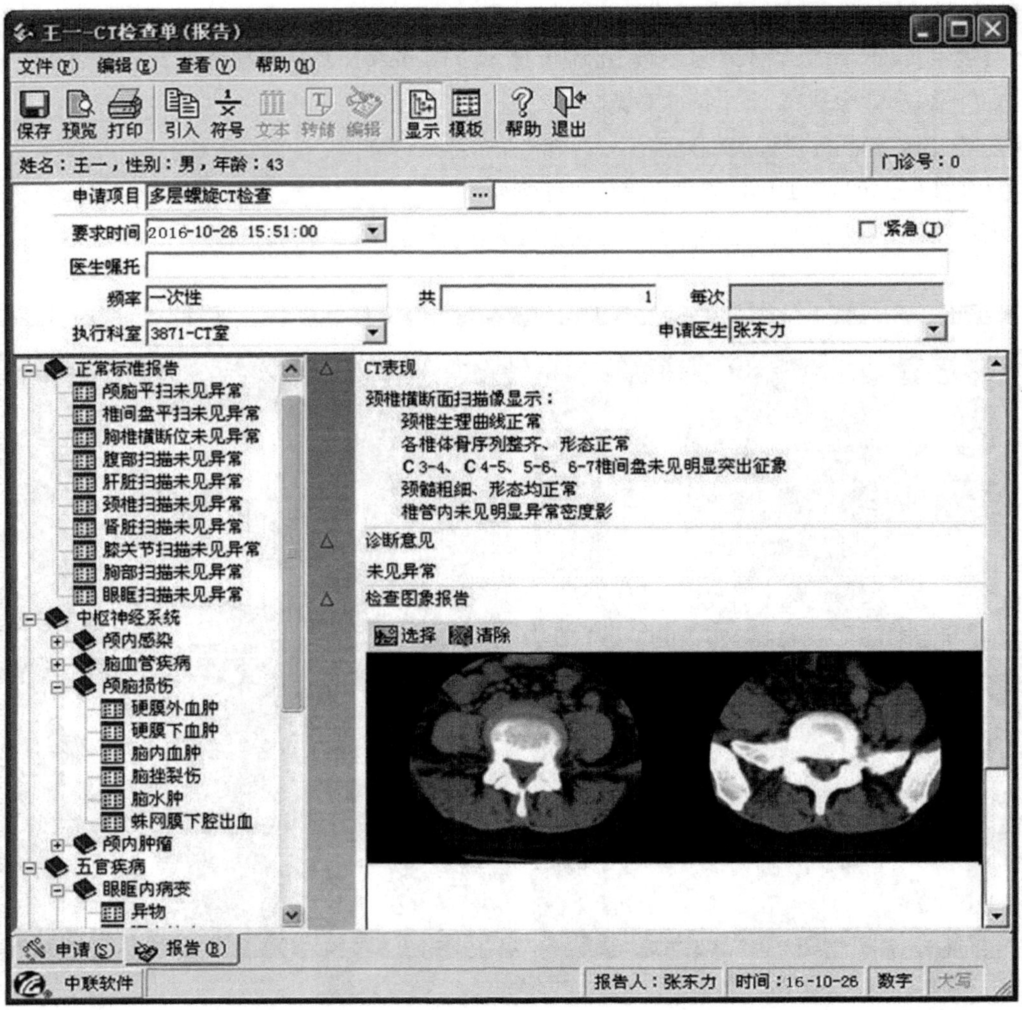

图 9-33　CT 报告单

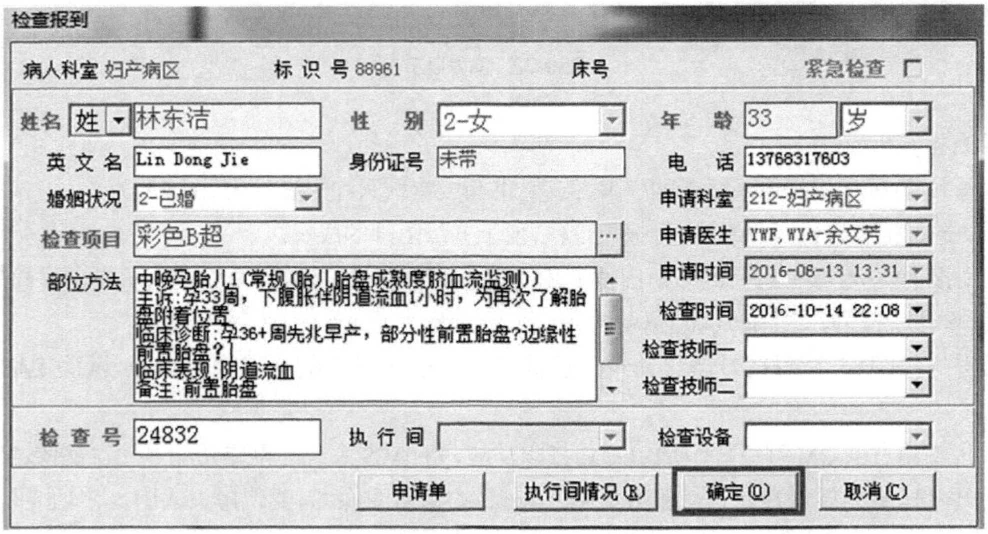

图 9-34　B 超病人报到

(3) 采集图像 (图 9-35): 点击相应按钮, 选择需要的图像。

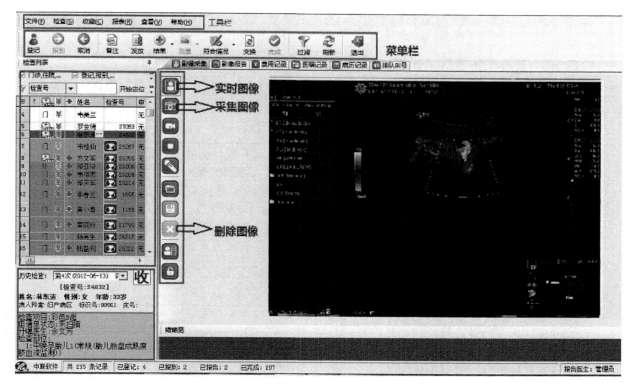

图 9-35　图像采集

（4）书写报告（双击或是切换到"影像报告"选项卡）（图 9-36）。

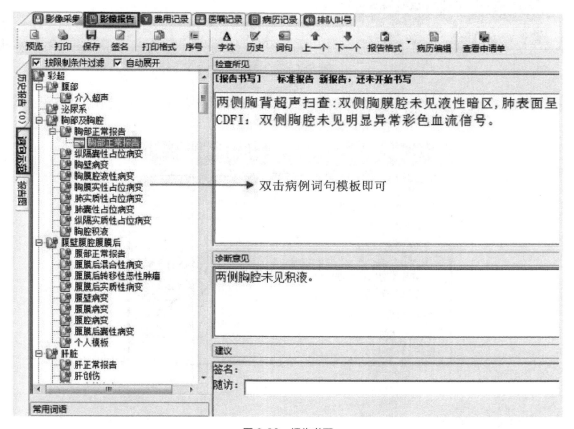

图 9-36　报告书写

(5) 插入报告图(双击缩略图到报告图)(图 9-37)。

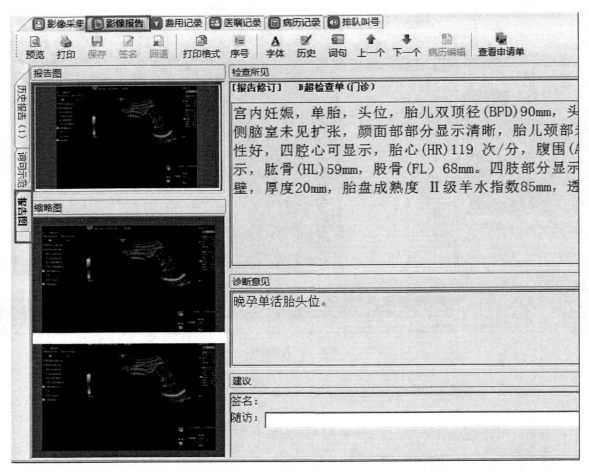

**图 9-37　插入图片**

(6) 签名打印：签名并打印→点击签名按钮→随后弹出消息框、点击诊断签名→预览打印(图 9-38)。

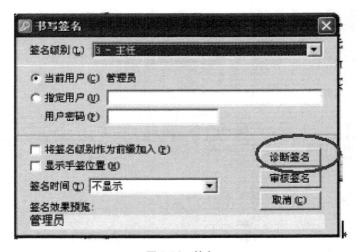

**图 9-38　签名**

### (五) 重症监护信息系统

重症监护信息系统是临床应用系统中的代表。由于病人监护生成的信息容量大、变化快,医护人员需要及时掌握、记录病人情况并采取处置措施,所以临床工作对监护病人信息的管理需求比普通病人更为强烈。而现代监护设备(监护仪、呼吸机等)都是智能化的数字设备,其产生的信息可以直接为信息系统所利用,这也与普通病人有所不同。重症监护信息系统不仅具备了普通医生、护士工作站的功能,而且具备这样一些特殊功能:能够与监护设备相连接,直接获取病人的各种体征信息;能针对监护工作的特点,提供反映病情变化的各种生命体征变化图;对于典型的病例(如手术后病人)可以辅助提供诊疗方案和医疗过程控制;对病人的病情变化、医疗措施评价提供支持等。

### (六) 麻醉信息系统

麻醉信息系统与监护信息系统相类似。它专门针对麻醉医生对手术病人信息管理的需求,分别对术前、术中、术后三个阶段的信息管理提供支持。在术前,麻醉医生可以通过系统了解病人病情及相关的检查、检验报告,制麻醉方案;在术中,麻醉医生将病人的麻醉过程信息记录到系统中,同时系统与监护设备相连接,自动获取病人生命体征信息;术后,麻醉医生可以下达医嘱、记录病人的恢复过程、通过系统自动生成病人的麻醉记录单。如果需要还可以对麻醉过程进行回顾总结。

# 第四节　电子病历系统

电子病历是医院信息系统的发展趋势。在发达国家,像美国、日本,许多大学、研究机构、厂商纷纷投入这一领域的研究工作。与此相关,也成立了各种民间的和政府的标准化机构开展这方面的标准制订工作。政府部门也积极参与到这一进程中来,采取各种行动推动电子病历的发展。由于电子病历涉及医院信息化的方方面面,具有高度复杂性,对电子病历也缺乏完整统一的认识,所以,尽管在不同的方面均取得了各种进展,但完整的电子病历系统尚没有建立起来。在国内,越来越多的人开始认识到电子病历的重要性。但也有为数不少的人,对电子病历的理解并不相同。作为医院信息化发展趋势的电子病历到底指的是什么?电子病历系统与医院信息系统的关系是什么?电子病历当前的研究重点是什么?

## 一、电子病历的概述

电子病历(Electronic Patient Record, EPR)是指计算机化的病历,它的内容包括纸张病历的所有信息。电子病历不仅指静态病历信息,还包括提供的相关服务。电子病历系统是支持电子病历的一套软硬件系统,它能实现病人信息的采集、加工、存储、传输、服务。实现电子病历就要实现电子病历系统,研究电子病历不仅包括电子病历本身,也包括电子病历系统。

这里讲的电子病历实质上是整个医院以病人为中心的计算机信息化。其意义绝不限于病历本身的管理。采用扫描技术将纸张病历存入光盘管理的病历管理系统、病人信息 IC 卡系统,尽管在不同的方面有各自的意义,但都不是或不完全是这一意义上的电子病历系统。

电子病历的特点主要有:

(1) 传送速度快:医务人员通过计算机网络可以远程存取病人病历,在几分钟甚至几秒钟内就能把数据传往需要的地方。在急诊时,电子病历中的资料可以及时地查出并显示在医师的面前。

(2) 共享性好:现在使用的常规病历有很大的封闭性。医院诊治病人的记录只保存在本医院,如果病人到其他医院就诊则需要重新进行检查,这不仅浪费了宝贵的医疗资源,也增加了病人不必要的痛苦。而采用电子病历后,则能够克服这些不足。病人在各个医院的诊治结果可以通过医院之间的计算机网络或病人随身携带的健康卡(光卡和 IC 卡)来传输。病历的共享将给医疗带来极大的方便。

(3) 存贮容量大:由于计算机存贮技术尤其是光盘技术的进步,电子病历系统数据库的存贮容量可以是相当巨大的,而且病人随身携带的健康卡(光卡或 IC 卡),其容量也是可观的。

(4) 使用方便:医务人员使用电子病历系统可以方便地存贮、检索和浏览病历,复制也很容易,可以方便、迅速、准确地开展各种科学研究和统计分析工作,大大减少人工收集和录入数据的工作量,极大地提高临床科研水平。

(5) 成本低:电子病历系统一次性投资建成后,使用中可以减少病人的费用和医院的开支。

目前,电子病历也存在一些缺点。例如,需要大量的计算机软硬件投资和人员培训,有些医务人员甚至很难适应计算机操作。计算机一旦发生故障,将造成系统停顿,无法进行工作,因此,经常需要保存手工的原始记录。还有在将病历数据输入计算机时经常会出现各种错误(主要是操作失误),需要严格的检查,以防止发生差错和事故。

## 二、电子病历存储的信息

根据中华人民共和国原卫生部 2010 年《电子病历系统功能规范(试行)》规定、2014 年原国家卫生计生委《电子病历基本数据集 WS-445》和 2016 年原国家卫生计生委《电子病历共享文档规范 WS/T 500》,可将病历中的信息归类如下:

1. 患者的一般信息,如姓名、性别、年龄、婚姻、地址等,应出现在病案首页,住院记录,及每页病程录楣栏上。

2. **症状信息**　为患者和家属叙述的病痛的信息,包括病痛的自我感觉、变化过程以及治疗后的效果,主要体现在主诉、现病史、既往史以及病程记录中,是主观类的。这类信息源可因患者的文化知识水平、医学卫生常识水平而相差很大,通常已经过接诊医师初步筛选、处理过。要使这些叙述性的自然语言格式化和规范化,能被计算机处理,是十分困难的。

3. **体征信息**　为主管或接诊医师、护士等医务人员通过眼、耳、鼻、手等感官,利用视、触、扣、听物理方法,或借助于听诊器检眼镜等医疗器械观察得到的信息,是客观的,这类信息可因医师的医疗水平和经验而不同。病历对此类信息有通用型的格式和内容要求,各专科病历有其特殊的格式和内容要求,相对而言,这些信息较易格式化和规范化。

4. **实验室检查信息**　为各种医疗仪器设备对患者全身或身体的一部分组织、细胞进行检测表达出来的信息,例如通过放射线检查得到的 X 线影像胶片,通过超声波检查得到的声像图,通过多功能生化仪器检测得到血清酶活性数值。这些实验检查信息虽然种类多、变化大、数量广,但是由于这些仪器、设备的性能都是标准化的,所检测的结果也是标准化的,因此这些信息也是较易格式化和规范化。

5. **诊断信息**　这是医师根据患者的症状、体征、实验室检查结果,依据临床医学知识和疾病的演变发展规律,通过分析归纳所给出的结论。虽然疾病的分类目前已达 2036 种,但通过医学专家的不懈努力,已将它们标准化,目前全世界最权威标准就是"国际疾病分类 ICD-10"。

6. **治疗信息**　这是医师根据患者诊断和病情所实施的治疗信息,主要包括两大类:医嘱和治疗记录。

(1) 医嘱:系经治医师为患者下达的指令,分为长期医嘱和短期医嘱,其内容除了包括患者一般信息、时间信息、执行人员信息外,主要是具体诊疗内容。它可以是药物,含有名称、剂量、给药方式、给药时间等信息;可以是手术,含有名称、部位、方式等信息;可以是实验室检查,含有名称、方法、检测内容等信息;还可以是护理级别、饮食规定、治疗方法……

医嘱是病历的核心,它所包含的信息与诊断结果、疗效判断、费用生成等各个方面都有密切的内在联系。医嘱虽然千变万化、因人而异,但它所涉及的药品信息、手术信息、实验室检查信息等都可以格式化,所以医嘱信息较易规范化。

(2) 治疗记录:是医生、护士为患者治疗前后所作的记录,通常包括治疗时间、地点、方式、过程、效果、病人反应等信息,例如麻醉记录、手术记录。这类记录基本都是叙述性的自然语言,很难予以规范化。

**7. 疾病转归信息** 患者在手术后和出院时,应说明治疗结果及疾病转归情况。由于对手术愈合类别已有明确规定(Ⅰ、Ⅱ、Ⅲ级 / 甲、乙、丙类),对出院情况也有明确规定(治愈、好转、未愈、死亡、其他),所以能够规范化。

**8. 费用信息** 费用信息不仅包括单纯的金额,还包括很多其他的信息,例如是否属于社会医疗保险。当其属于某一种保险类型时,又会涉及在该种保险中,每一种药物、检查、手术费用的摊派比例、支付方式、支付对象(保险部门、个人、医院)。这些费用的计算虽然复杂、烦琐、面广量大,由于具体规定条款明确,所以这类信息处理容易规范化。

**9. 医护人员信息** 病历为医师、护士及各级医务人员所记录,所以医务人员的信息将在每一页记录、每一项报告中出现,并通过签名等形式确认,这不仅是对患者负责,也是承担法律效应的依据。医护人员信息的规范化很容易实现,但要保证这个信息的安全性、时限性、可靠性并非易事。

## 三、电子病历实施方法

电子病历的实现,首先要结构化,这不仅包括病历数据的结构化,也包括病历系统模型的结构化,这样电子病历才具有通用性,可行性。

### (一)病历的种类

常规病历的内容包括:首页记录、住院记录、护理记录、知情文件、住院医嘱、医嘱报告、疾病证明、护理记录。

根据病历书写规范,同种类的病历在不同的诊疗事件中应该书写记录不同内容和格式要求的病历,从而形成了各种类的病历文件细分。

(1)门诊病历:病人门诊就诊行为,可以划分为普通门诊和急诊。

(2)住院病历与时间要求:病人住院诊疗过程相对复杂,因此对住院病历的文件划分也相对更多。下面是根据住院的相关事件,列举的典型病历文件,见表9-1。

表 9-1 住院病人病历种类

| 编号 | 名称 | 事件 | 说明 |
|---|---|---|---|
| 001 | 入院病历 | 入院 | 病人入院后由实习医生、进修医生或住院医师书写,全面详细地反映病史、体检情况的完整病历 |
| 002 | 入院记录 | 入院 | 病人入院后由进修医生或住院医师书写,相对概括地反映病人病史、体检情况的病历 |
| 003 | 首次病程记录 | 入科 | 病人入院后24小时内完成的病情和诊疗的记录 |
| 004 | 日常病程记录 | 入科 | 病人入院后的病情变化和诊疗过程的记录 |
| 005 | 上级医师查房记录 | 入科 | 在上级医师查房后,对病人诊断治疗措施等给出的意见描述 |
| 006 | 交班记录 | 交班* | 交班前由交班医生书写的病人情况的记录 |
| 007 | 接班记录 | 交班 | 接班后由接班医生书写的病人情况的记录 |
| 008 | 阶段小结 | 入科 | 医生对住院时间较长的病人书写的病情变化和诊疗过程的小结 |
| 009 | 请会诊记录 | 会诊 | 病人出现它科病情,需要邀请它科协助诊断治疗的记录 |
| 010 | 会诊记录 | 会诊 | 指它科医生应邀会诊后书写的诊断、治疗意见的记录 |
| 011 | 转科记录 | 转科 | 病人转科前由转科医生书写的病人情况的记录 |
| 012 | 接收记录 | 转科 | 病人转科后有接诊医生书写的病人情况的记录 |
| 013 | 抢救记录 | 抢救 | 在病人抢救之后,补充的抢救过程的记录 |
| 014 | 术前讨论记录 | 手术 | 由经治医生书写的病人术前讨论的会议记录 |

| 编号 | 名称 | 事件 | 说明 |
|------|------|------|------|
| 015 | 手术记录 | 手术 | 由手术医师书写的病人手术情况的记录 |
| 016 | 术后病程记录 | 手术 | 病人手术后由第一助手医生记录的术中病况和术后血压脉搏及注意事项等记录 |
| 017 | 术后上级查房记录 | 手术 | 在上级医师手术后查房之后,对病人病情和治疗措施等给出的意见描述 |
| 018 | 麻醉记录 | 手术 | 由麻醉医生填写的病人手术过程麻醉情况的记录 |
| 019 | 死亡记录 | 死亡 | 病人入院后虽经治疗或抢救、病情继续恶化而死亡的记录 |
| 020 | 死亡讨论记录 | 死亡 | 由经治医生书写的病人死亡讨论会议记录 |
| 021 | 出院记录 | 出院 | 病人入院经治疗后,病情缓解好转痊愈或病人主动要求而出院的记录 |

\*:交班是指医院因医生轮转或其他原因导致病人的经治医生改变的过程

(3) 护理记录:护理工作的重要内容之一就是体征监测、入出量记录、瞳孔反映、病情观察总结等,并通过一定形式作好记录,典型的护理记录种类见表9-2。

表9-2 护理记录种类

| 编号 | 名称 | 事件 | 说明 |
|------|------|------|------|
| 001 | 护理入院病历 | 入科 | 由护士书写的病人概况、护理检查、观察要点和护理计划的记录 |
| 002 | 护理病程记录 | 入科 | 住院病人的多次护理病程记录组成的一个连续页码病历文件集合 |
| 003 | 首次护理病程 | 入科 | 由护士记录的病人病情情绪变化和护理效果反映的记录 |
| 004 | 日常护理病程 | 入科 | 由护士记录的病人病情情绪变化和护理效果反映的记录 |
| 005 | 护理出院小结 | 出院 | 护士对主要护理情况的总结和针对病人心理与疾病情况提出的康复建议等 |

**(二)电子病历操作**

1. 进入界面,新添加一页电子病历(图9-39)。

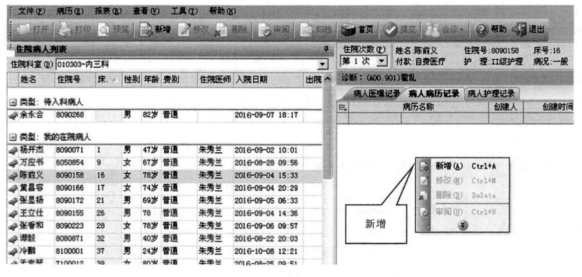

**图9-39 新增病历**

2. 书写(图9-40)。

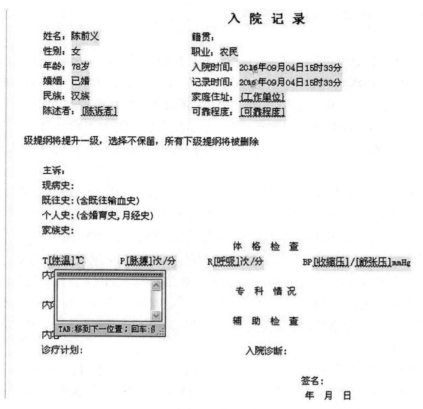

图 9-40 病历书写

## 四、电子病历的安全性

首先,电子病历是对医疗过程的全部记录,涉及病人的隐私。隐私权是患者的一种权利,它不仅意味着患者有权保留私人的医疗数据,而且意味着只有患者有权决定将自己的医疗数据以某种方式、在某个时间、向某个人或某些人公开。保护病人的隐私是临床医生的职业道德和行业义务。医务人员应该对患者的医疗数据保密,而不应未经病人同意公布于其他人,这项权利和义务以法律条文固定下来。电子病历必须遵循上述原则。

第二,病历是具有法律效应的文件,病历数据具有法律证据作用。病历中医疗数据的安全不仅关系到患者利益,也关系到医疗人员的利益。

第三,病历是医疗诊断、治疗操作的依据,病历信息可靠性和完整性直接关系到医疗过程的安全。

第四,"共享性"是电子病历的优势。通过网络,特别是 Internet,电子病历中的医疗数据可以跨专科,跨医院,跨地域地实现共享。共享程度越高、病历信息被不正当使用的可能性也越大。那么,哪些数据可以共享,哪些数据不能共享,或在什么情况下才可以共享,这是电子病历安全性必须解决的问题。

人们对电子病历的安全性普遍持怀疑态度,实际上,电子病历可以通过加密、防伪、授权等电子化手段,对病历信息的保护具有更强的可控性,因此,电子病历具有比纸质病历更高的安全能力。

实现电子病历的安全性可以采用:

1. **用户身份认证** 用户身份认证就是要确定用户是谁,它是整个安全机制实施的前提。最简单的用户身份认证是用户名和口令,两者匹配方可确定用户是谁。为防止用户口令被他人盗取可使用"电子钥匙"。IC 卡是常用的"电子钥匙",它内部存放用户标识信息,并可以使用加密功能,防止了他人复制,保证了 IC 卡的唯一性。IC 卡还可以存放用户私人密匙,用于对所记录的病历进行个人数字签名。除此以外,还可以通过"生理钥匙"(指纹)来识别用户,进行个人数字签名。

2. **权限控制**　权限控制就是确定哪些人可以访问病人信息,以及只能访问哪一部分信息,即访问权限和授权管理。

电子病历应建立的授权认证机制,通过授权控制表(它描述了用户和病历两个实体之间的对应关系),授权机制可按相关法规制度对不同的用户授予不同的权限(如读、写),对 EPR 不同内容(如医嘱、病程记录)进行不同的设置,从而防止对信息的误用和滥用。对用户所授权限应有期限限制。

不同的病人,其病历信息的敏感程度可能不同。比如对艾滋病病人,其病历可能更加敏感,所以授权的严格程度可以进行分级标识。对于普通病人可以遵循一般的授权规则,对于特殊病人则严格按单独授权的方式来管理。

对于用户访问的每一份病历及所做的操作,电子病历系统记录到安全日志中。对于常规权限以外的病历访问,系统会给予提示,由用户选择是否继续,并将记录用户的访问行为。

3. **病历完整性**　为保证病历完整性,不被他人非法修改,可使用数字签名技术。数字签名就是对信息内容通过特殊计算方法抽取出特征值,并以用户自己的私人密匙对其加密。加密后的特征值既包含了信息内容的特征,又含有了用户个人特征,别人无法仿制。数字签名后,如果对原始信息进行修改,即使改动了一个字,则重新计算特征值后必然与原特征值不符。而原特征值由于含有用户密码,无法重新生成,任何修改即可被发现。正因为数字签名中含有个人私有密匙信息,别人无法伪造,这一方法还同时解决了原始记录不可否认的问题。

如果在数字签名时引入时间戳,当记录者完成病历记录进行数字签名时,由系统生成了一个加了密的时间记录(时间戳),将病历原始内容与该时间戳一起进行数字签名,这样数字签名中就含有了记录者自己无法修改的记录时间信息,保持了 EPR 时间的原始性和完整性。

## 五、电子病历的应用

我们已描述了电子病历的临床应用,下面再论述其他用途。由于 EPR 的数据是结构化和代码化的,可以方便地进行检索、查询,并通过统计分析或智能化处理达到各种目的,因此其应用是十分广泛的。

1. **质量评估**　电子病历包含的海量医疗数据可以被医师、护士及其他医务人员引用,进行医疗、护理各种质量评估。例如,可以对服用某一种降压药的所有患者资料进行综合评估,判断短期及长期的降压效果,用药剂量与体重关系,对肝功能、肾功能、血脂有否影响,药物的各种副作用,还可以与服用其他降压药病人进行长期比较,观察它们之间在治疗效果和医疗费用上的差异,从而对该种降压药作出综合评价,并判断它的市场前景。

2. **决策支持**　电子病历中包含的大量信息,通过评估系统所生成的结果,可以作为我们对医疗管理、医院建设的决策依据。

例如,通过多种高血压药品的评估,可以对不同种类降压药的疗效和副反应做出横向比较,从而决定对不同类型高血压患者的最佳治疗方案。而专家系统(详见本书第五章)则为每一患者的诊断和治疗方案提出具体的指导意见。

3. **教学材料**　电子病历为医学院校的临床各科教学提供了方便而全面的教学案例,教师不仅能够通过屏幕调用病案记录,还可以同时调用体温表、X 线胸片、超声图像、病理图片以及各种介入治疗的摄像,提高教学质量。

电子病历还为继续医学教育提供良好教材,EPR 可以通过互联网进行网上教育、远程教育,为更多的人提供最好的教师,直观的教学图像与场景。

4. **科学研究**　电子病历不仅实现了医疗共享,也能实现科研共享,电子病历的结构化数据可以让科研人员跨学科、跨医院、跨地域集中更多可靠准确的数据,进行大样本、长时间的精确研究,得出高水平的科研成果。

**5. 医疗保险** 电子病历内在信息是职工社会医疗保险机构和其他商业医疗保险机构实施医疗保险、进行经费结算的依据,是推行社会医疗保险的重要保证。

**6. 医院及政府行政管理** 电子病历中大量的信息分析处理是医院和行政主管部门管理决策的重要依据,例如医院分析 EPR 检查项目的数据,可以得出主要医疗设备(如螺旋 CT)的效益,决定医院是否要添置这些设备。EPR 中对地区性某一疾病(例如肺结核)的发病率、治愈率等数据可作为流行病评估依据,并为疾病控制提供相应的法规依据。

## 六、案例

国内厂商重庆中联在 2005 年推出电子病历系统——ZLEMR(中联丰富格式电子病历),此系统是构建在临床信息系统(CIS)基础之上的结构化电子病历系统,提出丰富格式的概念,解决病历从纸质向电子化转变的编辑易用性问题,保证电子病历的格式和编辑的灵活性,可以和临床其他相关系统互联互通获取诊疗数据,同时还可以做到基础的病历质量控制。由于信息化的不断发展,医院对电子病历系统的需求在逐渐提高,医生在书写病历时需要更加智能化的辅助手段来提高病历书写效率及病历质量,管理层需要更合理、更智能的质控流程来实现电子病历质控的闭环管理。为应对新的需求,重庆中联在 2012 年推出 ZLRICHEMR——中联智能电子病历系统,用于解决规范医疗行为、提高工作效率、改善医疗服务质量的问题。此系统在丰富格式和结构化电子病历的基础上,提供大量智能辅助功能来帮助医院,主要包括:①可以根据患者诊疗活动自动产生病历相关任务;②多级病历模板帮助医生快速完成病历书写;③实时获取患者临床相关的所有诊疗数据;④更完善更智能的多级病历质控体系,可以对病历时限性、完整性、内容准确性质控;⑤对病历内容进行检索分析利用等。中联智能电子病历系统推动医院各个信息系统的高度集成,形成以电子病历为核心的医院信息平台。

# 第五节 公共卫生信息系统

## 一、公共卫生信息系统概述

公共卫生信息系统是指公共卫生领域为收集、加工、存储、检索、分析、研究、传输和提供信息服务而建立的综合信息系统。

公共卫生信息系统是国家公共卫生建设的重要组成部分。改革开放以来,随着信息技术和基础设施的普及,我国公共卫生信息系统得到了长足的发展,初步建立了以疫情、疾病监测、卫生监督为主体的公共卫生信息系统,形成了从县到中央四级卫生防疫信息网络。目前,我国开展的公共卫生信息收集主要包括:疫情报告、疾病监测、居民死亡原因统计;食品卫生、环境卫生、学校卫生、妇幼卫生、职业卫生状况监测;公共卫生资源及服务利用统计。上述报告和监测系统在我国疾病预防控制和公共卫生管理工作中发挥了重要作用。

但 2003 年上半年的一场突如其来的非典型肺炎重大疫情灾害,暴露出我国突发公共卫生事件应急机制不健全,公共卫生发展严重滞后。SARS 疫情的发生和蔓延,充分暴露出当前我国公共卫生信息系统存在的缺陷,主要集中在以下几个方面:

**1. 疫情报告、疾病监测时效性差** 我国疫情报告、疾病监测实行旬、月报和逐级统计报告制度。在 SARS 防治中,个案病例从发病到国家收到报告的时间,全国平均为 8~9 天,从住院确诊到国家收到报告的时间为 3~4 天。报告时间的滞后，严重延误了"战机"。

**2. 卫生信息网络覆盖面小**　疫情报告、疾病监测系统的网络仅仅覆盖全国县、市、省和国家疾病预防控制机构，而疫情和突发公共卫生事件报告单位和报告人，主要是县及县以上医疗机构、城市社区卫生服务中心(站)、农村乡镇卫生院、村卫生室，各种形式开业诊所及其医务人员，却不能实现网上直报。

**3. 医疗救治系统信息不灵**　面对突如其来的灾难和 SARS 这类不明病因的疾病，如果不能准确掌握医疗机构可利用的床位、转运能力、专业医生、护理能力、诊疗设备、救治药品、防护设施等各种资源信息，必定出现混乱局面。同时，由于医院与疾病控制部门间的信息链接不完整，造成医疗救治信息失灵，患者的接收和处置常常处于被动。

**4. 卫生执法监督信息系统建设滞后，不适应卫生执法监督工作的需要**　全国卫生监督信息系统建设严重缺位，只有个别地区开展卫生执法监督信息化工作，全国没有形成一个完整的系统。

**5. 缺乏国家统一的公共卫生信息平台，信息整合能力差**　过去，卫生系统信息建设由于在信息标准开发、数据编码和交换方式等方面没有投入，使得医疗、预防和卫生管理之间信息不能共享。

## 二、国家公共卫生信息系统建设

为了建立和完善我国公共卫生信息系统，2003 年 6 月，原卫生部下发《关于国家公共卫生信息系统建设工作有关问题的通知》，明确了现阶段国家公共卫生信息系统建设的总体目标和任务、结构等。

国家公共卫生信息系统建设的总体目标是：综合运用计算机技术、网络技术和通讯技术，构建覆盖各级卫生行政部门、疾病预防控制中心、卫生监督中心、各级各类医疗卫生机构的高效、快速、通畅的信息网络系统，网络触角延伸到城市社区和农村卫生室；加强法制建设，规范和完善公共卫生信息的收集、整理、分析，提高信息质量；建立中央、省、市三级突发公共卫生事件预警和应急指挥系统平台，提高医疗救治、公共卫生管理、科学决策以及突发公共卫生事件的应急指挥能力。

现阶段的主要任务是：①建立和完善国家公共卫生信息系统基础网络；②疫情和突发公共卫生事件监测系统建设；③医疗救治信息系统建设；④卫生监督执法信息系统建设；⑤突发公共卫生事件应急指挥中心与决策系统建设。

## 三、国家公共卫生信息系统的基本结构

**1. 国家公共卫生信息系统网络结构**　国家公共卫生信息系统纵向网络建设是形成"五级网络、三级平台"。五级网络就是依托国家公用数据网，综合运用计算机技术、网络技术和通讯技术，建立链接乡镇、县(区)、地(市)、省、国家五级卫生行政部门和医疗卫生机构的双向信息传输网络，形成国家公共卫生信息虚拟专网；三级平台就是在地(市)、省、国家建立三级公共卫生信息网络平台。

国家公共卫生信息系统横向网络建设是形成"区域卫生信息网"。区域卫生信息网就是指按照区域卫生规划要求和属地管理原则，在地(市)建立区域公共卫生信息网络平台的基础上，形成区域内各级卫生行政部门和各级各类医疗卫生机构有效的网络链接。

**2. 国家公共卫生信息系统网络功能**

(1) 乡镇和基层医疗卫生单位的网络接入和功能：有条件的乡镇卫生院或基层医疗卫生单位建立计算机工作站，条件不足的单位购买专用上网电话机，以拨号方式接入国家公用数据网络，与县及县以上公共卫生信息网络连接。按照国家法律规定和卫生行政部门的要求，报告疫情、突发公共卫生事件、资源及相关信息。

(2) 县(区)级公共卫生信息系统网络接入和功能：在县(区)卫生行政部门和医疗卫生机构建立计算机

工作站,有条件县(区)可以建立局域网,通过拨号或专线方式接入国家公用数据网络。卫生行政部门、疾病预防控制、卫生监督机构和医疗按照各自职责分工和任务要求,完成数据收集、上报、下载、建立基本数据库和分析报告工作。

(3) 地(市)级公共卫生信息网络平台及其功能:在全国以地级市(包括计划单列市和省会城市)建立公共卫生信息系统平台。通过建立局域网,专线方式接入国家公用数据网,与县(区)卫生行政部门,各级各类疾病控制、卫生监督机构、医疗机构链接形成区域公共卫生信息网。地(市)级公共卫生信息网络平台功能主要包括区域各类公共卫生数据库、数据传输、预警预报、医疗救治、指挥调度、视频会议、信息发布等功能。

(4) 省级公共卫生信息网络平台功能:在全国以省为单位建立省级公共卫生信息系统,系统平台设在省级卫生行政部门。网络平台及其功能与地市级类似,主要包括本省公共卫生数据库和指挥中心建设、具有数据传输、预警预报、指挥调度、视频会议、信息发布等功能。

(5) 国家级公共卫生信息网络平台功能:包含国家公共卫生信息网络平台、数据中心、指挥中心功能。国家在中国 CDC 建立全国疫情与突发公共卫生事件报告与监测数据库;在卫生监督中心建立全国卫生监督执法数据库;在统计信息中心建立全国卫生资源和医疗救治信息数据库;在卫生部建立国家综合公共卫生信息网络平台,作为国家突发公共卫生应急指挥中心重要组成部分。

## 四、公共卫生信息系统的内容

公共卫生信息系统包括疫情和突发公共卫生事件监测系统、突发公共卫生事件应急指挥与决策系统、医疗救治系统、卫生执法监督体系。

**1. 疫情和突发公共卫生事件监测系统**　该系统可以进行疾病报告、数据审核、质量控制和分析,能实现对传染病、突发公共卫生事件报告和信息处理的"个案、实时和在线"目标。以疾病监测信息系统建设为例,在 SARS 流行以前,我国传染病报告是逐级报告汇总,即最基层医疗机构发现传染病后,填写传染病报告单并邮寄到县卫生防疫站,县卫生防疫站统一录入计算机并汇总成报表,再逐级上报汇总,最后到中央。这一报告过程即使在 SARS 流行的关键时期,从基层报告到中央平均也需要 8 天时间,而 SARS 的潜伏期只有 4 天左右,所以使用公共卫生信息系统在上报的时间和速度上有很大的优势。目前,使用该系统的用户数已经超过 5 万,其中县及县以上医院超过 1.5 万家,社区卫生服务中心和乡镇卫生院达到 3 万家,各级卫生行政部门、疾病控制机构超过 5000 家。2005 年全国网络直报各类传染病、突发公共卫生事件的个案数超过 450 万,该系统对于提高我国疾病监测质量、预警水平,及时采取控制应对措施,发挥着很重要的作用。

**2. 突发公共卫生事件应急指挥与决策系统**　为了应对重大疾病流行和突发公共卫生事件危机,及时调动和协调各种资源,包括卫生系统内部和相关部门的资源,部署和实施干预措施,卫生部按照国务院的要求,建立中央、省级两级突发公共卫生事件指挥与决策系统。该系统的作用是,收集整理重大传染病和突发公共卫生事件监测系统数据,辨别事件危害性质和严重程度,协调和调度跨地区和跨部门救治资源,组织疾病控制、卫生监督和医疗救治系统,共同应对突发公共卫生事件对社会以及居民健康造成的威胁,完成数据收集、决策分析、指挥部署和实时监控等工作任务。原卫生部应急指挥中心建设已经开始,全国省级应急指挥中心建设资金已经到位,项目实施工作已在 2007 年完成。

**3. 医疗救治信息系统**　SARS 发生以后,国家加快了医疗救治系统建设,目标之一就是在地市一级城市建立医疗救治信息系统,即在面对出现自然和社会因素引发的人员伤亡和生命威胁等公共卫生事件时,能够利用现代信息技术手段,实现对医疗救治工作的组织和管理,在城市区域内部,及时调动医疗救治资源,实施救护。包括:协调卫生资源、组织救治队伍、实施病人和伤员转运、腾退床位、住院治疗、善后处理以及对一线医务人员开展紧急培训等任务。

4. **卫生监督执法信息系统**　卫生监督执法信息系统是目前卫生信息化建设的薄弱环节,也是公共卫生信息系统建设的重要内容。卫生监督执法信息系统不仅具有与疾病控制、医疗救治信息系统类似功能,其特殊性还表现在不仅对医疗卫生机构自身行为的监督执法,而且对全社会与健康相关的环境、产品、服务的监督执法,包括经常性卫生监督、预防性卫生监督、突发事件报告等。日常工作繁重、信息量大,信息收集的难度更大。各种卫生监督执法报告卡 25 种,统计产出报表 200 余份。目前,国家、省和部分地市成立了卫生监督中心。

## 五、案例:天图公共卫生应急指挥系统

1. **建设目标**　天图公共卫生应急指挥系统的建设总体目标是:综合运用计算机技术、地理信息系统技术、网络技术和通讯技术,构建覆盖各级卫生行政部门、疾病预防控制中心、卫生监督机构以及各级各类医疗卫生机构的高效、快速、通畅的信息网络系统。网络触角延伸到城市社区和农村卫生室;强化法制建设,规范和完善公共卫生信息的收集、整理、分析,提高信息质量;建立与中央和省相一致的市级突发公共卫生事件预警和应急指挥系统平台,提高医疗救治、公共卫生管理、科学决策以及突发公共卫生事件的应急指挥能力。

2. **关键技术**　在建设公共卫生应急指挥系统共享平台中涉及以 3S 技术为核心的多种 GIS 技术的应用,为了能建立真正可以共享的空间数据交换系统,采取了以下关键技术:

面向对象的 GIS 平台:选择用全球领先的 XGIS 平台建设城市基础地理信息系统,进行对城市数字线划图、遥感影像图等基础数据的管理和入库。

XGIS 是天夏集团与哈佛大学合作开发的新一代大型 GIS 平台,XGIS 系列产品包括桌面产品、服务器产品、独立产品和开发产品。XGIS 在全球领先采用了完全面向对象的技术架构,并率先将地理信息系统与智能决策支持(IDSS)技术相结合,从而掀起了 GIS 技术的"二次革命",标志着第二代 GIS 技术成熟完善并实现产业化。

XGIS 中文版软件已经在国内得到大量商业应用,在基础测绘、数字城管、房产、规划、国土、公安等行业积累了典型应用案例。借助哈佛大学的 GIS 全球领先技术优势,XGIS 平台在设计之初,就已经成为全球最广泛兼容的 GIS 平台产品。XGIS 目前兼容全球主流的 GIS 平台数据,如 ArcGis、MapInfo、AutoCad 等 20 多个平台,同时,在国内推出的 XGIS 中文版也完全兼容国内的 GIS 平台数据,如 Supermap、Mapgis 等。

行业实体库技术:行业实体库技术的提出是 XGIS 的显著标志之一,也是用户以面向对象的方式使用软件的具体体现。XGIS 行业实体库是由实体组成的,XGIS 行业实体包括具体实体和抽象实体两部分,具体实体是指可以看得见的具体的物,抽象实体是指涉及国民经济中的相关概念和统计指标等,两部分的结合可以完整描述城市地理的全部内容。

通过行业实体库建设城市基础地理共享平台具有非常好的优势,城市基础数据如城市道路、桥梁、河流、房子、树木等可以很方便地进行建库和入库,节省大量的人力物力,同时提供工作效率。

3. **功能模块**　系统要求实现全局业务科室自动化与信息化,对外还要能提供多种方式的信息公开查询。系统主要有十七个子系统组成,其中的基础支柱系统为(图 9-41 指挥中心整体构架示意图):突发公共卫生事件应急指挥中心系统将建立与国家、省一致的公共卫生信息系统网络平台,建立公共卫生及其相关信息数据仓库,实现医疗救治资源管

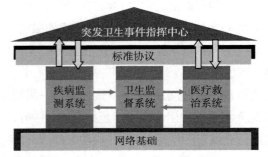

**图 9-41　指挥中心整体构架示意图**

理与指挥调度,建立与相关部门的信息交换机制和协调机制,建立和规范指挥中心业务流程,建立灾害、疫情、医疗资源的地理分布 GIS 系统。

(1) 疫情和突发公共卫生事件监测系统:连接传染病疫情报告系统:考虑到国家已经建立了传染病疫情的网络直报系统,在建立"南京市公共卫生信息系统"时重点放在分析利用,如 GIS 地理分布,历年资料查询系统的建设等功能。

(2) 突发公共卫生事件系统:连接突发公共卫生事件监测系统时,应上接国家下连 13 个地市、116 个县区。建立功能完善、反应灵敏、运转协调、指挥灵活的突发公共卫生事件管理系统。

(3) 疾控信息系统:逐步建立对未知危险、危害因素的信息收集和处理能力,在紧急救援中心(120)增加接受非正规渠道信息收集能力,探讨与其他突发事件应急系统(如公安、消防、急救等)的协作关系。

(4) 医疗救治信息系统:在一般情况下,服务于卫生管理、医疗服务、日常救治、远程医学等业务工作;在疫情和突发公共卫生事件等重大危害时期,该系统担负区域医疗资源统一调度、院前急救、医疗救治、远程医疗、远程培训等医疗救治信息服务和管理职能。

(5) 卫生监督执法信息系统:卫生监督执法信息系统不仅具有与疾病控制、医疗救治信息系统类似功能,其特殊性还表现在不仅对医疗卫生机构自身行为的监督执法,而且包括经常性卫生监督、预防性卫生监督、突发公共卫生事件报告等。

救灾物资储备信息系统开发卫生(防疫)救灾物资、药品储备信息系统研究和建立科学的数据收集及管理模式,一旦灾害发生指挥中心就可根据救灾物资、药品的储备情况可以快速调度。

# 第六节　远程医疗系统

我国地域辽阔,人口众多,医疗水平发展很不平衡。虽然拥有 6000 多家三级医院,但是基本分布在大、中城市,高、精、尖的医疗设备也大多分布在大城市。病人、特别是边远地区的病人,由于当地的医疗条件比较落后,危重、疑难病人往往要被送到上级医院进行专家会诊。到异地就诊的交通费、家属陪同费用、住院医疗费等给病人增加了经济上的额外负担。同时,路途的颠簸也给病人本已脆弱的身体造成了伤害,而许多没有条件到大医院就诊的病人则耽误了诊疗,给病人和家属造成了身心上的痛苦。即使在大城市,病人也希望能到三级医院接受专家的治疗,造成基层医院病人纷纷流入市级医院,加重了市级医院的负担,使市级医院床位紧张,而基层医院床位闲置,结果是造成医疗资源分布不均和浪费。我国目前百姓看病难问题日益突出,要解决医疗资源分布严重失衡的问题,发展远程医疗已经刻不容缓。

远程医疗是指通过计算机技术、通信技术与多媒体技术,同医疗技术相结合,旨在提高诊断与医疗水平、降低医疗开支、满足广大人民群众保健需求的一项全新的医疗服务。目前,远程医疗技术已经从最初的电视监护、电话远程诊断发展到利用高速网络进行数字、图像、语音的综合传输,并且实现了实时语音和高清晰图像的交流,为现代医学的应用提供了更广阔的发展空间。国外在这一领域的发展已有 40 多年的历史,而我国只在最近几年才得到重视和发展。

远程医疗包括远程医疗会诊、远程医学教育、建立多媒体医疗保健咨询系统等。远程医疗会诊在医学专家和病人之间建立起全新的联系,使病人在原地、原医院即可接受远地专家的会诊并在其指导下进行治疗和护理,可以节约医生和病人大量时间和金钱。远程医疗可以使身处偏僻地区和没有良好医疗条件的患者获得良好的诊断和治疗,如农村、山区、野外勘测地、空中、海上、战场等。也可以使医学专家同时对在不同空间位置的患者进行会诊。

美国联航正投入试验运行的远程医疗系统,提供了全方位的生命信号检测,包括心脏、血压、呼吸等。在飞行过程中,可通过移动通讯系统及时得到全球各地的医疗支持。由马里兰大学开发的战地远程医疗系统,由战地医生、通讯设备车、卫星通讯网、野战医院和医疗中心组成。每个士兵都配戴一只医疗手镯,它能测试出士兵的血压和心率等参数。另外还装有一只 GPS 定位仪,当士兵受了伤,可以帮助医生很快找到他,并通过远程医疗系统得到诊断和治疗。

## 一、远程医疗的发展及现状

**1. 国外远程医疗的发展及现状**　20 世纪 50 年代末,美国学者 Wittson 首先将双向电视系统用于医疗;同年,Jutra 等人创立了远程放射医学。此后,美国不断有人利用通信和电子技术进行医学活动,并出现了 Telemedicine 一词,现在国内专家统一将其译为"远程医疗(或远程医学)"。

(1) 第一代远程医疗:20 世纪 60~80 年代中期的远程医疗活动被视为第一代远程医疗。这一阶段的远程医疗发展较慢。从客观上分析,当时的信息技术还不够发达,信息高速公路正处于新生阶段,信息传送量极为有限,远程医疗受到通信条件的制约。

(2) 第二代远程医疗:自 20 世纪 80 年代后期,随着现代通信技术水平的不断提高,一大批有价值的项目相继启动,其声势和影响远远超过了第一代技术,可以被视为第二代远程医疗。从 Medline 所收录的文献数量看,1988 年~1997 年的 10 年间,远程医疗方面的文献数量呈几何级数增长。在远程医疗系统的实施过程中,美国和西欧国家发展速度最快,联系方式多是通过卫星和综合业务数据网(ISDN),在远程咨询、远程会诊、医学图像的远距离传输、远程会议和军事医学方面取得了较大进展。

1988 年美国提出远程医疗系统应作为一个开放的分布式系统的概念,即从广义上讲,远程医疗应包括现代信息技术,特别是双向视听通信技术、计算机及遥感技术,向远方病人传送医学服务或医生之间的信息交流。同时美国学者还对远程医疗系统的概念做了如下定义:远程医疗系统是指一个整体,它通过通信和计算机技术给特定人群提供医疗服务。这一系统包括远程诊断、信息服务、远程教育等多种功能,它是以计算机和网络通信为基础,针对医学资料的多媒体技术,进行远距离视频、音频信息传输、存储、查询及显示。乔治亚州教育医学系统(CSAMS)是目前世界上规模最大、覆盖面最广的远程教育和远程医疗网络,可进行有线、无线和卫星通信活动,远程医疗网是其中的一部分。

欧洲及欧盟组织了 3 个生物医学工程实验室、10 个大公司、20 个病理学实验室和 120 个终端用户参加的大规模远程医疗系统推广实验,推动了远程医疗的普及。澳大利亚、南非、日本等国家和中国香港地区也相继开展了各种形式的远程医疗活动。1988 年 12 月,亚美尼亚共和国发生强烈地震,在美苏太空生理联合工作组的支持下,美国国家宇航局首次进行了国际间远程医疗,使亚美尼亚的一家医院与美国四家医院联通会诊。这表明远程医疗能够跨越国际间政治、文化、社会以及经济的界限。

美国的远程医疗虽然起步早,但其司法制度曾一度阻碍了远程医疗的全面开展。所谓远程仅限于某一州内,因为美国要求行医需取得所在州的行医执照,跨州行医涉及法律问题。据统计,1993 年,美国和加拿大约有 2250 例病人通过远程医疗系统就诊,其中 1000 人是由得克萨斯州的定点医生进行的仅 3~5 分钟的肾透析会诊;其余病种的平均会诊时间约 35 分钟。

美国的远程医疗工程拥有专款,部分由各州和联邦资金委员会提供。1994 年的财政年度中,至少有 13 个不同的联邦拨款计划为远程医疗拨款 8500 万美元,仅佐治亚州就拨款 800 万元,用以建立 6 个地区的远程医疗网络。

**2. 我国远程医疗的发展及现状**　我国是一个幅员广阔的国家,医疗水平有明显的区域性差别,特别是广大农村和边远地区,因此远程医疗在我国更有发展的必要。

我国从 20 世纪 80 年代才开始远程医疗的探索。1988 年解放军总医院通过卫星与德国一家医院进行了神经外科远程病例讨论。1995 年上海教育科研网、上海医大远程会诊项目启动,并成立了远程医疗会诊研究室。该系统在网络上运行,具有逼真的交互动态图像。目前经过验收合格并正式投入运营的包括中国医学科学院北京协和医院、中国医学科学院阜外心血管病医院等全国二十多个省市的数十家医院网站，已经为数百例各地疑难急重症患者进行了远程、异地、实时、动态电视直播会诊，成功地进行了大型国际会议全程转播，并组织国内外专题讲座、学术交流和手术观摩数十次，极大地促进了我国远程医疗事业的发展。

根据国家卫生信息化的总体规划，原解放军总后勤部卫生部提出了军队卫生系统信息化建设"三大工程"，并分别被列为国家"金卫工程"军字一、二、三号工程，其中军字二号工程即为建设全军医药卫生信息网络和远程医疗会诊系统。

尽管我国的远程医疗已取得了初步的成果，但是距发达国家水平还有很大差距，在技术、政策、法规、实际应用方面还需不断完善；同时，广大人民群众对远程医疗的认识还有待进一步提高。

## 二、远程医疗应用范围及相关技术

**1. 远程医疗技术的应用范围** 远程医疗技术所要实现的目标主要包括：以检查诊断为目的的远程医疗诊断系统、以咨询会诊为目的的远程医疗会诊系统、以教学培训为目的的远程医疗教育系统和以家庭病床为目的的远程病床监护系统。

应用的目的和需求不同，在远程医疗系统中配置的设备和使用的通信网络环境也有所不同。远程医疗诊断系统主要配置各种数字化医疗仪器和相应的通信接口，并且主要在医院内部的局域网上运行。终端用户设备包括电子扫描仪、数字摄像机以及话筒、扬声器等。远程医疗教育系统与医疗会诊系统相似，主要是采用视频会议方式在宽带网上运行。无论哪一种远程医疗系统，计算机和多媒体设备都是必不可少的。

远程医疗的应用范围很广泛，通常可用于放射科、病理科、皮肤科、心脏科、内镜以及神经科等多种病例。远程医疗技术的应用十分广泛，因此决定这项技术具有巨大的发展空间。

**2. 多媒体技术** 远程医疗中多媒体技术的应用有赖于各种各样多媒体数字设备的支持。在远程医疗中多媒体技术主要应用在以下几个方面：

（1）媒体采集：可以通过数字摄像机（头）采集到高分辨率的图像。

（2）媒体存储：音频、视频以及医学图像均需在计算机内暂时或永久存储，这可用磁性或光磁器件（如硬盘、软盘、光盘等）实现。

（3）压缩／解压缩：现在流行的 JPEG 图像压缩标准可以做到 10∶1 到 20∶1，并经诊断结果表明它对图像没有损害性。

（4）图像处理：它的基本功能应包括角度旋转、水平垂直伸缩、校正采集误差，并在诊所条件下能用肉眼观察到清晰的图像。

（5）用户界面：在医学上图形界面最为普遍，因为它能反映更多的医用信息（可视化信息），因此显示器、键盘、鼠标以及窗口管理软件是最基本的远程医疗用户界面。另外，多媒体设备也是需要的。

**3. 通信技术** 因通信网络不同及其适用的视频会议系统的不同，远程医疗系统有多种应用模式。常用的有以下几种。

（1）基于有线通信网络的远程医疗系统：有线通信网络包括普通电话网、ISDN、帧中继、宽带等，它们和与之适用的具有双向同步音频和视频信号的视频会议系统、计算机硬件、远程医疗应用软件、管理软件以及联网的医疗仪器等组成了远程医疗系统。其核心是视频会议系统，目前国内使用的这类视频会议系统有：Share Vision PC3000、Intel Business Video Phone、NetMeeting 等。

（2）基于卫星通信网络的远程医疗系统：卫星通信是指地球上的卫星通信站之间利用人造卫星作中继站而进行的通信。

卫星通信系统的组成：一般由通信卫星、地球站(地面站)、卫星测控系统和卫星监控管理系统组成。

1) 通信卫星：通信卫星上除了控制系统、电源外，还有多个星载转发器。转发器是卫星上的主要设备，它接收由地球站发来的上行射频信号，经放大并变换为下行射频信号之后，发回地球。

2) 地球站：由天线、馈源设备、发射设备、接收设备、信道终端设备、无线跟踪伺服设备、电源设备等组成。地球站是将地面通信网的多路信号，经过多路复用与调制，变频为上行频率，功率放大后发往卫星。对于卫星的下行频率，经低噪声放大后，再经变频和解调，多路分解后送往市话通信网、专用通信网、计算机局域网或专用设备。

由于卫星在太空中会有一定浮移，为了保证地球站的天线始终对准卫星，一般大、中型地球站具有自动跟踪与伺服功能，进行自动校准。

3) 卫星测控系统：通常由指挥控制中心、测控数据交换中心及各地的测控站(船)组成。任务是在卫星发射过程中对卫星进行跟踪测量，并控制卫星准确进入定点轨道。在卫星正常运行过程中，测控系统将对卫星完成轨道校正、位置和姿态保持。

4) 卫星监控管理系统：对在轨卫星的通信性能及参数(如转发器功率、卫星天线增益及各地球站的发射功率、频率、带宽等)，进行业务开通前的监测和业务开通后的例行监测、控制和管理。

卫星通信系统以位于太空的通信卫星为中继站(图 9-42)，与其他通信系统相比，具有以下特点：①通信距离远：卫星通信系统建站成本与通信距离无关，并且不受地理条件的限制，可越过高山、河流、湖泊进行信息传送。②卫星通信系统覆盖一定区域：卫星通信以广播方式工作，可实现多址连接。在卫星通信所能覆盖范围内的任一地球站，都能与覆盖区内的其他站点直接通信。③通信容量大，传输质量高：目前商用卫星系统，可同时传输上万路的电话信号，并有多个彩色电视通道，尽管传播距离远，传播损耗大，但目前采用的技术已能保证卫星通信系统具有高的通信质量。④传播延时大：一般而言，地球站到卫星的距离约40 000km，同一卫星覆盖范围内的两站之间的传播距离长达 80 000km，此时电波延时约 270ms。如果不在同一卫星范围内通信，延时将达到 540ms。

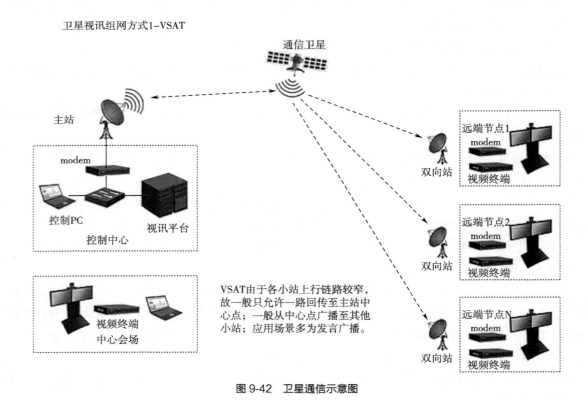

图 9-42　卫星通信示意图

（3）VSAT 卫星通信系统：VSAT（Very Small Aperture Terminal）系统是指甚小口径天线终端系统，这是近年来若干技术领域的进步与成功结合的产物。VSAT 特别适合通信业务较小的边远地区和应用领域（如远程医疗、远程教学），它是 21 世纪初卫星通信三大发展方向（VSAT、移动卫星通信、直播卫星）之一，已成为现代宽带通信网建设的主要业务。其地球站具有甚小天线（通常为 1.2m~2.4m）、低发射功率（1W~3W）、小容量、低成本的特点。这种终端构成的 VSAT 卫星通信系统，具有投资省、组网灵活、建设快和营运费用低等一系列优点，加上它不受地理条件的限制，对距离不敏感，是一种适用于边远地区通信的大范围的稀路由卫星网络。

VSAT 网络由大量的 VSAT 边远小站和一个中心站组成，采用星形网络结构，边远终端与中心站间通过卫星进行双向数据传输，而中心站与其他网络进行数据分组交换。当前更多的 VSAT 系统采用网状结构，并支持电路交换，有传输电话和数据的功能。

## 三、远程医疗会诊应用流程与管理

远程会诊的流程主要有会诊申请与资料准备，会诊安排与实施，以及会诊后处理等流程。

1. **会诊申请与资料准备**  远程医疗会诊应由申请会诊方主治医生提出，科主任审签，经医务处（科）批准后，由各单位远程医疗会诊工作站负责实施。从事远程医疗工作的人员应协助临床医生完成远程医疗会诊的申请准备工作。

（1）会诊资料收集与整理：做到认真、仔细、全面、扼要地反映病情。

1）病历资料：包括详细病史、体格检查、辅助检查、入院后治疗情况和治疗反应、初步诊断及会诊目的等。

2）影像资料：整理完备的影像资料，注明影像资料的类型，如 X 片、CT、MRI、DSA、ECT 等，检查部位及检查日期。

3）图形资料：心电图、脑电图、肌电图、视野图等，注明资料的类型及检查日期。

4）图像资料：病理片、骨髓片、B 超、彩超、超声血流图、普通照片等，注明资料的类型、检查部位及检查日期。

5）动态影像资料：凡具有视频监视器的大中小型医疗诊查设备均可采集动态影像，实施远程同步传输，如 CT、MRI、彩超、内镜、腹腔镜等。动态影像传输可分为实时传输和录像播放两种形式。

（2）会诊资料扫描与传输：做到文字资料输入无误，影像资料、图像资料扫描要严格执行操作要求，保证传输质量，扫描处理图像资料的质量直接影响远程医疗会诊的质量。重建图像质量与诸多因素有关。如扫描仪、显示器配置，屏幕大小、观察距离，背景亮度、原资料品质以及扫描制作过程等，其中扫描制作过程是最基本的影响环节。远程医疗会诊中传输的医学资料种类较多，几乎包括临床各科常见的辅助检查和静态图像。根据资料特点及重建图像要求，归纳起来主要有三种制作类型：

1）灰度图像类：包括放射影像（CT、MRI、DSA、ECT 以及 X 线片）、超声图像等，重建时要求清晰度高，扫描应选择适当分辨率及灰度模式，亮度是影响灰阶的唯一因素，过亮或过暗都可能影响毗邻组织对比分辨。

2）彩色图形类：主要指心电图、脑电图、脑血流图、肌电图、视野图等由专用记录纸描记的图形资料。该类资料在阅读时除了分析波形外，还需测量各波所占时间、振幅，重建图像时要求记录纸背景的网格显示清晰。一般网格都带有淡色彩。选择 RGB 模式能得到最佳效果。

3）彩色图片类：主要指骨髓片、病理片、外周血片、彩超图像等用彩色打印或彩色照片形式以及普通彩色照片等纸基图片。阅读时主要是辨认形态、组织结构，重建图像要求清晰度高、捕捉细节丰富、色彩逼真，选择适当高分辨率及 RGB 模式是关键。

4) 文字数据类：主要指各种书面文字数据资料，如检查报告、化验报告等，扫描时选择灰度模式较适合。

(3) 接受会诊申请：关键在于把好预审关。

1) 接受会诊资料：将完整的会诊资料传送至会诊中心，并由申请方与会诊方确认。

2) 预审：会诊方对收到的会诊资料必须进行预审，认可后正式接受申请。对不符合要求的资料，要求申请方补充或重新提出申请。

3) 建立文件夹：会诊方对接收的每一例会诊资料按要求建立文件夹，包括病史资料、影像资料、图像资料，供会诊专家会诊调阅和长期保存。

**2. 会诊安排与实施**

(1) 确定会诊时间：根据申请方的要求或会诊方推荐。联系有关会诊专家，确定会诊时间。常规会诊一般在 3 天内予以安排，急诊会诊 2 小时内即可安排。

(2) 协调：会诊时间一经确定，由会诊方负责通知网管中心和申请方，遇有信道被使用或与其他会诊时间发生冲突时，由会诊方负责联系协调各方。

(3) 会诊现场的维护：网管中心、会诊中心、申请方工作人员应于每次会诊前 15 分钟检测通信设备，检查音频、视频、数据传输及照明条件，必要时进行连接测试准备。申请会诊方相关人员、会诊专家均应提前 15 分钟到达会诊中心进行准备，一般每例会诊限时 30 分钟，联合会诊(同时申请两名以上专家会诊)限时 45 分钟，会诊过程中双方工作人员勿离开现场，现场设备不要随意移动，随时准备与网管中心保持联系，配合会诊实施，做好会诊现场实况录像等资料采集。

**3. 会诊后处理**

(1) 书面会诊意见的传输与接收：会诊结束后，会诊专家写出书面会诊意见，并通过扫描或传真传输给申请方，一般在会诊结束后 30 分钟，申请方便可收到专家会诊书面意见。

(2) 会诊工作的评估：会诊中心要及时征求会诊专家对本次会诊的评估，包括申请方提供资料的完整性、影像资料的清晰度以及通信质量等能否满足会诊需要。会诊中心应与会诊站点联系，及时反馈专家评估意见，总结经验。

(3) 会诊资料的管理：对远程会诊的资料，要建立统一的可查询的管理系统，如建立远程医疗会诊电子病案库，书面资料整理存档，会诊录像资料存档管理等。

**4. 远程医疗在发展中也还存在许多困难和亟待解决的问题**，主要有：

(1) 标准化问题：只有各个远程医疗子系统都遵循标准化协议，才可能使远程医疗得以广泛应用。

(2) 相关技术设备问题：远程医疗远非仅仅通过网络传送一幅图像，通过电视会议系统进行异地会诊所能涵盖的。应当使所有医学信息，特别是常用的临床诊断数据都能为远程医疗所用，因此，开发具有远程通信、信息管理、交互式操作、临床数据采集功能的设备将是远程医疗发展的技术基础。

(3) 体制和法规问题：由于远程医疗的特殊运作环境为其提出了新的问题，其中包括医生资格认定问题、医疗责任划分问题、医疗费用负担办法及患者隐私权利保护等问题，相应法律法规的健全将是一项关系到远程医疗能否健康有序发展的重要任务。

(卓仁杰)

本章简单介绍医院信息系统的定义和国内外系统发展的简史、发展趋势,重点介绍常用的医院信息系统包括医院管理系统、临床医疗信息系统、电子病历系统的组成模块和操作应用。

医院管理系统包括门诊挂号系统、财务系统、人事系统、住院病人管理系统、药品库存管理系统等,处理医院中各方面的管理信息。

临床医疗信息系统包括医生工作站、护理工作站、医学影像系统、实验室信息系统等;电子病历是医院信息系统中的核心。介绍了公共卫生信息系统各子系统的作用:疫情和突发公共卫生事件监测系统,突发公共卫生事件应急指挥与决策系统,医疗救治系统,卫生执法监督体系。远程医疗系统的工作子模块包括远程咨询系统、远程会诊系统、远程外科手术系统、远程监护系统、远程教育等。

1. 针对本教材上介绍的有关医院信息系统的两种定义谈谈自己的看法。

2. 简述医院信息系统的发展简史。

3. 根据你的理解给出医院信息系统的整体框架,并对每个部分作简单介绍。

4. 医院信息系统具有哪些主要功能?

5. 医院业务数据大体包括哪几类数据?病人数据包括哪些方面?

6. 医院信息系统程序集成包括哪几种集成? 并对每种集成作简单解释。

7. 展望医院信息系统未来的发展趋势。

8. 简述电子病历安全性的手段。

9. 电子病历应用有哪些方面?

10. 公共卫生信息系统包括哪些主要内容?

11. 远程医疗的通讯技术有哪些? 各有什么特点?

# 参考文献

<<<<<< 1  赵玉虹．医学文献检索．北京：人民卫生出版社，2007．

<<<<<< 2  郭继军．医学文献检索．第3版．北京：人民卫生出版社，2008．

<<<<<< 3  郭继军．医学文献检索与论文写作．第4版．北京：人民卫生出版社，2013．

<<<<<< 4  孙思琴．医学文献检索．北京：人民卫生出版社，2016．

<<<<<< 5  黄晓鹂．医学信息检索与利用．北京：科学出版社，2012．

<<<<<< 6  杨克虎．卫生信息检索与利用．第2版．北京：人民卫生出版社，2014．

<<<<<< 7  罗爱静，于双成．医学文献信息检索．第3版．北京：人民卫生出版社，2015．

<<<<<< 8  顾萍，谢志耘．医学文献检索．北京：北京大学出版社，2013．

<<<<<< 9  陈硕，毛智．AME PubMed实用技巧如何打造PubMed个人专属滤器．临床与病理杂志，2015，35(12)：2029-2030．

<<<<<< 10  陈硕，毛智．AME PubMed实用技巧三步追踪PubMed中某领域最新文献．临床与病理杂志，2015，35(11)：1916-1917．

<<<<<< 11  吕霖．PubMed及其衍生数据库在医药领域的应用．中国发明与专利，2014，(8)：107-113．

<<<<<< 12  高巧林，章新友．医学文献检索．第2版．北京：人民卫生出版社，2016．

<<<<<< 13  彼得．萨伯．开放存取简编．北京：海洋出版社，2015．

<<<<<< 14  张扬，王海明．近5年开放存取与知识产权问题研究综述．科技情报开发与经济，2015，25(10)：149-151．

<<<<<< 15  曹娟．国内开放存取期刊研究述评．图书馆工作与研究，2017，1(2)：29-38．

<<<<<< 16  胡凯．OA资源研究综述．图书情报导刊，2016，1(5)：157-160．

<<<<<< 17 杨慧,宋华.开放存取(OA)医学信息资源的管理与利用.教育现代化,2016,(2):132-134.

<<<<<< 18 黎细玲.图书馆开放存取的关键问题.图书馆学刊,2010,32(7):1-4.

<<<<<< 19 李小华.医院信息化技术与应用.北京:人民卫生出版社,2014.

<<<<<< 20 骆华伟.远程医疗服务模式及应用.北京:科学出版社,2012.

<<<<<< 21 朱燕来.医院信息系统在门诊就医流程的优化与实践.中国卫生标准管理,2016,7(13):7-9.

<<<<<< 22 李姗姗,费晓璐.电子签名在医院信息系统的集成与应用.中国数字医学,2016,11(3):16-18.

<<<<<< 23 柳明.新农合系统与医院信息系统的连接探讨.中国数字医学,2013,8(11):56-58.

<<<<<< 24 Bejaimal SAD,Haynes RB,Shariff S,et al. Finding and evaluating renal evidence:bridging the knowledge gap. Advances in Chronic Kidney Disease,2012,19(1):5-10.

# 附　表

## 附表 1　MeSH 副主题词表（2017 版）

**Abnormalities 畸形**

与器官主题词组配，表明因先天性缺陷而致器官的形态学改变。亦用于动物的畸形。

**Administration & Dosage 投药和剂**

与药物主题词组配，表明其剂型、给药途径、次数、用药时间、剂量以及这些因素的作用。

**Adverse Effects 副作用**

与药物、化学物质、生物制品、物理作用剂或各种制品主题词组配，表明其在以诊断、治疗、预防或麻醉为目的，正常用量或可接受的剂量情况下所出现的不良反应；也与各种诊断、治疗、预防、麻醉、手术或其他技术操作主题词组配，表明因操作而引起的副作用或并发症。不包括禁忌证，禁忌证副主题词"禁忌证（contraindications）"。

**Agonists 激动剂**

与化学物质、药物、内源性物质主题词组配，表明这些物质对受体具有亲和力及内在作用。

**Analogs & Derivatives 类似物和衍生物**

与药物及化学物质主题词组配，表明是具有相同或相似的电子结构，但其原子或分子不同（增加或取代）的物质。在 MeSH 表中无此专指的化学物质主题词或合适的化学结构族主题词时使用。

**Analysis 分析**

用于某种物质的成分或其代谢产物的鉴定或定量测定，包括对空气、水或其他环境载体的化学分析，但不包括对组织、肿瘤、体液、有机体和植物的化学分析。对后者使用副主题词"化学"。本概念可用于分析的方法学和结果。血液、脑脊液和尿中的物质分析，分别用副主题词"血液（Blood）"、"脑脊液（Cerebrospinal Fluid）"和"尿（Urine）"。

**Anatomy & Histology 解剖学和组织学**

与器官、部位及组织主题词组配，表明其正常解剖学和组织学。也与动、植物组配，表明其正常的解剖学及结构。

**Antagonists & Inhibitors 拮抗剂和抑制剂**

与药物、化学物质、内源性物质主题词组配，表明在生物效应上与其有相反作用机制的物质或制剂。

**Biosynthesis 生物合成**

与化学物质主题词组配，表明其在有机体内、活细胞内或亚细胞成分中的形成。

## Blood 血液

用于表明血液中各种物质的存在或分析。也用于疾病状态时的血液检查和血液变化。但不包括血清诊断和血清学。前者用副主题词"诊断",后者用"免疫学"。

### Blood Supply 血液供给

可与器官,身体部位主题词组配,在需与血管主题词组配时,如无专指的血管主题词,可与某器官、部位的动脉、毛细血管及静脉系统组配,表明通过器官内的血流。

### Cerebrospinal Fluid 脑脊髓液

表明脑脊液中物质的存在和分析。也用于疾病状态时,脑脊髓液的检查和变化。

### Chemical Synthesis 化学合成

与化学物质和药物主题词组配,表明体外分子的化学制备。有机体内、活细胞内或亚细胞成分内化学物质的形成,用副主题词"生物合成(Biosynthesis)"。

### Chemically Induced 化学诱导

用于表明内、外源性物而致的食物现象、疾病、综合征、先天性畸形或症状。

### Chemistry 化学

与化学、生物或非生物物质组配,表明其组成结构、特点和性质。也用于器官、组织、肿瘤、体液、有机体和植物的化学成分和物质含量。但不包括物质的化学分析和测定、合成、分离和提纯,对后几种情况,分别用副主题词"分析(Analysis)"、"化学合成(Chemical Synthesis)"、"分离和提纯(Isolation & Purification)"。

### Classification 分类

用于分类学的或体系的或等级的分类系统。

### Complications 并发症

与疾病主题词组配,表明两种病同时存在或相继存在的状况,即同时存在的疾病、并发症或后遗症。

### Congenital 先天性

与疾病主题词组配,表明出生时或出生前即存在疾病。但不包括形态畸形和分娩时的损伤,后两者分别用副主题词"畸形(Abnormalities)"和"损伤(Injuries)"。

### Contraindications 禁忌证

与药物、化学物质、生物和物理因子组配,表明在疾病或生理状态下,使用这些物质可能不合适、不需要或不可取,也适应于诊断、治疗、预防、麻醉、外科或者其他操作的禁忌证。

### Cytology 细胞学

用于单细胞或多细胞有机体的正常细胞形态学。

### Deficiency 缺乏

与内源性和外源性物质主题词组配,表明其缺乏或低于有机体或生物系统的正常需要量。

### Diagnosis 诊断

与疾病主题词组配,表明诊断的各个方面,包括检查、鉴别诊断及预后。

### Diagnostic Imaging 诊断显像

用于解剖结构的可视化或疾病的诊断。常用的成像技术包括放射成像,放射性核素成像,热成像,层析成像和超声检查。

### Diet Therapy 饮食疗法

与疾病主题词组配,表明对疾病所做的饮食和营养调料。但维生素或矿物质的补充,则用副主题词"药物疗法(Drug Therapy)"。

### Drug Effects 药物作用

与器官、部位、组织或有机体以及生理和心理过程主题词组配,表明药品和化学物质对其产生的作用。

## Drug Therapy 药物疗法

与疾病主题词组配,表明通过投给药品、化学物质和抗生素治疗疾病。但不包括免疫治疗和用生物制品治疗,对后者用副主题词"治疗(Therapy)"。对于饮食疗法和放射疗法,分别用专指的副主题词。

### Economics 经济学

用于任何主题的经济方面。也用于金融管理的各个方面,包括资金的筹集和提供。

### Education 教育

与学科、技术和人群主题词组配,表明各个领域和学科以及各类人群的教育和培训。

### Embryology 胚胎学

与器官、部位和动物主题词组配,表明其在胚胎期或胎儿期的发育。也与疾病主题词组配,表明因胚胎因素而引起的出生后疾病。

### Enzymology 酶学

与有机体(脊椎动物除外)、器官和组织、疾病主题词组配,表明有机体、器官组织的酶以及疾病过程中的酶。但不包括诊断性酶试验,后者用副主题词"诊断(Diagnosis)"。

### Epidemiology 流行病学

与人类或兽医疾病主题词组配,表明疾病的分布、致病因素和特定人群的疾病特征,包括发病率和患病率、地方病和流行病暴发流行,包括对地理区域和特殊人群发病率的调查和估计。也与地理主题词组配,表明疾病流行病学方面的地理位置。但不包括死亡率,死亡率用副主题词"死亡率(Mortality)"。

### Ethics 伦理学

与讨论、分析有关人类和社会价值的技术与活动的主题词组配。

### Ethnology 人种学

与疾病和有关主题词组配,表明疾病的人种、文化的、人类学的或种族的等方面。也与地理主题词组配,表明人群的起源地。

### Etiology 病因学

与疾病主题词组配,表明疾病的致病原因(包括微生物、环境因素、社会因素和个人习惯)及发病机制。

### Genetics 遗传学

与有机体主题词组配,表明其遗传和遗传机制,正常和病理状态下的遗传学基础。也用于内源性化学物质的遗传学方面的研究;包括对遗传物质的生物化学和分子影响。

### Growth & Development 生长和发育

与微生物、植物和出生后动物主题词组配,表明其生长和发育情况。也与器官和解剖部位主题词组配,表明其出生后的生长和发育情况。

### History 历史

用于任何主题词的历史方面,包括简要的历史注释,但不包括病史。

### Immunology 免疫学

与组织、器官、细菌、真菌、病毒和动物主题词组配,包括疾病的免疫学方面。但不包括用于诊断、预防和治疗为目的的免疫学操作,对后者分别用副主题词"诊断(Diagnosis)"、"预防和控制(Prevention & Control)"、"治疗(Therapy)"。与化学物质主题词组配使,指作为抗原和半抗原的化学物质。

### Injuries 损伤

与解剖学、动物和运动主题词组配,表明其所受的创伤和损坏。但不包括细胞损坏,对后者用副主题词"病理学(Pathology)"。

### Innervation 神经支配

与器官、部位或组织主题词组配,表明其神经分布。

### Instrumentation 仪器设备

与诊断或治疗操作、分析技术及专业或学科主题词组配，表明器械、仪器或设备的研制和改进。

### Isolation & Purification 分离和提纯

与细菌、病毒、真菌、原生动物和蠕虫主题词组配，表明对其纯株的获取或通过 DNA 分析、免疫学和其他方法（包括培养技术）以显示上述有机体的存在或对其进行鉴定。也与生物物质和化学物质主题词组配，表明对其成分的分离和提纯。

### Legislation & Jurisprudence 立法和法学

用于法律、法令、条令或政府法规以及法律争议和法庭判决。

### Manpower 人力

与学科和规划项目主题词组配，表明其对人员的需求、提供、分配、招聘和使用。

### Metabolism 代谢

与器官、细胞和亚细胞成分、有机体和疾病主题词组配，表明其生化改变及代谢情况。也与药品和化学物质主题词组配，表明其合成代谢过程（从小分子到大分子的转换）和分解代谢变化（从复杂分子分解为简单分子）。对于生物合成、酶学、药代动力学和分泌，则另用相应的副主题词。

### Methods 方法

与技术、操作和规划项目主题词组配，表明其方法。

### Microbiology 微生物学

与器官、动物、高等植物和疾病主题词组配，表明对其进行微生物学研究。对寄生虫和病毒的研究，则用相应的副主题词。

### Mortality 死亡率

与人类疾病和兽医疾病主题词组配，表明其死亡率的统计。用于经统计学处理过的因各种操作而引起的死亡、某一特例中死亡个案出外，用"致命效果（Fatal Outcome）"。

### Nursing 护理

与疾病主题词组配，表明对疾病的护理和护理技术，包括诊断、治疗和预防操作中的护理作用。

### Organization & Administration 组织和管理

与机构或卫生保健组织主题词组配，表明行政机构及其管理。

### Parasitology 寄生虫学

与动物、高等植物、器官和疾病主题词组配，表明其寄生虫因素。在疾病诊断过程中，寄生虫因素不明确时勿用该副主题词。

### Pathogenicity 致病力

与微生物、病毒和寄生虫主题词组配，表明其对人或动物致病能力的研究。

### Pathology 病理学

与器官、组织及疾病主题词组配，表明疾病状态时，器官、组织及细胞的结构。

### Pharmacokinetics 药代动力学

与药品和外源性化学物质主题词组配，表明以其剂量的效用和代谢过程的扩展和速率研究其吸收、生物转化、分布、释放、转运、摄取和排泄的机制和动力学。

### Pharmacology 药理学

与药品和外源性投给的化学物质主题词组配，表明其对活组织和有机体的作用，包括对生理及生化过程的催化和抑制以及其他药理作用机制。

### Physiology 生理学

与器官、组织和单细胞及多细胞有机体的主题词组配，表明其正常功能；也与生化物质、内源性物质组配,表明其生理作用。

### Physiopathology 病理生理学

与器官和疾病主题词组配,表明疾病状态下的功能障碍。

### Poisoning 中毒

与药品、化学物质和工业原料等主题词组配,表明因上述物质引起的人或动物急、慢性中毒,包括因意外的、职业的、自杀的、误用的以及环境污染等所致的中毒。

### Prevention & Control 预防和控制

与疾病主题词组配,表明增加人和动物的抗病能力(如免疫法),对传播媒介的控制,对环境有害因素和致病的社会因素的预防和控制,包括对个体的预防措施。

### Psychology 心理学

与非精神性疾病、技术及人群名称主题词组配,表明其心理学的、精神的、身心的、心理社会学的、行为的和感情的等方面;也与精神性疾病组配,表明其心理方面;也与动物主题词组配,表明动物行为和心理学。

### Radiation Effects 辐射作用

与活的有机体、器官和组织及其组成部分、生理过程等主题词组配,表明电离和非电离辐射对其产生的作用;也与药品和化学物质组配,表明辐射对其产生的效应。

### Radiotherapy 放射疗法

与疾病主题词组配,表明电离和非电离辐射的治疗作用,包括放射性核素疗法。

### Rehabilitation 康复

与疾病和外科手术操作主题词组配,表明(病后或术后)个体功能的恢复。

### Secondary 继发性

与肿瘤主题词组配,表明肿瘤转移的继发部位。

### Secretion 分泌

与器官、组织、腺体、肿瘤和内源性物质主题词组配,表明由于器官、组织或腺体的完整细胞活动而产生的内源性物质,经细胞膜排出进入细胞间隙或管内。

### Standards 标准

与设施、人员和规划项目主题词组配,表明对其合适的或可行的标准的制订、测试或应用;也与化学物质和药品组配,表明其鉴定标准、质量标准和效率标准,包括工业和职业中的卫生和安全标准。

### Statistics & Numerical Data 统计和数值数据

与非疾病主题词组配,表明对数值的表达,即对特定的数值集合或数值组进行描述。不包括人力分配和物质设备等,对后两种情况,分别用副主题词"人力(Manpower)"和"供应和分配(Supply & Distribution)"。

### Supply & Distribution 供应和分配

与物质、设备、卫生保健服务、人员和设施主题词组配,表明可能获得上述项目的数量和分布情况。但不包括企、事业单位中的食品和水的供应。

### Surgery 外科手术

与器官、部位、组织和疾病主题词组配,表明以手术治疗疾病,包括用激光切除组织。但不包括移植术,对后者用副主题词"移植(Transplantation)"。

### Therapeutic Use 治疗应用

与药品、生物制品和物理因子主题词组配,表明其在疾病的预防和治疗中的应用;也包括兽医用药。

### Therapy 治疗

与疾病主题词组配,用于除药物疗法、饮食疗法、放射疗法和外科手术以外的治疗手段。包括综合治疗。

### Toxicity 毒性

与药品及化学物质主题词组配,表明其对人和动物有害作用的实验性研究,如安全剂量的测定,以及按不同剂量给药产生的不良反应;也用于接触环境污染物的实验研究。

### Transmission 传播

与疾病主题词组配,表明对疾病传播方式的研究。

### Transplantation 移植

与器官、组织或细胞主题词组配,表明器官、组织或细胞在同一个体中由一个部位移植到另一个部位,或在同种或异种不同个体间的移植。

### Trends 发展趋势

用于表明事物随时间的推移而发生质变和量变的方式,包括过去、现在和未来的情况。但不包括对具体病人的疾病过程的讨论。

### Ultrastructure 超微结构

与组织和细胞(包括肿瘤)和微生物主题词组配,表明其通常用光显微镜观察不到的细微解剖结构。

### Urine 尿

表明尿液中物质的存在与分析;也表明疾病状态时,尿液中物质的变化及尿液检查。

### Utilization 利用

与设备、设施、规划项目、服务和卫生人员主题词组配,讨论其利用情况(通常用数据);也包括讨论利用过度和利用不足。

### Veterinary 兽医学

与疾病主题词组配,表明动物自然发生的疾病;也与技术操作主题词组配,表明兽医学中使用的诊断、预防或治疗操作。

### Virology 病毒学

用于器官、动物、高等植物的主题词组配。而对细菌、立克次体以及真菌等微生物的研究,则用副主题词 "微生物(Microbiology)",寄生虫方面的研究用 "寄生虫学(Parasitology)"。


## 附表 2　MeSH 树状结构表主要类目(2017 版)


Categories and Subcategories (2017)

| A. Anatomy | A. 解剖 |
|---|---|
| A1. Body Regions | A1. 身体各部位 |
| A2. Musculoskeletal System | A2. 肌肉骨骼系统 |
| A3. Digestive System | A3. 消化系统 |
| A4. Respiratory System | A4. 呼吸系统 |
| A5. Urogenital System | A5. 泌尿生殖系统 |
| A6. Endocrine System | A6. 内分泌系统 |
| A7. Cardiovascular System | A7. 心血管系统 |
| A8. Nervous System | A8. 神经系统 |
| A9. Sense Organs | A9. 感觉器官 |

| A10. Tissues | A10. 组织 |
| A11. Cells | A11. 细胞 |
| A12. Fluids and Secretions | A12. 体液和分泌物 |
| A13. Animal Structures | A13. 动物结构 |
| A14. Stomatognathic System | A14. 口颌系统 |
| A15. Hemic and Immune Systems | A15. 血液和免疫系统 |
| A16. Embryonic Structures | A16. 胚胎结构 |
| A17. Integumentary System | A17. 皮肤系统 |
| A18. Plant Structures | A18. 植物结构 |
| A19. Fungal Structures | A19. 真菌结构 |
| A20. Bacterial Structures | A20. 细菌结构 |
| A21. Viral Structures | A21. 病毒结构 |
| B. Organisms | B. 有机体 |
| B1. Eukaryota | B1. 真核生物 |
| B2. Archaea | B2. 古（原）生物 |
| B3. Bacteria | B3. 细菌 |
| B4. Viruses | B4. 病毒 |
| B5. Organism Forms | B5. 有机体形式 |
| C. Diseases | C. 疾病 |
| C1. Bacterial Infections & Mycoses | C1. 细菌感染和真菌病 |
| C2. Virus Diseases | C2. 病毒疾病 |
| C3. Parasitic Diseases | C3. 寄生虫病 |
| C4. Neoplasms | C4. 肿瘤 |
| C5. Musculoskeletal Diseases | C5. 肌肉与骨骼的疾病 |
| C6. Digestive System Diseases | C6. 消化系统疾病 |
| C7. Stomatognathic Diseases | C7. 口颌疾病 |
| C8. Respiratory Tract Diseases | C8. 呼吸道疾病 |
| C9. Otorhinolaryngologic Diseases | C9. 耳鼻喉疾病 |
| C10. Nervous System Diseases | C10. 神经系统疾病 |
| C11. Eye Diseases | C11. 眼疾病 |
| C12. Male Urogenital Diseases | C12. 男性泌尿生殖器疾病 |
| C13. Female Genital Diseases and Pregnancy Complications | C13. 女性生殖器疾病和妊娠合并症 |
| C14. Cardiovascular Diseases | C14. 心血管系统疾病 |
| C15. Hemic and Lymphatic Diseases | C15. 血液和淋巴疾病 |
| C16. Congenital, Hereditary, and Neonatal Diseases and Abnormalities | C16. 先天性，遗传性和新生儿疾病和异常 |
| C17. Skin and Connective Tissue Diseases | C17. 皮肤和结缔组织疾病 |
| C18. Nutritional and Metabolic Diseases | C18. 营养和代谢疾病 |
| C19. Endocrine System Diseases | C19. 内分泌系统疾病 |
| C20. Immunologic System Diseases | C20. 免疫系统疾病 |
| C21. Disorders of Environmental origin | C21. 环境引起疾病 |
| C22. Animal Diseases | C22. 动物疾病 |
| C23. Pathological Conditions, Signs and Symptoms | C23. 病理状况,体征及症状 |

| | |
|---|---|
| C24. Occupational Diseases | C24. 职业病 |
| C25. Chemically-Induced Disorders | C25. 化学诱导性疾病 |
| C26. Wounds and Injuries | C26. 创伤和伤害 |
| D. Chemicals and Drugs | D. 化学品和药物 |
| D1. Inorganic Chemicals | D1. 无机化合物 |
| D2. Organic Chemicals | D2. 有机化合物 |
| D3. Heterocyclic Compounds | D3. 杂环化合物 |
| D4. Polycyclic Hydrocarbons | D4. 多环碳氢化合物 |
| D5. Macromolecular Substances | D5. 大分子物质 |
| D6. Hormones, Hormone Substitutes, Hormone Antagonists | D6. 激素、激素代用品和激素拮抗剂 |
| D7. Repreductive Control Agents | D7. 避孕药 |
| D8. Enzymes and Coenzymes | D8. 酶、辅酶 |
| D9. Carbohydrates | D9. 碳水化合物 |
| D10. Lipids | D10. 脂类 |
| D12. Amino Acids, Peptides and Proteins | D12. 氨基酸、肽、蛋白质 |
| D13. Nucleic Acids, Nucleotides and Nucleosides | D13. 核酸、核苷酸和核苷 |
| D20. Complex Mixtures | D20. 复合混合物 |
| D21. Anti-Allergic and Respiratory System Agents | D21. 抗过敏、呼吸系统药剂 |
| D23. Biological Factors | D23. 生物因素 |
| D25. Biomedical and Dental Materials | D25. 生物医学和牙科材料 |
| D26. Pharmaceutical Preparations | D26. 药物制剂 |
| D27. Chemical Actions and uses | D27. 化学活性和应用 |
| E. Analytical, Diagnostic and Therapeutic Techniques and Equipment | E. 分析，诊断和治疗分析、诊断、治疗技术和设备 |
| E1. Diagnosis | E1. 诊断 |
| E2. Therapeutics | E2. 治疗 |
| E3. Anesthesia and Analgesia | E3. 麻醉和镇痛 |
| E4. Surgical, procedures, Operative | E4. 外科操作，手术 |
| E5. Investigative Techniques | E5. 包埋技术 |
| E6. Dentistry | E6. 牙科 |
| E7. Equipment and Supplies | E7. 设备和供应 |
| F. Psychiatry and Psychology | F. 精神病学和心理学 |
| F1. Behavior and Behavior Mechanisms | F1. 行为和行为机制 |
| F2. Psychological Phenomena and Processes | F2. 心理现象和过程 |
| F3. Mental Disorders | F3. 精神疾病 |
| F4. Behavioral Disciplines and Activities | F4. 行为科学和活动 |
| G. Phenomena and Processes | G. 现象与过程 |
| G1. Physical Phenomena | G1. 物理现象 |
| G2. Chemical Phenomena | G2. 化学现象 |
| G3. Metabolism | G3. 代谢 |
| G4. Cell Physiological Phenomena | G4. 细胞生理现象 |
| G5. Genetic Phenomena | G5. 遗传现象 |
| G6. Microbiological Phenomena | G6. 微生物现象 |

| | |
|---|---|
| G7. Physiological Phenomena | G7. 生理现象 |
| G8. Reproductive and Urinary Physiological Phenomena | G8. 生殖和泌尿生理现象 |
| G9. Circulatory and Respiratory Physiological Phenomena | G9. 循环和呼吸生理现象 |
| G10. Digestive System and Oral Physiological Phenomena | G10. 消化系统和口腔生理现象 |
| G11. Musculoskeletal and Neural Physiological Phenomena | G11. 肌肉骨骼和神经生理现象 |
| G12. Immune System Phenomena | G12. 免疫系统现象 |
| G13. Integumentary System Physiological Phenomena | G13. 指导系统生理现象 |
| G14. Ocular Physiological Phenomena | G14. 眼科生理现象 |
| G15. Plant Physiological Phenomena | G15. 植物生理现象 |
| G16. Biological Phenomena | G16. 生物现象 |
| G17. Mathematical Concepts | G17. 数学概念 |
| H. Disciplines and Occupations | H. 学科和职业 |
| H1. Natural Science Disciplines | H1. 自然科学学科 |
| H2. Health Occupations | H2. 健康职业 |
| I. Anthropology, Education, Sociology and Socials Phenomena | I. 人类学,教育,社会学和社会现象人类学、教育、社会学和社会现象 |
| I1. Social Sciences | I1. 社会科学 |
| I2. Education | I2. 教育 |
| I3. Human Activities | I3. 人类活动 |
| J. Technology, Industry, Agriculture | J. 工艺学、工业、农业 |
| J1. Technology, Industry & Agriculture | J1. 工艺学、工业和农业 |
| J2. Food & Beverages | J2. 食物和饮料 |
| J3. Non-Medical Public and Private Facilities | J3. 非医疗公共和私人设施 |
| K. Humanities | K. 人文科学 |
| L. Information Science | L. 信息科学 |
| M. Named Groups | M. 命名组 |
| M1. Persons | M1. 人群 |
| N. Health Care | N. 卫生保健 |
| N1. Population Characteristics | N1. 人口特征 |
| N2. Health Care Facilities, Manpower and Services | N2. 卫生保健设施、人力和服务 |
| N3. Health Care Economics & Organizations | N3. 卫生保健经济和组织 |
| N4. Health Services Administration | N4. 卫生服务管理 |
| N5. Health Care Quality, Access, Evaluation | N5. 卫生保健质量,实施,评估 |
| N6. Environment and Public Health | N6. 环境与公共卫生 |
| V. Publication Characteristics | V. 出版特点 |
| V1. Publication Components | V1. 出版组件 |
| V2. Publication Formats | V2. 出版格式 |
| V3. Study Characteristics | V3. 研究特点 |
| V4. Support of Research | V4. 支持研究 |
| Z. Geographicals | Z. 地理学 |
| Z1. Geographic Locations | Z1. 地理位置 |

# 索　引